Zahnmaterialien – Ihre Wirkung auf Körper, Kopf und Psyche

Carola Martina D'Mexis

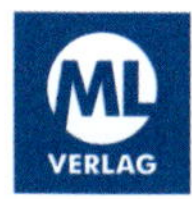

Die zahnärztlichen Bereiche in diesem Buch sind in Zusammenarbeit mit 30 Zahnärzten und einigen Dental-Laboren im Laufe der 6 Jahre der Buchentstehung entstanden. Sie wurden zahnärztlich kontrolliert und erheben nicht den Anspruch auf Vollkommenheit.

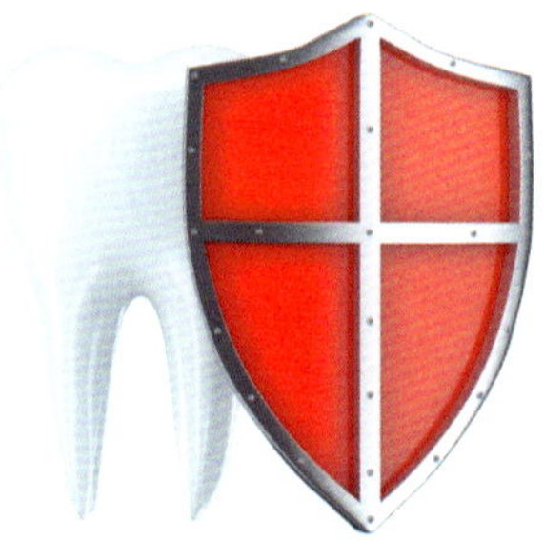

Fotolia

2. Auflage 2019

Druck: Generál Nyomda Kft., H-6727 Szeged

www.ml-buchverlag.de

ISBN: 978-3-96474-208-7

Inhalt

Abkürzungen

Al	Aluminium
Ba	Barium
B	Bor
Cd	Cadmium
Cr	Chrom
Fe	Eisen
Ga	Gallium
Au	Gold
In	Indium
Ir	Iridium
Co	Kobalt
Cu	Kupfer
Mn	Mangan
Mo	Molybdän
Ni	Nickel
Pd	Palladium
Pt	Platin
Hg	Quecksilber
Rh	Rhodium
Ru	Ruthenium
Ag	Silber
Ta	Tantal
Ti	Titan
V	Vanadium
Zn	Zink
Sn	Zinn
ZrO_2	Zirkonoxid

Vorwort

Von Dr. Volker von Baehr

Entzündungserkrankungen sind die „Epidemie des 21. Jahrhunderts". In Mitteleuropa leidet inzwischen jeder dritte Patient an einer der klassischen systemischen Entzündungserkrankungen wie Diabetes, Kollagenosen und Rheuma, anderen Autoimmunerkrankungen, chronischen Infektionen und entzündlichen Darmerkrankungen, Herz-Kreislauf-Erkrankungen oder oft multiplen Allergien. Alle genannten Erkrankungen haben sich in ihrer Prävalenz in den letzten 50 Jahren verdoppelt bis verdreifacht. Aufgrund der auffällig steigenden Häufigkeit dieser entzündlichen Erkrankungen in industrialisierten Gesellschaften wird eine krankheitsfördernde Bedeutung von Umweltbelastungen intensiv diskutiert und derzeit kaum noch angezweifelt.

Die moderne Medizin kann bei den an chronischen Entzündungserkrankungen leidenden Patienten die Symptome meist nur lindern, nicht aber das Auftreten der Erkrankungen limitieren. Was bisher fehlt, ist ein kausaler Präventions- und Therapieansatz. Es ist bekannt, dass die Zunahme der chronisch entzündlichen Erkrankungen fast ausnahmslos die „westliche" Welt betrifft, das heißt die Länder mit höher entwickeltem Lebensstil. Dazu gehört Deutschland zweifelsohne. Was hat sich in unserem Umfeld in den letzten 50 Jahren verändert? Was könnte mit verantwortlich dafür sein, dass das Immunsystem versagt, seine Toleranz verliert und chronische Entzündungserkrankungen nicht mehr verhindern kann? Sicher müssen hier auch bisher wenig beforschte Aspekte genannt werden, wie der Einsatz von Chemie in unserer Lebensumgebung, die Vielfalt und Konservierung von Lebensmitteln, Mobilfunk und elektromagnetische Felder oder der zunehmende Stress. Aber auch altbekannte und seit Jahrzehnten diskutierte Fremdmaterialien im Organismus stehen im Fokus. Sie haben in den letzten 20 Jahren durch die Zahnmedizin und die Gelenkersatzchirugie deutlich an Bedeutung gewonnen. Die moderne Zahnmedizin bringt aber nicht nur durch Zahnersatzmaterialien, sondern auch durch Implantationen, Oberflächenversiegelung, Fluoridierungen, kieferorthopädische Behandlungen oder die Endodontie vielfältige Materialien in den Organismus ein.

Die Zahnmedizin bzw. zahnärztlich verwendeten Ersatzmaterialien haben ohne Zweifel als „Triggerfaktoren" für chronische Entzündungen eine besondere Bedeutung. Dabei spielen sowohl toxische Wirkungen wie auch immunologisch / allergologische Einflüsse eine tragende Rolle. Zahnersatzmaterialien bzw. aus ihnen freigesetzte Metalle oder

Acrylate wirken 24 Stunden am Tag, sieben Tage pro Woche. Anders als viele häusliche oder berufliche Reizfaktoren „verstummen" zahnärztliche Trigger nicht einmal im Urlaub.

In der vorliegenden Arbeit werden mit den Metallen und Kunststoffbestandteilen die entscheidenden zahnärztlichen Werkstoffe detailliert in ihrer Wechselbeziehung zum menschlichen Organismus behandelt. Zudem werden die heute gängigen diagnostischen Verfahren der Toxikologie und der Immunologie vorgestellt und mit den sich daraus ableitenden therapeutischen Optionen in Kontext gesetzt. Anhand von Fällen aus ihrer eigenen langjährigen Praxiserfahrung verbildlicht die Autorin das theoretische Wissen um die Pathogenese, die Diagnostik und die Therapie. Dabei macht sie das komplexe Grundlagenwissen sowohl für den erfahrenen Therapeuten als auch für den interessierten Laien verständlich.

Das Buch unterstützt die informative Arbeit der Deutschen Gesellschaft für UmweltZahnMedizin (DEGUZ e.V.). Sie ist eine fachübergreifende medizinische Gesellschaft, die für Zahnärzte, Ärzte aller Fachrichtungen und Zahntechniker offen ist. Die DEGUZ ist die wissenschaftliche Dachorganisation für die interdisziplinäre Kooperation auf diesem Gebiet. In Zusammenarbeit mit medizinischen und wissenschaftlichen Institutionen sowie umweltmedizinischen Berufsverbänden führt die DEGUZ Studien durch, erarbeitet Leitlinien, organisiert Curricula und Fortbildungsveranstaltungen und publiziert Ergebnisse mit dem Ziel, die Verbreitung und die Anerkennung der wissenschaftlich basierten ganzheitlichen Zahnmedizin zu fördern (www.deguz.de).

Dr. med. Volker von Baehr
Ärztlicher Leiter des Instituts für Medizinische Diagnostik Berlin-Potsdam MVZ GbR
Nicolaistraße 22, 12247 Berlin
Tel.: 030 77001-220, Fax: 030 77001-236
www.imd-berlin.de

Danksagung

Ein herzliches Dankeschön an alle, die mich bei der Entstehung dieses Buches unterstützt haben:

meinen Ehemann Arthur Bruno Hodapp

meine Kinder Dimitri und Amara

Dr. Volker von Baehr (Immunologe)

Jörg Pfleger (primadenta)

Professor Dr. Lothar Seiwert (Wirtschaftswissenschaftler)

Jochen Behm (Behm Dental)

Ruxandra und Heinz Sackreuther (Zahnärzte)

Silvia und Dietmar Christ

Hermann Dangel

und meine Eltern.

Ohne sie wäre dieses Buch nie entstanden.

In freundlicher Zusammenarbeit mit dem IMD-Labor Berlin. Hier wurden die im Buch angegebenen immunologischen Untersuchungen durchgeführt.

1 Einleitung

Verschiedene Faktoren und Personengruppen veranlassten mich dazu, das vorliegende Buch zu schreiben:

- **Patient:** Dieses Buch entstand aufgrund der Hilflosigkeit vieler meiner Patienten, die unter unerklärlichen, nicht diagnostizierbaren oder immer wiederkehrenden chronischen Erkrankungen litten. Nicht nur der Kopf- und Mundbereich, sondern auch der Körper zeigte unklare körperliche Symptome, die klassisch medizinisch nicht einzuordnen waren.
- **Zahnarzt:** Zahnärzte, die sich mit außergewöhnlichen Schleimhaut- oder Schmerzreaktionen ihrer Patienten auseinandersetzen mussten, ohne dass ein ersichtlicher Grund (auch röntgenologisch) für die Schmerzen oder Druckgefühle des eingesetzten Zahnersatzes ersichtlich war.
- **Schmerzen:** Aufgrund der Schmerzproblematik wandte sich der Patient an seinen Hausarzt, den Allergologen, den Neurologen, den Dermatologen, den Radiologen und auch an den Psychologen.
- **Krankenkasse / Gutachter:** Der Patient bat seine Krankenkasse um Hilfe, die einen Gutachter empfahl, der leider nur den Auftrag erhielt, die prothetische Arbeit des Zahnarztes zu überprüfen, nicht aber, den allergologischen oder unverträglichen Reaktionsbereich der Zahnmaterialien zu untersuchen.
  Häufig ist an der Arbeit des Zahnarztes kein Mangel zu erkennen, auch das große Blutbild beim Arzt für Allgemeinmedizin und Befunde beim Hautarzt (Epicutan) blieben meist ohne Befund. Problem: KK gibt falsche Instruktionen um den Patienten die Teilhabe an der Arbeitswelt und Gesellschaft wieder schmerzfrei zu ermöglichen!
- **Problematik:** Am Ende verlor der Zahnarzt seinen Patienten, der Patient sein Vertrauen in die Zahnmedizin / Medizin. Der Leidende stand am Ende mit seinen körperlichen und z. T. auch psychischen Problemen weiterhin ohne Ansprechpartner dar.
- **Lösung:** Die Patienten litten häufig unter einer Zahnmaterial- / Umweltbelastungs-Allergie, die häufig multifunktional durch mehrere ineinandergreifende Schadstoffe / Allergene eine neue Erkrankung, die „Multisystem-Erkrankung", erzeugte.
  Mitverursacher war der neue allergene / unverträgliche Zahnersatz. Er brachte das „Fass" der angesammelten Erkrankungen und Schadstoffe „zum Überlaufen".

Die hier vorgestellten Ergebnisse stammen aus meiner 42-jährigen Erfahrung: zehn Jahre aus dem OP-Bereich der implantologischen Kieferchirurgie, 25 Jahre aus eigener Praxis mit Schwerpunkt Umwelt-Zahnmaterial sowie aus wissenschaftlichen Studien und durch die Zusammenarbeit mit anderen Therapeuten und ihren Erkenntnissen.

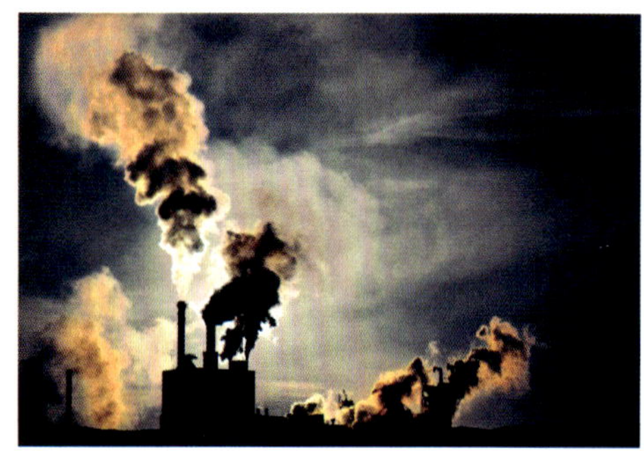

Pink Badger / Fotolia

Ich möchte meinen Dank all jenen Behandlern aussprechen, die den ersten Schritt „nach draußen" gewagt haben. Sie suchten für ihre Patienten eine Lösung für deren Beschwerden, sie haben sich bei Krankenkassen und Gutachtern durchgesetzt und nicht aufgegeben, um dem Patient zur Seite zu stehen.

Auch den Therapeuten und Selbsthilfegruppen (SHG) ist es zu verdanken, dass wir heute einen Schritt weitergekommen sind, auf der Suche nach den Gründen für scheinbar unerklärliche Erkrankungen und deren Anerkennung und Heilung.

Meine Aussagen basieren wie gesagt auf eigenen Erfahrungen und Recherchen und stellen nur eine medizinische Empfehlung dar.

Wenn Sie Patient sind:

Beachten Sie bitte, dass dieses Buch nicht zur Eigendiagnose oder Eigenbehandlung von Krankheiten durch Laien dienen soll. Bitte gehen Sie zu Ihrem Therapeuten, wenn Sie gesundheitliche Probleme oder Fragen haben, da dieses Buch keinen therapeutischen Rat ersetzen soll und kann. Der Therapeut erfasst durch seine Ausbildung die gesamten Umstände einer körperlichen oder seelischen Problematik, die ein Laie nicht oder nur teilweise erkennen kann. Zeigen Sie dieses Buch Ihrem Zahnarzt oder Therapeuten, wenn er es noch nicht kennen sollte. Heilpraktiker und Dental-Labore mit „allergo-dental" Ausbildungs-Zertifikaten können Ihnen bei der Diagnostik + Therapie weiterhelfen. Adressen finden Sie im Anhang und unter www.allergo-dental.de ZÄ mit DeGUZ – Ausbildung stehen allergischen Patienten gerne mit einem anderen Sachverständnis zur Verfügung.

2 Wichtige Erkenntnisse und erste Schritte

2.1 Was Sie über Schwermetalle wissen sollten

„70 % aller chronischen Erkrankungen sind auf Problematiken im Mund- und Kieferbereich zurückzuführen" (Dr. J. Mutter – Arzt, Alpenparlament TV 2012)

- In den letzten zehn Jahren haben allergische Reaktionen derart zugenommen, dass **jeder 3. Bundesbürger** unter Sensibilitätsstörungen der Haut, Schleimhäute oder Atemwege leidet.
- Betrachtet man die zunehmende Reaktionsbereitschaft, ist dadurch auch die **genetische Weitergabe eines Erbmusters** durch die Eltern mittlerweile entscheidend. Dazu kommen Kontakte mit Toxinen in der embryonalen Entstehungsphase im Mutterleib, später durch die belastete Milch der Mutter mit z. B. Quecksilberanteilen aus Amalgam-Füllungen bis hin zur Nahrungsmittelunverträglichkeit durch Konservierungsstoffe oder Beimischungen von Schwermetallen in Impfstoffen, wie Quecksilber (bis 2009) oder Aluminiumhydroxid. Bei einer Tendenz zu allergischen Reaktionen auf diese Stoffe können manifeste Erkrankungen hervorgerufen werden.

Durch Beruf, Haushalt und Hygiene nimmt der Organismus weitere Schadstoffe auf, mit denen er sich dann täglich aufs Neue auseinandersetzten muss. Ist der Körper durch Krankheit geschwächt oder erblich vorbelastet, kann eine geringe Menge von Toxinen das „Fass zum Überlaufen" bringen.

Jeder Patient hat seine persönliche **Krankheitsgeschichte**, seine eigenen Allergene und psychischen Belastungen, die chemische Prozesse im Körper auslösen. Eine sorgfältige Anamnese von Zahnmaterialien, Nahrung, Umwelt, Beruf und erblicher Veranlagung ist individuell notwendig, um gute Ergebnisse bei der Behandlung zu erzielen.

Für eine gute Diagnostik und Therapie sollten die Fakultäten der klassischen, wissenschaftlichen Medizin, die medizinischen und zahnmedizinischen Labore sowie die Therapeuten der Natur- und Erfahrungsheilkunde enger kooperieren. Der Patient steht im Mittelpunkt und sollte durch die Zusammenarbeit eine optimale Hilfestellung bei seinem Anliegen erfahren.

Wichtige Informationen über die Reaktion von Schwermetallen

- Eine **vorgeburtliche Belastung** durch die Mutter kann sogar so hoch sein, dass die Nabelschnur als Sondermüll (!) entsorgt werden muss (USA).
- **Amalgam** wird nach Ausbohrung (= Sanierung) ebenfalls als Sondermüll vom Zahnarzt gesammelt und abgegeben (Deutschland).
- **Allergien** auf Zahnmaterialien können in Sofortreaktionen, Spätreaktionen (nach 7–78 Stunden) und sehr späten Reaktionen (z. B. nach Monaten oder Jahren) auftreten, obwohl der Körper ständigen Kontakt mit dem Allergen hat. Manchmal reicht ein seelisches Ereignis (Trauma), um Allergien auszulösen, da hierdurch eine Immunschwäche erzeugt wurde.
- Der **Säure-Basen-Haushalt** spielt bei der Oxidation von Schwermetallen eine entscheidende Rolle. Metalle werden durch Säuren angegriffen (Oxidation) und können durch ihre Reaktion Zellschäden erzeugen. Die Entgiftung wird durch die Übersäuerung blockiert.
- Tumoruntersuchungen haben gezeigt, dass das **Tumorgewebe** einen vielfach höheren Schwermetallwert aufweist als das ihn umgebende Gewebe.
- Ausleitungstherapien hängen von der genetischen Disposition der **Ausleitfähigkeit eines Körpers** ab und können Monate bis Jahre in Anspruch nehmen.
- Es gibt **kein einziges reaktionsfreies Ersatzmaterial** (Implantate, Kronen, Füllungen, Gelenkersatz etc.) für den menschlichen Körper.
- Schwermetalle können die Atmungskomplexe der **Mitochondrien** blockieren, sodass trotz umfassender Therapie der gewünschte Erfolg ausbleibt (Mitochondriopathie).
- Blutuntersuchungen in meiner Praxis haben bis zu 80 % erhöhte **Bleiwerte** ergeben. Blei bildet im Knochen und in den Zähnen mit Phosphat Bleiphosphat, das sehr schwer auszuleiten ist und eine Halbwertszeit von bis zu 30 Jahren hat.[1] Interaktion mit Implantaten möglich? (Titandioxid (TiO_2) + Bleiacetat = Oxidativer Stress und zytotoxische Reaktion[2]).
- Zahnmaterialien reagieren nach unserer 25-jährigen Beobachtung **nur zu ca. 10 %** auf den Epicutan-Allergie-Hauttest beim Hautarzt. Durch diesen Test wird der Patient erneut mit dem eventuellen Allergen kontaminiert und kann allergisch reagieren = Reaktionen häufig **erst beim Zweitkontakt**.

„Wenn der Patient bereits viele Therapeuten konsultiert hat und die Ergebnisse als nicht pathologisch (krank machend) zu bewerten waren; wenn weder im Blut noch in den Röntgen-Aufnahmen etwas Krankhaftes festgestellt werden konnte, dann litt der

---

[1] Reichl 2002

[2] Du et al. 2012

Patient häufig unter einer Umwelterkrankung, die nur mit speziellen Untersuchungen diagnostizierbar ist." (siehe unter Punkt 12 in diesem Buch).

2.2 Testen Sie Ihre toxische Belastung!

Symptome von Allergien und Unverträglichkeiten aus dem Zahnmaterialbereich:

Sie leiden unter:	**bitte ankreuzen!**
Kopfschmerz, Migräne (A)	☐
Zungenbrennen, Gaumenbrennen (A)	☐
Geschmacklosigkeit, Geruchlosigkeit (A)	☐
Zu wenig oder ständiger Speichelfluss, Mundtrockenheit (A)	☐
Schmerzen entlang des Kiefers, Trigeminusneuralgie (B)	☐
Zahnfleischentzündungen (A)	☐
Energielosigkeit, Erschöpfung, Antriebsschwäche (B)	☐
Gelenkschmerzen, Gelenkschwellungen (B)	☐
Infektanfälligkeit (B)	☐
Leber- und Nierenproblemen (B)	☐
Schilddrüsenproblemen (B)	☐
Unfruchtbarkeit, Libidoverlust (B)	☐
Hautekzemen (B)	☐
Tinnitus, Ohrproblemen (B)	☐
Konzentrationsstörungen (B)	☐
Haarausfall (B)	☐
Chronischem Müdigkeits-Syndrom (CMS) (A)	☐
Multipler Chemikalien-Sensibilität (MCS) (A)	☐
Nasennebenhöhlenentzündung (A)	☐
Schwindel (B)	☐
ständig wiederkehrenden Pilzinfektionen (A)	☐
Depressionen (B)	☐
Entscheidungsschwäche (B)	☐
Empfindungsstörungen an Armen bzw. Beinen (B)	☐
Augenproblemen, Sehstörungen (B)	☐
Zitternden Händen (Tremor) (B)	☐
Atemproblemen, Asthma (B)	☐
Aphten (= Mundgeschwüre) (A)	☐
Herpes an der Lippe / Gesicht (A)	☐
Rheuma oder anderen Autoimmunerkrankungen (B)	☐

Bewertung des Tests:
Zählen Sie alle (A) und alle (B) zusammen

1-5 (A): Beschwerden können mit einer Zahnmaterial-Vergiftung zu tun haben
> 5 (A): Manifeste Vergiftung

1-5 (B): Beschwerden sind chronisch einzustufen
> 5 (B): Chronische manifeste Belastung, LTT-BDT-SRT-REDEM Untersuchung mit Suche nach belastenden Schwermetallen und Kunststoffen, sowie Nahrungsmitteln empfohlen, Gentest GST, M1, T1, P1: Erkennt mein Körper Schadstoffe?
Zonulin Bluttest = Leaky gut Nachweis (Darmdurchlässigkeit)

Sie sollten einen Allergie / Unverträglichkeits + Gen-Tests durchführen lassen!
(siehe unter Punkt 12)

3 Schwermetalle: Vorkommen, Belastungssymptome, Psyche, Nahrungsmittel-Vorkommen, Therapie-Empfehlungen, Homöopathie

3.1 Wodurch entsteht eine Belastung durch Schwermetalle?

Jedes im Periodensystem angegebene Metall verdrängt durch sein höheres elektrisches Potenzial alle zuvor aufgeführten leichteren Metalle!
Das bedeutet: „Jedes Schwermetall verdrängt alle Leichtmetalle, oder auch Mineralstoffe genannt, aus seinen Bindungsstellen, mit allen seinen nachfolgenden Mangelerscheinungen."
(Jennette 1981)

Leichtmetalle: Mg, Ca, Chrom, Eisen, Kupfer... (Mineralstoffe)
Schwermetalle: Silber, Cadmium, Gold, Zinn, Quecksilber, Blei, Palladium ...

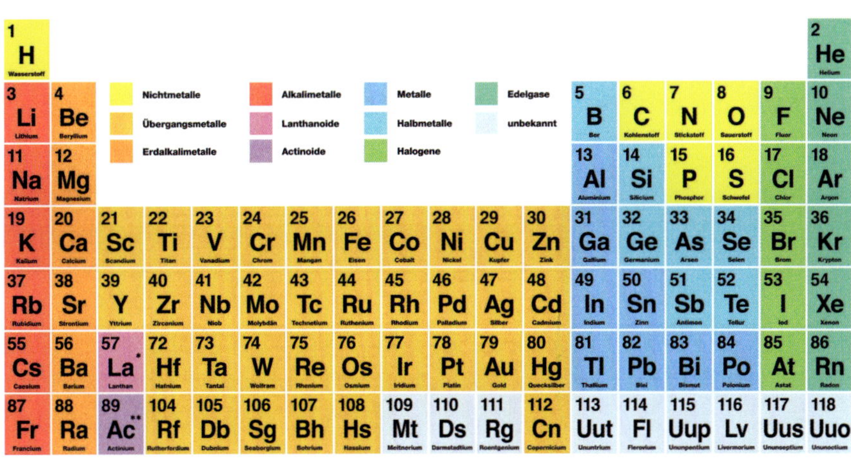

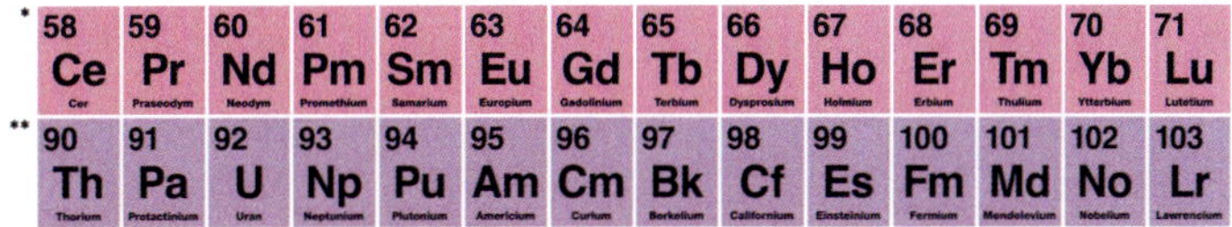

Periodensystem, Peter Hermes Furian / Fotolia

3.2 Schwermetalle und ihre drei Schädigungs-Modelle

Genetik

Ist eine genetische Deletion in den untersuchten Genen GST M1, P1, T1 erkennbar, ist der Körper nicht fähig, Schadstoffe zu erkennen und auszuleiten. Ca. 50 % der europäischen Bevölkerung tragen aufgrund der genetischen Abweichung ein deutlich höheres Risiko, an Schwermetallintoxikationen zu erkranken.

Charakteristisch für eine solche genetische Abweichung ist die mangelhafte Bildung von sogenannten Detoxifikations-Enzymen (Hypofermentie / Enzyminsuffizienz), die hinsichtlich der Wirkungsweise des antioxidativen Schutzsystems eine elementare Rolle spielen.

Das antioxidative Schutzsystem ist bei Vorliegen einer genetischen Abweichung sozusagen „von Natur aus" in seiner Funktionsfähigkeit erheblich eingeschränkt.

Schadstoffe, z. B. Schwermetalle, werden im Körper in fettreichen Bereichen wie z. B. Nerven und Fettzellen, eingelagert und oxidieren. Dieser Vorgang wird durch eine Übersäuerung des Körpers gefördert. Oxidierung bedeutet: aus Eisen wird Rost, aus Kupfer (Bestandteil von Amalgam) in Verbindung mit Essigsäure aus der Nahrung wird Grünspan. Freie Radikale entstehen!

Sammeln sich Schwermetalle im Nervensystem, reagieren die Betroffenen verstärkt elektrosensibel und überempfindlich auf Strahlungen durch z. B. Elektrizität. Es ensteht eine Antennen-Resonator-Reaktion der Zahnmetalle auf das Nervensystem des Trägers![3]

Allergie

Eine Reaktion auf einen bestimmten Schadstoff oder auf ein bestimmtes Schwermetall kann man durch Blutuntersuchungen (IGE, BDT, LTT) nachweisen. Greift ein Schwermetall beispielsweise durch eine allergische Reaktion die Schleimhaut des Dünndarms an, kann diese durchlässig werden. Weitere Schadstoffe diffundieren dann in ein Gebiet hinein, das nur eine verminderte Möglichkeit hat, diese wieder auszuscheiden – ein Gebiet, in dem die Schadstoffe physiologischer Weise nicht vorkommen dürften. Sie können die Blut-Hirn-Schranke passieren und in die Plazenta gelangen.[4]

---

[3] z. B. Info Lechner, Dr. J. ,München: „Immunstress durch Zahnmetalle und Elektrosmog."

[4] Simaitis 1981

Allergien lösen z. T. auch sogenannte Histaminreaktionen aus. Histamin-Rückwanderungen in das Gewebe lassen Migräneattacken, Gelenkschwellungen, Hautveränderungen uvm. entstehen. (siehe Schwermetall-Allergien und ihre Symptome auf den nächsten Seiten).

Kumulation von Schadstoffen / Schwermetallen

Durch die Umwelt und die Nahrung gelangen immer mehr Schadstoffe oder Schwermetalle in unseren Körper. **Wir leben in Deutschland in einem Selen- und Schwefel-Mangel-Gebiet.**

Selen und Schwefel sind jedoch die geeigneten Stoffe, um insbesondere Schwermetalle an sich zu binden und unschädlich zu machen. Außerdem reagieren Schwermetalle und Schadstoffe häufig miteinander und bilden ein höheres toxisches Potenzial (z. B. verstärken Lösemittelaufnahme beim Einatmen Goldallergien). Multisystem-Erkrankungen entstehen! Hierzu gehören u. a. neurologische Erkrankungen, Fibromyalgie und die unterschiedlichen Rheumaformen, deren Erkrankungsursachen häufig nicht herausgefunden werden.

3.3 Die 2 %-Hürde der Zahnmaterial-Hersteller

Jedes Zahnmaterial besteht aus einer Mischung verschiedener getesteter und zugelassener Materialien. Bei Metallen nennt man diese Legierung.

98 % der Zusammensetzung werden vom Hersteller exakt im Detail deklariert.

Die Substanzen, die unter 2 % liegen, braucht der Hersteller nicht angeben. Diese nicht angegebene Information ist das Betriebsgeheimnis der Firma, die das Zahnmaterial auf den Markt gebracht hat damit kein Mitbewerber die wissenschaftlich erarbeitete Mischung kopieren kann. In diesen 2 % ist aber sehr häufig das Allergen versteckt, auf das der Patient reagiert. Es sollten deshalb immer die Materialien im fertig ausgehärteten, gebrannten oder gemischten Zustand mit der gleichen Chargen-Nummer getestet werden, die auch zukünftig beim Patienten angewandt werden soll.

Der Verdacht auf das Vorhandensein eines Allergens kann durch Nachfragen bei den Herstellern unter Abgabe einer „Schweigepflichtserklärung" erhärtet oder widerlegt werden. Das Gleiche gilt übrigens auch für die Nahrungsmittelindustrie! Das Gleiche galt übrigens auch bis vor kurzem in der Nahrungsmittelindustrie!

Goldlegierungen bestehen z. B. aus:
Au, Pt, Pd, Cu, Ag, Zn, Ir, In ...

Amalgam besteht aus:
Hg über 50 %, Silber, Kupfer, Zinn, Zink

NEM (Nichtedelmetall)-Legierungen bestehen aus:
Co, Cr, Mo, Fe, Nb, Ti, W, Be, Ga, Si, C, Mn

Keramiken bestehen z. B. aus:
V, Al, Ti, Co, Cr, Ba, Si, Cer, B, Mn, An, plus der Farben, die für die Oberfläche verwendet werden

Implantate aus Titan bestehen z. B. aus:
V, Al, Ti, Ni, Ga

3.4 Homöopathie

„Alle Dinge sind Gift, und nichts ist ohne Gift;
allein die Dosis machts, dass ein Ding kein Gift sei."
Paracelsus (1493-1541)

Die anschließend aufgeführten homöopathischen Empfehlungen zur Ausleitung von Schwermetallen werden ohne eine Potenz angegeben.

Es bedarf eines geschulten Homöopathen, die richtige Potenz zum richtigen Zeitpunkt zu verabreichen.

Eine Potenz bis D23 beinhaltet mikroskopisch gesehen immer noch das Metall selbst. Wir wissen bei unseren Patienten nicht, ab welcher Dosis sie allergisch reagieren. Deshalb sollten bei Allergikern nur Potenzen über D23 verabreicht werden. (Ich persönlich verwende die Metalle in der Homöopathie erst am Ende der Ausleitungstherapie, um die Neigung der erneuten Kummulation und Allergie zu behandeln.)

Das gilt nur für Schwermetalle und Schadstoffe in Potenzierung. Pflanzen und Mineralstoffe können gerne zur Unterstützung für alle Bereiche des Körpers und zu jeder Zeit hinzugezogen werden.

Spagyrik

Die besondere Aufbereitung der homöopathischen Arzneien durch spagyrisches Destillate, sollte bevorzugt in der Homöopathie angewandt werden (Glückselig, Krauß).

Das Spagyrik-Ausleitungskonzept nach Harald Krebs
Das Wirkprinzip der Spagyrika ist die indikationsspezifisch ausgerichtete Heilkraft auf spezifischer stofflicher Basis. In der Spagyrik hat man die Erkenntnis, dass der Organismus zu jeder Zeit exakt über seine toxischen Belastungen informiert ist. Er würde die Schadstoffe auch gerne ausscheiden. Wenn er dies aber nicht kann, liegt es an einer vitalen Schwäche der Ausscheidungsorgane. Man kann diese vitale Schwäche auch als Präinsuffizienz bezeichnen. Die Präinsuffizienz basiert auf Diathese oder Disposition, sie ist noch keine klinische Erkrankung.

Die spagyrische Therapie zur Ausleitung von Schadstoffen
Die spagyrische Ausleitung wendet sich nicht gegen einen einzigen Schadstoff wie z. B. Quecksilber. In der Praxis erkennt man, dass chronische gesundheitliche Probleme so gut wie nie nur auf einem Schadstoff basieren. Die Ursache ist immer ein „Cocktail" von Schadstoffen, teilweise in unterschwelligen Mengen. Wenn hunderte Schadstoffe in unterschwelligen Mengen zusammenkommen, entsteht ein nicht mehr in seinen Auswirkungen überschaubarer „Cocktail". Die praktische spagyrische Therapie zielt deshalb auf eine allgemeine Ausleitung von Schadstoffen, nie auf die Ausleitung eines einzigen Stoffes allein.

Die therapeutische Erkenntnis in der Spagyrik besagt, dass es „Ausscheider" und „Sammler" gibt. „Ausscheider" verfügen über vitale Entgiftungs- und Ausscheidungsorgane, sie haben weniger gesundheitliche Beeinträchtigungen durch Schadstoffe. „Sammler" haben vital schwache Entgiftungs- und Ausscheidungsorgane. Bei ihnen reichert sich der belastende „Cocktail" an und es kommt schon bei durchschnittlicher Belastung zu Schädigungen. Die spagyrische Therapie besteht aus diesem Grund in der Vitalisierung der wichtigsten Entgiftungsorgane. Die Vitalisierung ist die Erhöhung der spezifisch-organischen Lebenskraft durch passende spagyrische Arzneimittel.

Die Umsetzung des begleitenden Entgiftungs-Konzepts
Das PHÖNIX Ausleitungskonzept setzt diese Erkenntnisse medikamentös um: an Tag 1, 2 und 3 nimmt der Patient PHÖNIX Silybum spag. + PHÖNIX Thuja-Lachesis spag. ein. An Tag 4, 5 und 6 PHÖNIX Solidago spag. + PHÖNIX Thuja-Lachesis spag. An Tag 7, 8 und 9 PHÖNIX Urtica-Arsenicum spag. + PHÖNIX Thuja-Lachesis spag. Der Zyklus wird 5 x wiederholt (5 x 9 Tage = 45 Tage).

Die Tagesdosis bei PHÖNIX Silybum spag. ist 180 Tropfen, die Tagesdosis von PHÖNIX Urtica-Arsenicum spag. und PHÖNIX Thuja-Lachesis spag. 60 Tropfen. Die Tagesdosis wird in eine Flasche Wasser gegeben und über den Tag verteilt ausgetrunken.

Bei Autoimmunpatienten wird PHÖNIX Thuja-Lachesis spag. gegen PHÖNIX Hydrargyrum spag. ausgetauscht und im Fall der beiden besonderen Autoimmunerkrankungen Hashimoto-Thyreoiditis und Morbus Basedow zusätzlich auch noch PHÖNIX Urtica-Arsenicum spag. gegen PHÖNIX Antimonium spag. (Jürgen Bauer – Fa. Phönix – Wiss. Abtlg.)

In unserer Praxis beginnen wir mit diesem Konzept 2 Wochen vor unseren Ausleitungs-Infusionen (siehe Ausleitungs-Konzepte) Wir behandlen durch die Phönix-Präparate, den irdischen- organischen (Veraschung der Ursubstanz) und energetischen-seelischen (homoöpathisierte Inhaltsstoffe) Grund und Hintergrund einer jeden Erkrankung.

4 Schwermetalle / Leichtmetalle und ihre Symptome

4.1 Aluminium (Al)

Aluminium ist mit einem Massenanteil von 7,57 % das dritthäufigste Element der Erdkruste, dies jedoch nur in chemischen Verbindungen, die nicht isoliert werden können. Größere Mengen dieser Verbindungen

findet man in den USA, Südfrankreich, Guinea, Russland, Indien,

Jamaika, Australien und Brasilien. Es sind Salze, wie Aluminium-Phosphate und -Silikate. Diese werden in der Natur von Pflanzen aus dem Erdreich resorbiert. Ein saurer Boden lässt auf einen vermehrten Aluminiumgehalt schließen.

Das silbrige Leichtmetall ist als Alaun seit 2000 v. Chr. bekannt. Griechen und Römer benutzten aluminiumhaltige Salze als Adstringens in der Medizin sowie als Färbe- und Beizmittel. Sir Humphry Davy entdeckte 1808 das noch nicht isolierte Metall und gab ihm den Namen Aluminium.

Als wertvolles Metall wurde Aluminium am Hofe Napoleons zu Besteck verarbeitet und erschien bei einer Ausstellung neben den Kronjuwelen. Es war zur damaligen Zeit wertvoller als Gold. Heutzutage kostet das Kilogramm Aluminium 0,40 US-Dollar. Es werden jährlich 25 Millionen Tonnen erzeugt.

Die Gewinnung reinen Aluminiums ist nur aus Bauxit möglich. Dieser besteht zu ca. 60 % aus Aluminiumhydroxid, 30 % Eisenoxid und Siliziumoxid.

Aluminiumoxid (engl. alumina), auch bekannt als Tonerde oder Korund, wird als weißes Pulver in der Industrie als Schleif- und Poliermittel verwendet.

In den USA gilt Aluminium als Neurotoxin (= Nervengift). Es kann die Blut-Hirn-Schranke passieren und zerstört diese. Die Folgen sind ZNS-Störungen, die sich auf die peripheren Nervenfasern ausdehnen.

Vorkommen

- Zahnimplantatbestandteil als Titandioxidbeschichtung
- Nichtedelmetall (NEM)-Bestandteil z. B. von Teilprothesen / Überkronungen in der Zahntechnik
- Zahnkeramische Massen
- Keramikbestandteil als Aluminiumoxinitrid
- Zirkonoxid
- Weißblech, Motoren- und Getriebegehäuse
- Leichtmetallfelgen
- Aluminiumsilikate als Zeolithe in Waschmitteln
- Aluminiumkaliumsulfatverbindung als Blutstiller (Alaun)
- Aluminiumchlorid als Flockungsmittel in der Wasseraufbereitung, Abwasserreinigung und der Papierindustrie

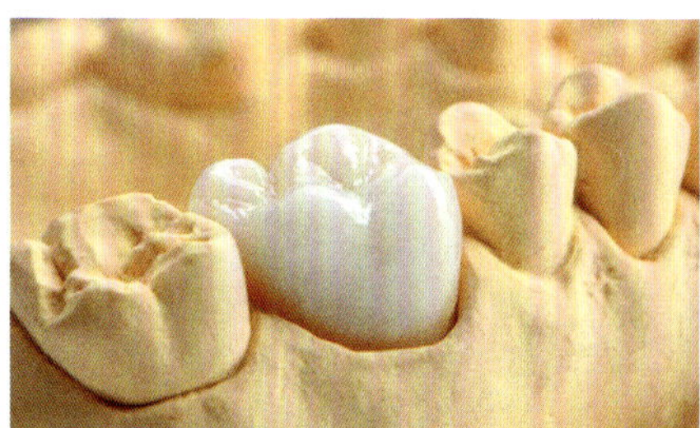

Keramik-Krone / Fotolia

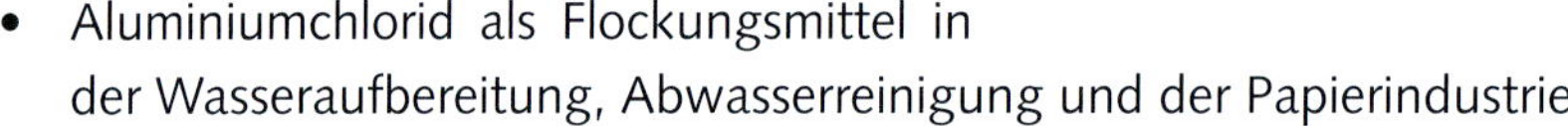

- Füllstoff / Brandschutz
- Bestandteil von Kunststoffen
- Halbleitertechnik, Isolator
- Aluminiumfolie
- Impfadjuvanzien (= Wirkverstärker) als Aluminiumhydroxid ab 2009 (Tetanus, Keuchhusten [Pertussis], Diphtherie, Hepatitis-A, Grippe). MMR-Impfstoffe (= Mumps Masern, Röteln, Windpocken) enthalten keine Metalle als Wirkverstärker[5]
- Kochgeschirr / Glas / Porzellan / Pfannen
- Wunderkerzen
- Antazida (Säureblocker) in der Medizin
- Lipidsenker (Aluminiumclofibrat)
- Im Trinkwasser (0,2 mg in 1 l Wasser = Norm) als Flockungsmittel
- Antitranspirant (Aluminiumsalze), Zahnpasta
- Hämodialyse: Al-haltige Spülflüssigkeit[6]
- Kosmetika (Lippenstift, Lotionen, Sonnencremes, Zahnpasta)
- Wasserenthärter, Wasserwerke: Trinkwasserfilterung als Flockungsmittel
- Speisesalz
- Konservendosen

---

[5] Paul-Ehrlich-Institut, Bundeszentrale für gesundheitliche Aufklärung

[6] Lück-Knobloch, Heike

- Medikamente, insbesondere Dragees
- Mineralstoffkapseln / Vitaminkapselfüllstoff / -farbe
- Papier- ,Textil-, Verpackungsindustrie
- Ferritin (verdrängt Eisen aus Ferritin)

Erkrankungen, die durch eine Unverträglichkeit ausgelöst werden können
- Kieferschmerzen, Zahnfleischbluten, Schleimhautentzündungen
- trocke Mundschleimhaut
- Haarausfall
- ZNS-Erkrankungen (ALS amyotrophische Lateralsklerose)[7]
- MS-Schließmuskellähmung
- Morbus Parkinson
- In Gegenwart von Vanadium Blutbildveränderungen, die zum Tod führen können (Unfall in Indien)
- Demenz / Alzheimer[8]
- Sprachstörungen, trockene Heiserkeit bei Überanstrengung
- Muskel- und Krampfanfälle, Muskelschwund, Lähmungen, unkoordinierte Bewegungen, Koordinationsverlust, Körperbewegungsverlust, verzögerte Reflexübertragung
- Hustenanfälle, Lungenfibrose, Lungenkrebs – berufsbedingt durch Einatmung von Alpha-Aluminiumoxid
- Schreibschwierigkeiten, Wortfindungsstörungen
- Koordinationsschwindel (ältere Menschen)
- Reduzierte Phosphataufnahme mit Knochenwachstumsstörungen bei Kindern
- Anämie (Transferrinbindung)
- Halluzinationen
- Schlafstörungen bei Kindern
- Muskelkrämpfe durch Impfungen, die z. T. erst nach 11 Monaten auftraten
- Bei Nierenpatienten Anreicherung von Aluminium im Knochenbereich (adynamische Knochenneuformation)
- Hauterkrankungen, Dermatitis, Neurodermitis
- Kaliumverluste im Alter durch Nebennierenbelastung
- Elektrosensibilität
- Nierenschädigung, Blasenkrebs (bei Dialysepatienten!)
- Lymphdrüsenkrebs
- Knochenerkrankungen (Phosphatverdrängung)

---

[7] Guam, Neu Guinea 1980 / Spencer 1987

[8] Studie Uni Rom, Januar 2013 + Prof. Exley (Eisenverdrängung aus Ferritin im Gehirn)

- Depression, Müdigkeit
- Verstopfung (Obstipation), besonders bei Kindern knotiger Stuhlgang, Stuhlinkontinenz bei Erwachsenen, kleine Einrisse am After
- Frauen: klebriger weißer Ausfluss auch tagsüber, Zyklusstörungen, Menstruation schwach, brennend am Tag nach der Periode, schlanke, blasse, knochige Frauen, meist mit langen Haaren
- Mamma-Ca-Beteiligung in Diskussion! (Gehäuftes Auftreten von Al in den Milchgängen als Ablagerung)
- Schweißbildung wenig
- Kälteempfindlichkeit
- Inkontinenz (Blasenschwäche mit Harnverlust)
- Gefühl von Spinnweben im Gesicht
- Trockene Augen, rissige Augenwinkel, Lidrandentzündungen
- Haarausfall der Augenbrauen, Kopfhautjucken bei Wärme mit Taubheitsgefühl, Wimpernausfall
- Trockene Ekzeme im Winter, Austrocknung mit Juckreiz, Borken- und Krustenbildung
- Gehörgangsekzem juckend
- Handschrunden mit blutenden Fingerspitzen
- Prostata Beschwerden, Probleme beim Urinieren
- Tennisellenbogen, Einschlafen der Arme und Beine mit Kribbeln
- Räusperzwang
- Kopfschmerzen (stechend, brennend, zusammenquetschend) und Schwindel bei geschlossenen Augen
- Chronische Hirnentzündungen und Autoimmunerkrankungen durch Impfungen[9]
- Neurotoxische Störung und Knochenentwicklungsstörung durch Impfung mit Al[10]
- Autistische Störungen durch Impfungen[11]
- Unnatürliches Essverhalten, Heißhunger auf z. B. Kaffeebohnen, rohen Reis oder Teeblätter, Trockenobst
- Periodisch auftretende Schmerzen (z. B. alle zwei Tage Kopfschmerzen)

Psyche

- Angst (vor Tieren, Blut, Messern, Fehler zu machen u. a.)
- Phobien

---

[9] Studie: Tomljenovic, L.; Shaw, CA. Aluminium vaccine adjuvants: Are they save? Curr Med Chem. 2011;18 (17): 2630-7

[10] Studie: Krewski et al. 2007

[11] Studie: Shaw, CA.; Tomljennovic, L. Aluminium in the central nervous system (CNS): Toxicity in humans and animals, vaccine adjuvans, and autoimmunity. Immunol Res. 2013, Jul;56(2-3):304-16

- Psychische Veränderungen (Aggression, Depression, nervöse Störungen)
- Müde und schwach
- Verwirrtheit, Desorientiertheit mit Tendenz zum Suizid
- Gehetzt und ungeduldig bei eigener Langsamkeit
- Aggressivität; Neigung, sich selbst Gewalt anzutun
- Albträume
- Ständiger Stimmungswechsel, meistens vor der Menstruation
- Hysterie, meistens bei Frauen
- Unkontrolliertes Weinen
- Angst vor Kontrollverlust

Therapie

- Gegenspieler: Silicium (noch besser colloidales) verhindert Aluminium Einlagerung (Bedingung bei der Einnahme von Zeolithen / Bentoniten)
- Desferioxamine-B-Chelat
- Alpha-Liponsäure
- EDTA und DMSA-Chelatinfusion (mindestens 30 Infusionen, da vor Al zuerst Fe, Hg, Cu, Pb, Ni, Zn, Cd und Co gebunden werden)
- Reduziertes Glutathion (z. B. MK-Naturpharma)
- Magnesium-Malat über mehrere Monate
- Calcium-EAP
- Vitamin B6
- Chamomilla = homöopathisches Antidot
- Natriumthiosulfat (NTS)
- Selen
- Zinkaspartat (Köhler-Pharma)
- Magnesiumcitrat / malat
- MSM (Schwefel: gehirngängiger Chelatbildner) als Kps. einnehmen!
- Abklärung: Impfungen? Deodorant? Wasserbelastung? Antazida? Cremes z. B. Harnstoffsalben oder Sonnenschutzmittel mit Al
- Kieselsäuregel zu jedem Essen und Silicea Spagyrik vor dem Essen 3x tgl.
- Glutathion-Pflaster auf Akupunktur-Punkte kleben
- Eisensubstitution (Curryblatt-Eisen / Häm-Eisen): durch eine ausreichende Versorgung kann die Resorption von Al gehemmt werden

Beachte:
- Calciummangel erzeugt eine erhöhte Aufnahme von Aluminium als Ersatz aus dem Darm!
- Aluminium passiert die Blut-Hirn-Schranke mit Hilfe von Glutamat-Geschmacksverstärkern (asiatische Nahrung und Fertignahrung).
- Aluminium beeinflusst die Aufnahme von Zink.
- Aluminium verdrängt insbesondere Magnesium, Eisen und andere Spurenelemente aus ihren wichtigen Bindungsstellen.
- Aluminium hat eine Halbwertszeit von 29 Jahren.
- Aluminium verlässt den Körper durch die Nieren.
- Oral eingenommenes Aluminium (z. B. Nahrung, Dosen ...) wird maximal zu 0,3 % resorbiert, Impfungen werden dagegen zu 100 % in unser System injiziert!, damit werden die sogenannten Grenzwerte oft schon mit einer einzigen Impfung überschritten. Auch die Allergiebereitschaft und Verträglichkeit auf Aluminium ist von Person zu Person unterschiedlich, geringe Mengen können fatale Folgen haben.

Aluminiumhaltige Lebensmittel
- Backpulver und Antiverklumpungsmittel im Mehl
- Cola
- Schmelzkäse
- Wein
- Bier
- Wurzelgemüse
- Pilze
- Orangen
- Mandarinen
- Tomaten
- Schwarztee
- **Nahrungsmittelzusatzstoffe:** Silberfarbstoff E 173 (Oberfläche von Dragees und Süßwaren); E 131 (Patentblau); E 520, E 521, E 522, E 523 (bei Obst und Gemüse Oberfläche, die Frische und Festigkeit erhält), kandiertes, glasiertes und kristallisiertes Obst und Eiklar; E 554 (Trennmittel), E 555, E 556 (Süßwaren, Kaugummi); E 554 (Kochsalz); E 559 (weißer Ton, Kaolin = Pillenmasse)
- Laugengebäck bei Alubackblechen (Lauge löst Aluminium aus dem Blech)
- Apfelsaft aus Alutanks

- Weißmehl
- Milch und Kartoffeln (Beschwerden nehmen nach dem Genuss zu!)
- Säuglingsanfangsnahrung auf Sojabasis[12]

Homöopathie
Aluminium metallicum
Aluminium phosphoricum
Aluminium oxydatum: ZNS, Haut, Gastrointestinaltrakt, langsames Antworten
Aluminata silicata: Krupphusten, Bronchitis
Alumina
nicht unter D23 verabreichen, unter D4 = toxisch!

Schüßler-Salz Nr. 20: Kalium Aluminium sulfuricum D6
- Brustdrüsenverhärtung
- Schwindel
- Magen-Darm-Koliken
- Nervensystem-Irritation
- Welke Haut, Nasenspitzenveränderungen
- ausgemergeltes Erscheinungsbild
- Beschwerden werden besser bei Nässe, Wärme, im Freien und am Abend, Tee, kalte Wasserwaschung
- Beschwerden werden schlechter am Morgen, im Sommer, bei trockenem und kaltem Wetter und beim Reden

4.2 Barium (Ba)

Im Jahre 1602 wurde Barium in Mineralien nach Erhitzung durch den Alchemisten und Schuhmacher Vincenzo Casciarolo entdeckt. Das schwere, silbrig-weiß glänzende Erdkalimetall ist leicht entzündlich und in wasserlöslicher Form giftig. Barium ist in der Natur nur als Mineralstoffverbindung vorhanden. Es kann in der Industrie / am Arbeitsplatz eingeatmet werden. Es setzt sich in der Lunge, im Muskelgewebe und in den Knochen ab (Halbwertszeit: 50 Tage). Die Ausscheidung erfolgt über Stuhl und Harn.

---

12 EFSA 2008, JECFA 2006

Vorkommen

- Keramikbestandteil (Zahnmaterial, Geschirr)
- Röntgenkontrastmittel in Medizin und Zahnmedizin
- Zündkerzen
- Feuerwerksfarbe: Grün
- Wasserstoffperoxid-Herstellung
- Glas
- Papier
- Gummi
- Farbstoffe
- Bohrflüssigkeit bei Öl- und Gasbohrungen
- Nagetiergift (Rodentizid)
- Insektizid
- Enthaarungsmittel
- Strahlenschutz
- Spielzeug abwaschbar
- Tattoofarben
- Regenwasser (v. a. Chemtrail-Kondensstreifen mit Aluminium, Mangan und Zink als Klimaregulator), z. T. auch Trinkwasser

Barium verdrängt Calcium und Kalium aus seinen Bindungsstellen!
Folge: Interaktionen mit Nervenzellen.
Barium steigert die Toxizität von Arsen.[13]
1–2 g erzeugen eine Herzlähmung!

Erkrankungen, die durch eine Unverträglichkeit ausgelöst werden können

- Muskelkontraktionssteigerung, Muskelkrämpfe, Darmkrämpfe
- Bluthochdruck
- Herz-Rhythmus-Störungen (HRS), Pulserhöhung
- Tremor
- Schwindel
- Schwäche
- Atemprobleme
- Durchfälle, Erbrechen

[13] EFSA 2008, JECFA 2006

- Mund- und Magenbrennen
- Aufsteigende Lähmungserscheinungen
- Erschwertes Gehen und Sprechen
- Abbrechen der Nägel
- Haarausfall
- Hirnschwellungen
- Vergiftung: Ausfall der Muskelreflexe, Dyspnoe

Psyche
- Angst

Bariumhaltige Nahrungsmittel
- Seegras
- Fisch
- Pekan-Nüsse
- Kleie

Therapie
- Bindung durch: Natriumthiosulfat (NTS) - und Kaliumsulfatlösung (Vergiftung)
- Dialyse entfernt Barium
- DMPS
- EDTA und DMSA
- Chlorophyll mit Magnesiumbaustein
- IHHT
- Säure-Basen-Regulation / Mineralstoffe
- Glutathion-Pflaster auf Akupunkturpunkte kleben
- Calcium-EAP (= EthylAminoPhosphat, wichtig für die Myelinscheide)

Homöopathie ab D30
- Barium carbonicum
- Barium jodatum
- Barium muriaticum

4.3 Bor (B)

Ein Halbmetall Bor, auch Boron genannt, wurde 1808 von mehreren Chemikern entdeckt und liegt immer in Sauerstoffverbindungen vor. In der Natur ist Bor ein essenzieller Pflanzennährstoff bis 1 ppm. Höhere Konzentrationen wirken blattschädigend (braune Blattränder). Als Ultraspurenelement-Verbindung wirkt es bei Ratten und anderen Tieren wachstumsfördernd. Kleinste Mengen findet man in fast allen Nahrungsmitteln und Pflanzen. Bor kann über die Haut, die Atemwege und den Darm in unseren Körper gelangen. Es ist plazentagängig und kann den Fötus schädigen. Der Bor-Mineralstoffbedarf liegt bei tgl. 0,75 mg.

Vorkommen

- Zahnkeramiken und Zemente
- Zahngold-Legierungen
- Glas
- Waschmittel
- Isolier- und Bleichstoff (Borax)
- Raketentreibstoff
- Legierungszusatz zu anderen Metallen
- Airbag-Zünder
- Helikopterrotoren
- Feuerwerksartikel
- Tennis- und Golfschläger
- Angelruten
- Atommeiler Steuerstäbe
- Edelsteine: Turmalin, Schörl, Uvit, Kalzit, Indigolith, Elbait, Verdelith
- Schleifstifte / Diamantbohrer
- Antiseptikum

Erkrankungen, die durch eine Unverträglichkeit / Vergiftung / Überdosierung ausgelöst werden können

- Verfärbung von Lippen und Zunge
- Einrisse der Mundwinkel
- Durchfall, Erbrechen, Ohnmacht, Nackensteifigkeit (Meningismus)
- Psoriasis borica (Juckflechte)
- Östrogen- und Testosteronbildungsstörungen
- Gehirnstoffwechselstörungen
- Abwehrschwäche
- Arthritis

- Calciummangel, Knochenaufbauprobleme, Osteoporose
- Eiweißaufbau und -erhaltung
- Chronische Magen-Darm-Entzündung
- Gewichtsverlust
- Unregelmäßige Menstruation
- Leber- / Nierenschädigung
- Lungenprobleme mit Atembeschwerden
- Schuppende, entzündete, juckende, gerötete Haut
- Blutarmut mit Müdigkeit, Leistungsabfall und Konzentrationsstörungen
- Nervenentzündungen
- Kachexie (= Ausgezehrtheit)
- Epilepsie
- Kohlenhydratstoffwechselstörungen
- Aphten, Soor, vermehrte Speichelbildung
- Leukoplakie (Borax D3)
- Gallensteine (Borax D3–D6)
- Nierengrieß (Borax D3–D6)
- ATP-Mangel-Zustände
- Klimakterische Beschwerden
- Obstipation
- Abneigung gegen Milch

Psyche
- Verwirrtheit / Desorientiertheit
- Depression
- Klammernde Kinder
- Furcht / Angst
- Schreckhaftigkeit
- Traurigkeit
- Gefühl, ein Außenseiter zu sein
- Gewitterangst
- Albträume
- Abwärtsbewegungsprobleme
- Pessimistisch, unzufrieden

Borhaltige Nahrungsmittel
- Früchte
- Nüsse
- Blattgemüse

- Hülsenfrüchte
- Milchprodukte
- Wasser

Bormangel-Symptome
- Muskel- und Wadenkrämpfe
- Haarausfall
- Gelenkschmerzen
- Knochenbruch Tendenz
- Bei Tieren: Schlecht entwickeltes Fell und schlechte Haarqualität

Borsäure und Borax vermindern die Fortpflanzungsfähigkeit.
Bor ist nicht kennzeichnungspflichtig!
Die Einnahme von 3 mg Bor täglich als Mineralstoff bremsen den Calcium-, Magnesium- und Phosphorverlust (im Urin gemessen).

Therapie
- Kontrolle der Nahrungsmittel
- Magenspülung
- Glutathion-Pflaster auf Akupunkturpunkte kleben

Homöopathie
- Borax = Natrium boracicum
- Boricum acicum
- Borax veneta
- Achtung: Verschlimmerung gegen 16 Uhr, ab 23 Uhr ist alles besser!

4.4 Cadmium (Cd)

Das blau-weiße, glänzende, weiche Schwermetall Cadmium (oder: Kadmium) wurde erstmals 1817 von Herrmann Stromeyer in Deutschland entdeckt. Die Entstehung des Wortes Cadmium ist auf das griechische „kadmos" (Zinkerz) zurückzuführen, da es erstmals aus Zinkcarbonat isoliert wurde.

Cadmium ist radioaktiv und sehr giftig. Es verdrängt Zink aus seinen Bindungsstellen und fördert Krebs.[14]

---

[14] Studie: Lin et al., Journal of Toxicology and Environmental Health 2013; 76: 1-15

Vorkommen

- Wurzelfüllmaterial (Zahnmedizin)
- Keramik / Kunststoffe (Zahnmedizin)
- Nickel-Cadmium- / Silber-Cadmium-Akkus (verboten)
- Batterien
- Kunststoffstabilisator gelb / orange, PVC
- Gelber Farbstoff in der Glas-, Keramik- und Porzellanindustrie
- Malerfarben-Pigment
- Galvanischer Korrosionsschutz, z. B. von Eisen als Rostschutz
- Fernsehröhren: Phosphorzusatz
- Zigaretten
- Edelstein: Greenockit (Cadmiumsulfid), Zinkspat
- Stahl- und Zinkerzeugung / Zinkblenden
- Lötmaterial, niedrig schmelzend
- In der Luft, in gedüngten Pflanzen und im Trinkwasser
- Müllverbrennung
- Autoabgase
- Ablagerung in der Niere (Kortexanteil) / Nierenversagen[15]

Erkrankungen, die durch eine Unverträglichkeit / Vergiftung ausgelöst werden können

- Lungenödem (Inhalation über 24 Stunden)
- Bronchiolitis, Infektanfälligkeit
- Schleimhautentzündungen
- Sinusitis (Nasennebenhöhlenentzündung)
- Nierenfunktionsstörungen bis zum Versagen[16]
- Magenentzündungen (Magengeschwüre)
- Darmentzündungen, Enzymfunktionsstörungen
- Urin: Eiweißhaltig
- Gelenkhauterkrankungen
- Lebererkrankungen
- Müdigkeit
- Krebs
- Nervenerkrankungen, ähnlich wie M. Parkinson
- Gangstörungen infolge von Knochenveränderungen
- Knochenschmerzen: Itai-Itai-Krankheit, ab 1940 in Japan durch Reisanbau mit Cadmium verseuchtem Flusswasser

---

[15] Kim et al., J. Korean Med Sci. 2015;30:272-277

[16] ebda.

- Osteomalazie-Syndrom, Knochenschäden
- Unfruchtbarkeit bei rauchenden Männern
- Unklarer Zinkmangel durch Verdrängungsmechanismus
- Unklarer Eisenmangel
- Herz: Angina pectoris (Engegefühl)
- Brennende und schmerzende Augenlider
- Mundtrockenheit
- Lippenjucken
- Bluthochdruck
- Appetit- und Geruchsverlust
- Störung des Vitamin-D-Stoffwechsels
- Schmerzen an Knochen und Gelenken
- Fibromyalgie
- Calciumstoffwechselstörungen
- Knochenmarksschäden und Osteoporose
- Herz-und Gefäßschädigungen
- Gelbfärbung der Zahnhälse
- Anämie
- Halskribbeln
- Kopfschmerzen, die plötzlich kommen und gehen
- Fremdkörpergefühl im Enddarm
- Schmerzen in den Schulterblättern
- Kältegefühl
- Parästhesien der Akren (Ameisenlaufen in Armen und Beinen)
- Oberbauchauftreibung und Schmerzen um den Bauchnabel
- Brennende Füße
- Kleine Hautareale sind trocken, gerötet und jucken, eventuell Bläschenbildung
- Kancerogenes Risiko wird diskutiert

Psyche

- Angst
- Alleinsein wird bevorzugt
- Gleichgültigkeit

Therapie

- EDTA-Chelattherapie: Cadmium blockiert die Nieren und stört damit die Entgiftungsfunktion. (Die Chelattherapie funktioniert jedoch nur unzureichend.)
- Zinkaspartat / -orotat
- Ozontherapie i. v. / Oxyvenierung (Sauerstofftherapie i. v.) zusätzlich einsetzen

- Colon-Hydro-Therapie zur Ausschwemmung in der Darmpassage
- Vitamin B6
- Kupfer als Antagonist (nicht zusammen mit Zink!)
- Calcium-EAP (nicht zusammen mit Chelaten!)
- Schwefelhaltige Aminosäuren
- Selen als Natriumselenit
- Algen blaugrün (Chlorella) enthalten Phytochelate; die Cadmium-Ausscheidung erhöht sich nach zwölf Tagen um das Dreifache
- IHHT-Zelltraining
- Glutathion-Pflaster auf Akupunkturpunkte kleben

Cadmiumhaltige Nahrungsmittel
- Meeresfrüchte
- Muscheln
- Tintenfisch
- Blattgemüse
- Kartoffeln
- Möhren
- Radieschen
- Waldpilze
- Schokolade

Haupt-Depot-Organe von Cadmium sind Leber, Knochen.
Seine Halbwertszeit im Körper beträgt 15–20 Jahre.

Homöopathie
- Cadmium sulfuricum C30 (Herz und linksseitige Beschwerden)
- Cadmium metallicum (nicht unter D23)
- Cadmium jodatum (gegen Radium- und Röntgen-Belastungen)
- Cadmium phosphoricum

4.5 Chrom (Cr)

Das bläulich-weiße, harte und anlaufbeständige Metall hat eine hohe Affinität zu Sauerstoff und ist wichtig für die Korrosionsbeständigkeit von Nichtedelmetall-Legierungen.

Chrom ist ein Haftoxidschicht-Bildner und beeinflusst die Haftung von Keramik auf Metallteilen. Es beeinflusst die mechanischen Eigenschaften einer Nichtedelmetall-Legierung.

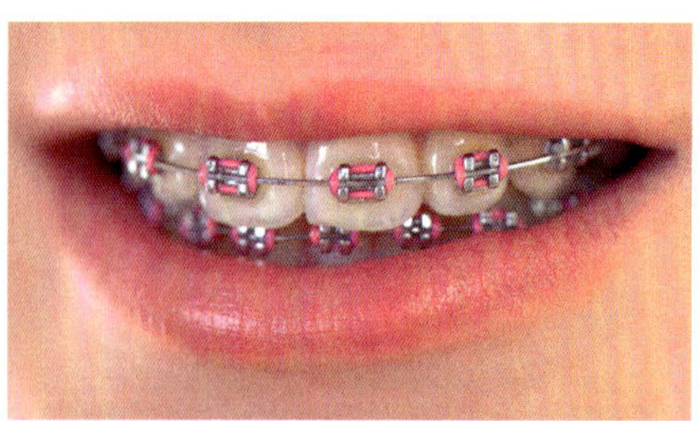

Chrom-Kobalt-(Nickel)-Verbindung in der Kieferorthopädie / Fotolia

Chrom wurde als Bleichromat-Mineral von Johann Gottlob Lehmann 1761 im Ural als Rohbleierz entdeckt. 1797 gewann Louis-Nicolas Vauquelin aus Krokoit und Salzsäure das Element Chrom (von chroma = griech. Farbe, aufgrund der Vielfarbigkeit seiner Salze in verschiedenen Oxidationsstufen).

Jährlich werden 300.000 Knieprothesen weltweit mit einer Chrom-Kobalt-Mischung eingesetzt.[17]

Als Mineralstoff ist seine wichtigste Eigenschaft die Beeinflussung des Glukosetoleranzfaktors. Chrom wird durch die Atemwege und den Magen-Darm-Trakt aufgenommen.

Vorkommen

- NEM-Legierungen (NEM = Nichtedelmetall: Chrom-Kobalt-Molybdän) in der Zahnmedizin (Prothesen, Kronen, Brücken, Kieferorthopädische Versorgungen)
- Zahnarztinstrumente
- Chromstahl
- Korrosionsschutz (Chrom IV-Verbindung)
- Automobilindustrie (verboten)
- Elektroindustrie (verboten)
- Chromgerbung
- Emaille-Farbe (grünes Glas)
- Bleichromat (post-gelbe Farbe)
- Magnetbänder
- Fotografie: Edeldruckverfahren

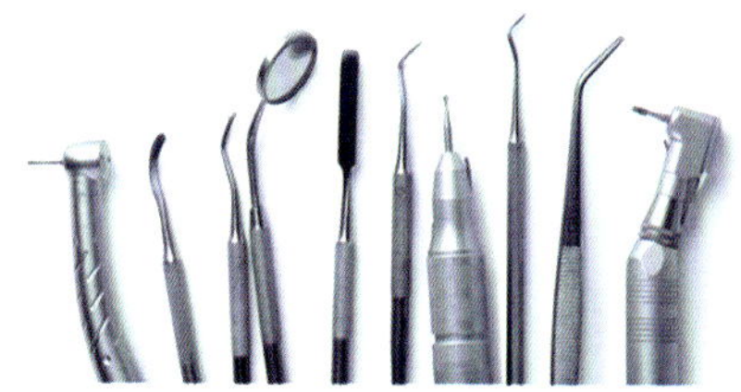

Zahnarztinstrumente / Fotolia

[17] 07.11.12 Pressestelle des GKV Spitzenverbands, Fa. DePuy

- Fixiermittel industrieller Farbbänder
- Rostschutzmittel
- Modeschmuck
- Werkzeuge
- Armaturen (Bad etc.)
- Brillengestell
- Haarpflegemittel, Kosmetika
- Wasserenthärter
- Kochgeschirr, Besteck
- Müllverbrennung
- Freisetzung von RAS-infizierter Bäckerhefe und Clostridien
- Edelsteine: Smaragd, Rubin
- Insektizide
- Zementherstellung
- Lederwaren (Schuhe!)
- Holzschutzmittel
- Endoprothesen in der Chirurgie

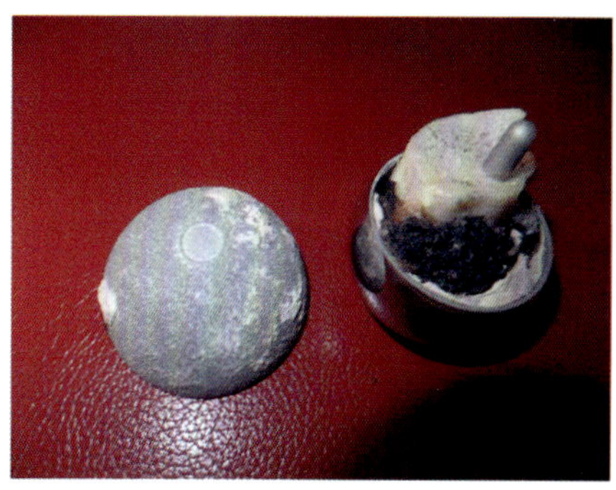

Endoprothese Hüftgelenk nach Entfernung (Praxisbild) aus Chrom, Molybdän, Kobalt mit Knochen und Ablagerungen

Erkrankungen, die durch eine Unverträglichkeit / Vergiftung ausgelöst werden können

- Chrom (III) = Chrommetall, Korrosionsschutz, Poliermittel (wenig toxisch, Allergie beachten)
- Chrom (IV) = Halogenid in Tonbändern (stärker toxisch)
- Chrom (VI) = Holzschutz, Lungen-Nierenschädigung, kanzerogen (häufig in der Gerbstoffverarbeitung), stärkste toxische Schädigung[18]
- Akne
- Kontakt-Lebensmittelallergie
- Müdigkeit
- Haarausfall, Kopfhautjucken
- Allergie
- Weizenallergie wird begünstigt
- Gelenkschmerzen
- Bösartige Tumore, fibroide Tumore
- Bauchschmerzen, Erbrechen, Durchfall
- Chrom-Inhalation: Atembeschwerden, Staublunge, Lungenkrebs
- Blutbildungsstörungen durch ein geschädigtes Knochenmark

[18] siehe Studie www.lederpedia.de

- Leber, Nierenschädigung
- Akute Chromverätzungen an der Haut erzeugen offene Wunden
- Chronische Chrombelastung erzeugt Ekzeme an Nacken, Ellenbogen, Augenlidern, Händen
- Hautquaddeln, Lippenschwellungen
- Gehörgangsekzeme, Mittelohrentzündung
- Migräne
- Müdigkeit
- Konjunktivitis (Bindehautentzündung), Tränenfluss und Juckreiz
- Rhinitis (Schnupfen)
- Thrombopenie (Thrombozytenuntergang)
- Drüsenvergrößerung der Schilddrüse und der Prostata
- Penis-Vorhaut: Herpes genitales
- Störung der motorischen Koordination
- Schiefhals
- Tachykardie (Herzrasen)
- Poliomyelitis (Kinderlähmung)
- Uterus-Myome

Chrom-Mangel (Mineralstoff)

- Diabetes II (Chrom erniedrigt den Insulinspiegel – es wird weniger Insulin benötigt, wenn Chrom gegeben wird! Bei Diabetikern ist die Chromausscheidung erhöht.
- Cholesterin- und Triglyceriderhöhung werden durch Chrom gesenkt
- Akute Infektionen werden durch Chromgaben reduziert
- Künstliche Ernährung ist meist chromfrei
- Schwangerschaft = Erhöhter Bedarf
- Stress = Erhöhter Bedarf
- Alter = Erhöhter Bedarf bei Sauerstoffmangel
- HDL = gutes Cholesterin wird durch Chrom gesteigert
- Nierenpatienten mit Dialyse
- Krebspatienten
- Adrenalinmangel
- Kohlenhydratstoffwechselstörungen
- Normwert Blut: 30–100 µg/d, ab 500 µg/d muss der Patient beobachtet werden: Vergiftungszeichen?

Psyche

- Mangelnde nervliche Belastungsfähigkeit

Therapie bei Unverträglichkeit / Vergiftung

- DMPS
- DMSA
- Alpha-Liponsäure
- Milchsäure
- Sauerstoffgaben (Oxyvenierung)
- Mitochondriales Zell- und Drüsentraining (IHHT)
- Glutathion-Pflaster auf Akupunkturpunkte kleben

Chromhaltige Nahrungsmittel

- Roggen, Weizen, Hafer, Gerste, Mais und daher auch Brot, Brötchen, Kuchen, Gebäck
- Müsli, Müsliriegel
- Joghurt- und Quarkspeisen mit Müsli
- Kartoffeln
- Grünkohl
- Bananen, Heidelbeeren, Datteln
- Haselnüsse
- Rind- und Schweinefleisch
- Vollmilch, Käse (z. B. Edamer, Gouda)
- Bierhefe
- Schwarzer Tee
- Melasse oder brauner Zucker

Homöopathie

- Chromium sulfuricum (Kopfbereich und Herpes genitales Mittel)
- Chrom Kali sulfuricum (Pollinosis)
- Acidum chrom sulfuricum (= Chromschwefelsäure)

4.6 Eisen (Fe)

Eisen, auch Meteoriteisen genannt, konnte bereits 2700 v. Chr. nachgewiesen werden. Es ist wahrscheinlich der Hauptbestandteil unseres Erdkerns, der durch einen Meteoriten-Zusammenstoß mit der Erde entstand. Eisen korrodiert bei Feuchtigkeit sehr leicht und verändert sich zu rotbraunem Rost.

Der Eisengehalt im menschlichen Körper schwankt zwischen 38–50 mg / kg Körpergewicht.

Eisen wird hauptsächlich über den Dünndarm resorbiert und in der Leber, der Milz und im Knochenmark gespeichert.

Vorkommen

- Goldlegierungen, Galvanogold
- Magnetit, Hämatit
- Blutstillung, z. B. während einer Wurzelkanalaufbereitung (Zahnarzt) durch 15,5 % Eisen-III-Sulfatlösung
- Rotbraunes Gold
- Stahlbestandteil
- Gusseisen (Töpfe, Pfannen etc.)
- Aluminiumbronze-Figuren
- Helme und Speere aus der Bronzezeit
- Holzschutzmittel
- Pestizide
- Pflanzenbestandteil (Erzeugung des Chlorophylls)
- Hämoglobin, Myoglobin, Cytochrom-C, Lipoxygenase, Flavoproteine, bestimmte Enzyme (Fe-S-Cluster)

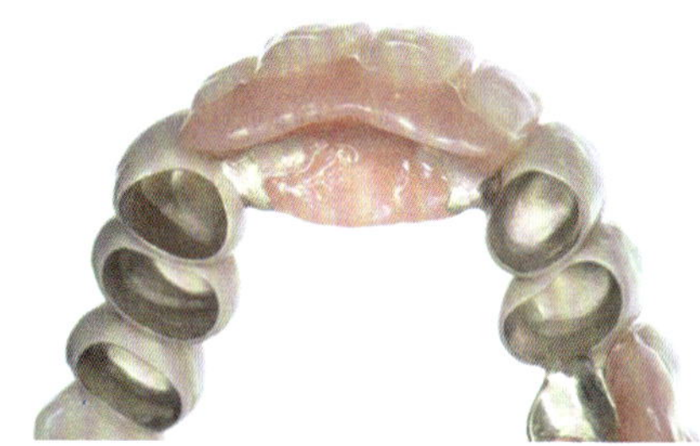

Teleskopkronen mit Galvanogold / Fotolia

Erkrankungen, die durch eine Unverträglichkeit / Überdosierung ausgelöst werden können

Meistens handelt es sich um die Verbindung Eisensulfat II, die nicht vertragen wird.

- Starker Juckreiz
- Übelkeit
- Magenkrämpfe
- Durchfall
- Blähungen
- Schleimhautreizungen

Therapie

- EDTA-Chelat-Therapie i.v.
- DMSA-Kapseln. für den Magen Darm Bereich
- B12 und Folsäure i.m.
- Oxyvenierung
- Ozontherapie
- Schwefelhaltige Aminosäure, z. B. L-Cystein (ACC)
- Darm-Symbioselenkung
- Colon-Hydro-Therapie

- Hämochromatose: IHHT-Zelltraining, Inhalation
- Glutathion-Pflaster auf Akupunkturpunkte kleben
- Curcumin fördert die Herstellung von Glutathion, einem sehr guten extrazellulären Chelator

Eisenhaltige Lebensmittel
- Innereien
- Fleisch
- Vollkornprodukte
- Grünes Gemüse
- Hülsenfrüchte

Spinat ist eine schlechte Eisenquelle, da er Oxalsäure beinhaltet, die die Eisenaufnahme behindert.

Das Eisen in der Nahrung wird durch die Magensäure gewährleistet.

Durch zu viel Kaffee, Schwarztee, Grüntee und Calciumgaben kann die Aufnahme von Eisen im Darm gestört werden!
Es sollte ein zweistündiger Abstand zu Milchmahlzeiten eingehalten werden!
Vitamin C, einige Aminosäuren und Fruktose wirken sich positiv auf die Eisenverarbeitung im Köper aus.
Häm-Eisen hat die höchste Resorptionsrate im Darm.
Infusionen mit Eisensaccharose sind besser verträglich als herkömmliche Mittel.

Eisenmangel-Symptome (Mineralstoff)
- Eisenmangel-Anämie (kleine Erythrozyten)
- Trockene, schuppende Haut
- Zungenbrennen, weiße und rote Flecken auf der Zunge
- Rhagaden der Mundwinkel
- Atemnot und Herzklopfen
- Immunschwäche / Grippe / Allergien
- Blässe der Haut und Schleimhäute
- Anhaltende Müdigkeit
- Antriebslosigkeit / Leistungsschwäche
- Konzentrationsstörungen
- Schwindelgefühle / Ohrensausen
- Hypotonie
- Pulsbeschleunigung

- Brüchige Finger- und Fußnägel
- Trockenes, sprödes Haar, Haarausfall
- Häufige, länger anhaltende Schulter-Arm-Beschwerden
- Chronische Ischiasreizungen
- Missempfindungen der Nerven
- Gangunsicherheit
- Übelkeit und Appetitlosigkeit
- Afterbrennen / Jucken
- Akne
- Anazidität (zu wenig Magensäure)
- Fersensporn
- Gallenblasenentzündungen
- Gehörgangsentzündungen
- Lidrandentzündungen
- Tinnitus

Psyche
- Verringerung der geistigen Vitalität
- Gedrückte, depressive Stimmungslage
- Introvertiertheit

Erhöhter Eisenbedarf
- In Körperwachstumsphasen
- Bei verstärkter oder häufiger Menstruation
- In der Altersgruppe ab 60 Jahren
- Nach einer OP oder einer Blutspende
- Nach Reduktionsdiäten
- Bei Nierenerkrankungen
- Bei Eisenmangelanämie (Blutarmut aufgrund von Eisenmangel)
- Bei Störung der Eisenresorption
- Bei Schwangeren

Therapie des Eisenmangels
- Vitamin C darf nicht gleichzeitig mit Eisen infundiert (Infusion) werden (Oxidierung), dies gilt aber nur für die nicht orale Zufuhr, oral sollte es zusammen gegeben werden!
- Es darf kein gleichzeitiger Kupfermangel vorhanden sein, sonst Aufnahmestörungen
- Verhältnis Eisen / Kupfer = optimal < 0,6
- Ferritin im Blut bestimmen = Eisenspeicherkapazität

- Transferrin im Blut bestimmen = Eisentransport
- An Hämoglobin gebundenes Eisen (Häm-Eisen) oder Curryblatt-Eisen und homöopathisches Eisen (Ferrum phos. in einer niedrigen Potenz) einnehmen
- Häm-Eisen schädigt die Darmwand bei oraler Einnahme nicht.
- Die Gegenspieler zu Eisen sind Calcium und Zink, deshalb keine zusätzlichen Gaben dieser Mineralstoffen.
- Schwermetalle, wie z. B. Hg, Cd, Au, Ag können die Anbindungsstellen von Eisen besetzt halten und hierdurch das Andocken von Eisen verhindern; denken Sie bitte deshalb an die Chelat-Ausleitungstherapie, wenn Eisensubstitutionen nicht helfen.
- Wasser im Haushalt auf Metallbelastung testen (Kupferrohre etc.)

Homöopathie
- Ferrum phosphoricum = Schüßler Salz Nr. 3 = Eisenphosphat = 1. Entzündungssalz
- Ferrum metallicum D12–D30
- Meteoreisen in der Rekonvaleszenz

Alle Erkrankungszustände belasten die in Milz, Leber und Knochenmark angelegten Eisenreserven und benötigen dringend Eisensubstitutionen.
Eisen bedeutet Sauerstoff und Sauerstoff bedeutet Leben!

4.7 Gallium (Ga)

Gallium wurde von dem französischen Chemiker Paul-Émile Lecoq de Boisbaudran (1838–1912) im Jahre 1875 in Paris entdeckt. Er wandelte aus dem Namen Gallien, dem lateinischen Namen für Frankreich, Gallium ab. Gallium ist in den USA, Japan, Tschechien und Afrika zu finden. Es wird aus dem Aluminiumerz Bauxit gewonnen.

Gallium ist ein glänzend weißes, weiches Schwermetall, welches an der Luft beständig bleibt. Reines Gallium reagiert nicht bei Hautkontakt. Es schmilzt allerdings durch die Hautwärme und hinterlässt Flecken.

Die radioaktive Galliumverbindung 67-Ga-Citrat wird beispielsweise in den Körper injiziert, um als Galliumabtastung in der Szintigraphie leuchtend genutzt zu werden, um Organe besser sichtbar zu machen. Gallium reichert sich in entzündlichen und tumorösen Geweben an und dient zur Nachweisdiagnostik. Halbwertszeit 78 Tagen. Es wird in Leber, Milz und Knochenmark eingelagert und über die Niere / den Urin und den Stuhl ausgeschieden. Gallium wird in der Hyperkalzämie Therapie bei malignen Tumoren eingesetzt.

Vorkommen

- Dentalmaterial, Bestandteil von Kronen und Brücken (Silber-, Palladium- und Gold-Legierungen)
- Wärmeaustauscher in Kernreaktoren
- Füllung von Gasthermometern
- Halbleitermaterial z. B. in Mobiltelefonen
- Leuchtdioden / Sonnenbatterieherstellung / Photovoltaik / Solarzellmaterial
- Geringe Spuren im Wasser, im Körper und in Überresten von Gemüse
- Rotes Leuchtspektrum von Radioweckern (+ Arsenit)

Erkrankungen, die durch eine Unverträglichkeit ausgelöst werden können

- Lähmungserscheinungen einzelner Bereiche
- Brustschmerzen
- Atembeschwerden
- Kehlkopfentzündungen bei Verdampfung / Inhalation
- Lungenödeme (Wassereinlagerung)
- Parodontose
- Mundschleimhaut- und Zungenbrennen
- Schwindsucht
- Magenbeschwerden
- Niereninsuffizienz
- Fester Schleim in Hals, Nase, Ohren und Bronchien

Psyche

- Angst vor dem Alleinsein
- Mutterablösungskonflikte

Galliumhaltige Nahrungsmittel

Leichte Auflagerung auf Salat und Gemüse

Therapie

- Schwefelhaltige Aminosäuren
- Sauerstoff / Ozontherapie
- EDTA
- DMSA
- Zeolith
- IHHT-Zelltraining
- Säure-Basen-Regulation
- Glutathion-Pflaster auf Akupunkturpunkte kleben

Homöopathie ab D23

- Gallium sulfuricum

4.8 Gold (Au)

In der Zahnmedizin werden Goldlegierungen als Zahnersatz mit bis zu 54 anderen Metallen, die die Ionen-Freisetzung von Gold fördern, verarbeitet. Die Goldfreisetzung wird durch das Kauen von sauren und heißen Speisen im Mund zusätzlich begünstigt.

Rheumapatienten bekamen nach Goldinjektionen Gerinnungsstörungen, Rattentests zeigten das Auftreten von Autoimmunerkrankungen.

Vorkommen

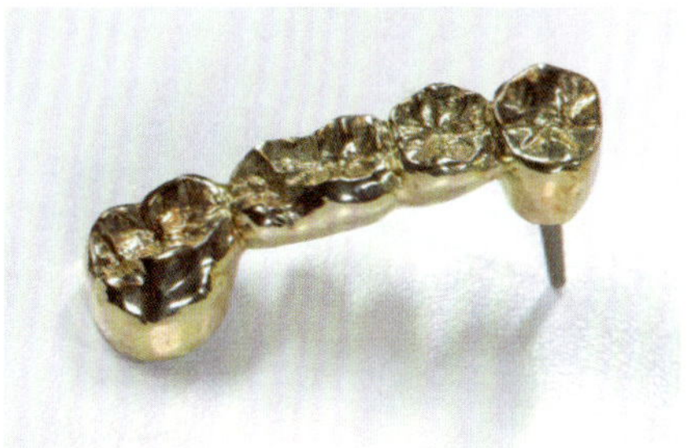

Goldbrücke / Behm-Dental Heddesheim

- Legierungsbestandteil in Inlays, Kronen
- Teleskopkronen, Brücken (Zahnmedizin)
- Teleskopinnenteil-Vergoldung (Galvanogold)
- Goldstiftaufbau (Zahnmedizin)
- Schmuck
- Arzneimittel (z. B. Goldinjektionen bei Polyarthritis)
- Ziervergoldung (z. B. Brillengestelle, Porzellan-, und Glasbemalung)
- Farben (z. B. Ikonen, Kirchenkuppeln und Figuren)
- Haarfärbemittel
- Ätzmittel (z. B. Chlorgoldsäure)
- Feuervergoldung
- Raumfahrt
- Goldmünzen, -barren
- Fotografie (Tönung)
- Computerschalter, Mikrochips
- Gold und Silber = Weißgold
- Gold und Kupfer = Rotgold
- Glimmermaterial in Badezusätzen, Sekt, Prosecco
- Elektrischer Leiter (korrosionsfrei)
- Strahlentherapie bei Tumoren (radioaktives Gold)

Erkrankungen, die durch eine Unverträglichkeit / Vergiftung ausgelöst werden können

Gold is ein spät reagierendes Metall. Symptome treten erst Tage bis Monate später auf.

- Schleimhautreaktionen, Aphten, Herpes labiales.
- Bronchial-Verschleimung
- Zungenbrennen
- Gaumenbrennen
- Magen-Darm-Probleme
- Hautreaktionen (Erythrodermie = entzündliche Hautrötung)
- Leber- und Nierenschäden
- Blutdyskrasie
- Stomatitis (= Mundschleimhautentzündung)
- Parodontose
- Zahnbrücken- und Kronenränder entzündet
- Nach Injektion, Kapillargiftwirkung, z. B. chronische Beinschmerzen oder bei Rheumapatienten Gerinnungsstörungen
- Haarausfall
- Muskelschmerzen, Gelenkschmerzen (besonders Handgelenke)
- Salziger Geschmack im Mund bei Nierenbeteiligung
- Schilddrüsendysfunktion
- Autoimmunerkrankungen (Tierversuch)
- Kopfschmerzen
- Bluthochdruck (Hypertonie)
- Schwindel
- Milchiger Geschmack im Mund
- Beißender Schmerz unter der Nase
- Öfter süßlicher Geruch in der Nase
- Blauviolette Hautverfärbung
- Ablagerungen auf der Hornhaut (Auge)
- Knochenmarksschädigung
- Rheumatische Beschwerden
- Aortitis (Entzündung der Aorta)
- Knochenmetastasen

Therapie

- Schonkost, Schleimkost
- DMPS
- DMSA
- Alpha-Liponsäure
- Reduziertes Glutathion (Aminosäuren-Infusion, z. B. Ridutox, Tationil)

- Keine Nieren-toxischen Medikamente (z. B. Lithium, ACE-Hemmer, Aciclovir, Cisplatin, jodhaltige Kontrastmittel, Interferon, Penicillin o. ä.) verabreichen[19]
- Urin- und Blut-Verlaufsdiagnostik nach Mobilisation
- Aderlass nach Hildegard von Bingen
- Colon-Hydro-Therapie nach Goldkronen- / Inlay-Entfernung
- Ozon- und Sauerstofftherapie (Oxyvenierung)
- IHHT-Zelltraining
- ISF-Kit zur Eigennosoden Herstellung
- Zeolith
- Natriumselenit
- Cystus
- Glutathion-Pflaster auf Akupunkturpunkte kleben

Es dauert Jahre, bis Gold im Körper kumuliert, und ebenso Jahre, bis es wieder ausgeschieden ist!

Beachte:

- Goldinjektionen werden im Muskel gespeichert und wirken ein Leben lang!
- Gold als schweres Metall bindet Quecksilber aus Amalgam im Kiefer, deshalb niemals Goldlegierungen nach Amalgamsanierungen einsetzen!
- Gold ist eine der stärksten Elektrosmog-„Antennen", z. B. erwärmen sich Goldbestandteile im Mund während eines Handy-Gespräches
- Gold bildet als hochwertiges Metall mit allen niederwertigen Metallen galvanische Mundströme (z. B.: 1. Amalgam / 2. mit NEM: Chrom-Kobalt-Molybdän)
- Hierdurch ionisiert Gold und wird in den Darm befördert.
- Lösemittel-Einatmungen verstärken allergische Goldreaktionen.
- Gold ist gehirn- und plazentagängig.
- Die Anzahl der Patienten mit Quecksilberallergie entspricht der Anzahl der Goldallergie-Patienten in Deutschland[20]

[19] dt. Med. Wochenschrift 2005

[20] von Baehr, Dr. Volker, IMD Labor Berlin, Zeramex Tagung Zürich

Psyche

- Gereiztheit, Aggressivität
- Hochmut
- Unstillbares Verlangen nach Erfolg
- Selbstzufriedenheit als höchstes subjektives Ziel
- Mag nur Gott, nicht Prinz sein
- Kaffee-Sucht
- Verzweiflung bei Schmerzen
- Melancholie (glaubt nicht, in diese Welt zu passen), Todesgedanken
- Ständig in Bewegung
- Mondlicht tut den Augen gut
- Furcht vor Menschenmengen
- Mangel an Selbstvertrauen
- Verlassenheitsgefühl
- Schuld, Selbstvorwürfe
- Gleichermaßen freie und bedingungslose Liebe
- Psychische Veränderungen (Arbeitswut, Erschöpfung, Konzentrationsstörungen, Hyperaktivität)
- Depression bis Suizidneigung

Gold im Nahrungsmittelbereich

Gold wird ausschließlich als Verzierung auf Speisen oder als Blattgold in Getränken verwendet (E 175). Bei einem intakten Magen-Darm-Trakt wird es unbehelligt wieder ausgeschieden. Aber wer kann nachweisen, dass sein Darm keine Schädigungen hat und eine Darmdurchlässigkeit nicht vorhanden ist?[21]

Ich empfehle, Gold (genauso wie alle anderen Schwermetalle) in der Nahrungskette zu vermeiden.

Homöopathie ab D23

- Aurum metallicum
- Aurum naturale
- Aurum muriaticum
- Aurum foliatum
- Aurum chloratum

[21] Hier ist ein Zonulin-Bluttest empfehlenswert.

4.9 Indium (In)

1863 entdeckten die Chemiker Theodor Richter und Ferdinand Reich (Bergakademie Freiberg) das silbrig glänzende, seltene und teure Metall. Es entsteht häufig als Nebenprodukt bei der Gewinnung von Zink oder Blei und ist in einigen Metallverbindungen hochgradig toxisch. Es ist ein unedles Metall, welches mit vielen Nichtedelmetallen reagieren kann. Über reines Indium gibt es bisher keine toxischen Nachweise, es „schreit“ beim Verbiegen.

Vorkommen

- Bestandteil von Goldlegierungen (Kronen / Brücken in der Zahnmedizin)
- Amalgambestandteil geplant (Testung läuft) als Korrosionsschutz von Kupfer
- Transparenter Leiter in Flachbildschirmen und Touchscreens
- Kontrollstäbe in Kernreaktoren
- Korrosionsschutz von Cadmium, Stahl, Blei
- Lötmaterial von Halbleitern
- Transistoren-Herstellung
- Sprinkleranlagen
- Thermostate
- Sicherungen
- Solarzellen
- beheizbare Autoscheiben

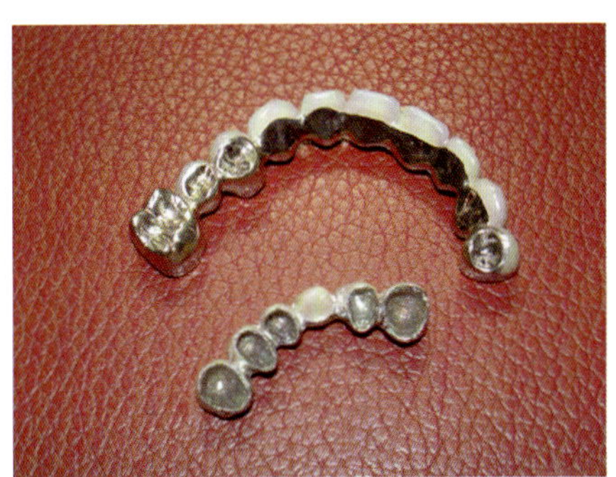

Helle Goldlegierungsbrücke (wenig Goldbestandteil) und Keramikverblendung / eigenes Bild

Erkrankungen, die durch eine Unverträglichkeit / Vergiftung ausgelöst werden können (Indium-Verbindungen)

- Ablagerung als Oxid in Leber, Niere und Milz
- RES-Zerstörung (Versuchstiere verbluteten)
- Zerstörung des ZNS mit psychischen Überlagerungen
- Amalgamausscheidung wird gehemmt
- Zellschädigung des Dünn- und Dickdarms
- Fehlbildungen (Gaumenspalten) bei Föten durch Einnahme von Indium (Testung an Kaninchen)[22]
- Kopfschmerzen (beim Pressen auf der Toilette)
- Schläfenschmerz, Stirnkopfschmerz

---

[22] Beyer, A.; Eis, D.: Praktische Umweltmedizin: Klinik, Methoden, Arbeitshilfen. Springer, 2004

- Übelkeit und Schwäche
- 11 Uhr-Schwäche
- Mundwinkeleinrisse, eiternde Pickel
- Zäher Schleim im hinteren Rachenbereich
- Männliche Sexualität: Häufige Samenergüsse, ziehen in den Hoden, wenig Lust
- Steifheitsgefühl mit Schmerzen im linken Arm-Schulter-Bereich bis hin zum Hals
- Zehen juckend
- Urin: Nach kurzem Stehen stinkend

Psyche
- Sexuelle Psychopathie

Therapie
- EDTA-Chelattherapie
- Zinkaspartat / -orotat
- Säure-Basen-Ausgleich
- Schwefelhaltige Aminosäuren
- Reduziertes Glutathion
- Glutathion-Pflaster auf Akupunkturpunkte kleben

Indiumhaltige Nahrungsmittel
Da das Metall meist nur als Legierung vorkommt, ist das Vorhandensein in oder auf Nahrungsmitteln nahezu ausgeschlossen.

Homöopathie
Indium metallicum D6–D200 – Regulierung von Schwindel, Schlaf und Atmung

4.10 Iridium (Ir)

Iridium ist seltener als Gold und Platin. Es ist nicht nur ein weltumspannendes Satellitenkomunikationssystem mit 66 Satelliten, sondern es ist in erster Linie ein Element im Periodensystem. Das metallische Iridium ist ungiftig. Iridium-Verbindungen sind hingegen toxisch.

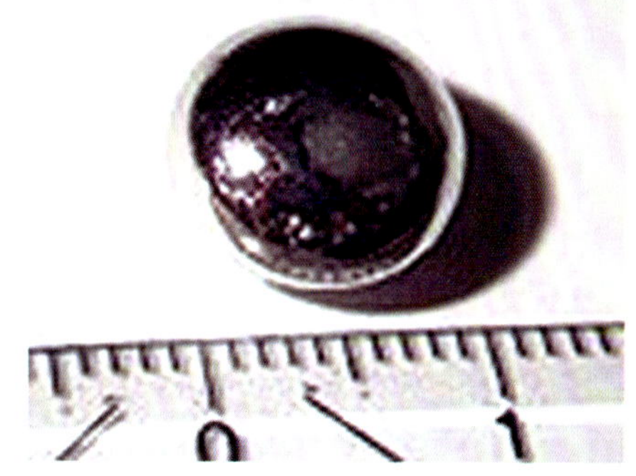

Iridium / Magnus Manske, Wikimedia

1804 entdeckte der britische Chemiker Smithson Tennant (1761–1815) in London

Iridium zusammen mit Osmium. Er untersuchte die beim Lösen der Platinerze im Königswasser erhaltenen unlöslichen Rückstände und konnte dabei die beiden Elemente nachweisen. Aufgrund der farbigen Salze des Iridiums benannte er das neue Element nach dem griechischen Wort iris („Regenbogen").

Reines Iridium ist ein silber-weiß glänzendes Edelmetall von enormer Härte und Sprödigkeit. Es ist meist in Verbindung mit Platin in der Natur zu finden. Es ist das Element mit der höchsten Dichte und noch schwerer als Platin. Bei sehr tiefen Temperaturen zeigt Iridium Supraleitfähigkeit.

Vorkommen
- Gold-Platin-Legierungen (Kronen, Brücken in der Zahnmedizin)
- Legierung in Füllfederspitzen, Kugelschreiberminen
- UV-Beschichtung von hochwertigen Brillengläsern
- Injektionsnadeln
- Elektrische Schaltkontakte
- Zündkerzen von Flugzeugmotoren
- Brachytherapie bei Prostata Krebs
- Parkinson-Krankheit: Zitterbehandlung durch tiefe Hirnstimulationstherapie mit Platin-Iridium Drähten
- Iridium-Teilchen sollen – in die Haut eingebracht – Tumore verhindern bzw. verdrängen (Equines Sarkoid)
- Messfühler am Herzschrittmacher
- Defibrillator
- Platin-Iridium-Verbindung im Katalysator, in Zündkerzen
- Schmuck aus Platin / Iridium
- Rasterelektronenmikroskope
- Target in der Antiprotonenerzeugung

Erkrankungen, die durch eine Unverträglichkeit / Vergiftung ausgelöst werden können (Iridium-Legierungen)
- Lagert sich in der Leber ab
- Kind wächst zu schnell und ist dadurch geschwächt
- Anämie (= Blutarmut, weiße Blutkörperchen)
- Epilepsie
- Rheuma, Gicht
- Spinale Lähmungen
- Erschöpfung
- Symptome treten häufig links auf

- Magenkrämpfe
- Gynäkologie: Muttermund-Geschwüre, Gebärmutter-Tumore, scharfer Brustschmerz
- Schwangerschaft: Nierenprobleme
- Kehlkopfkatarrh, chronischer Husten
- Nervenschmerzen in den Extremitäten
- Achselhöhlen-Abszesse
- Schmerzen / Stiche / Kribbeln: Handinnengelenke, Hüfte, Finger
- Ischiasschmerzen in Bettlage
- Kniekehlenschmerz

Psyche
- Konfrontations-Meidung
- Weint schnell
- Ungeduldig, frustriert
- Geräuschempfindlich
- Nähe wird abgelehnt
- Albern, kichern ohne Grund
- Alleinsein wird bevorzugt
- Nervenüberreizung
- Verwirrung, Leere

Therapie
- EDTA-Chelattherapie und DMSA
- Zinkaspartat / -orotat
- Säure-Basen-Ausgleich
- Schwefelhaltige Aminosäuren
- Reduziertes Glutathion
- NTS (Natriumthiosulfat)-Infusion
- IHHT-Zelltraining zur Entgiftung
- Glutathion-Pflaster auf Akupunkturpunkte kleben

Homöopathie

Iridium metallicum D12–D200
- Patient empfindet seine Umwelt als „gewöhnlich" und lässt sich durch sie nicht von seiner Mission abbringen
- Fremde Dinge machen Angst
- Will zeigen, was er kann
- Zuversicht auch nach schlimmen Erlebnissen

4.11 Kobalt (Co)

Im alten Orient, in Ägypten, Griechenland und im römischen Reich benutzte man das selten in der Erdkruste vorkommende Kobalt zum Färben von Glas und Keramik. Kobalt ist silberfarben. Bergleute brachten im 12. Jahrhundert die schimmernden Gesteinsbrocken ans Tageslicht und hofften, Silber aus ihnen hervorzubringen. Leider war es kein Silber und so nannten sie das Erz „Kobolt", da die Berggeister sie genarrt hatten.

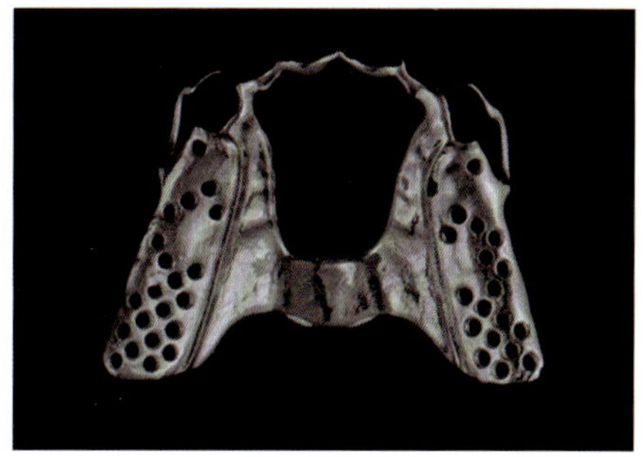

Zahnprothesengerüst / Fotolia

Eine andere Variante der Geschichte überliefert, dass in der Zeit der Märchen und Fabelwesen die Kobolde das Erz mit einer Mischung verunreinigten, damit es schlechter verarbeitet werden konnte. Wenn man es erhitzte, roch es nach Knoblauch. So nannte man das nicht zu bearbeitende Metall nach den Kobolden „Kobalt".

Die kobaltblaue Farbe war in früherer Zeit den Adligen und Königen vorbehalten. Aus gutem Grund: Blau steht für Kommunikation, die Farbe des Kehl-Chakras; den königlichen Weisungen hatte man Folge zu leisten.

Meist treten allergische Reaktionen in Legierungen mit anderen Metallen wie Nickel, Chrom oder Molybdän auf. In einer Studie mit 4.244 Ekzempatienten fanden sich bei 3 % der Patienten Reaktionen auf Kobaltlegierungen und 0,8 % hatten ausschließlich eine reine Kobaltallergie.

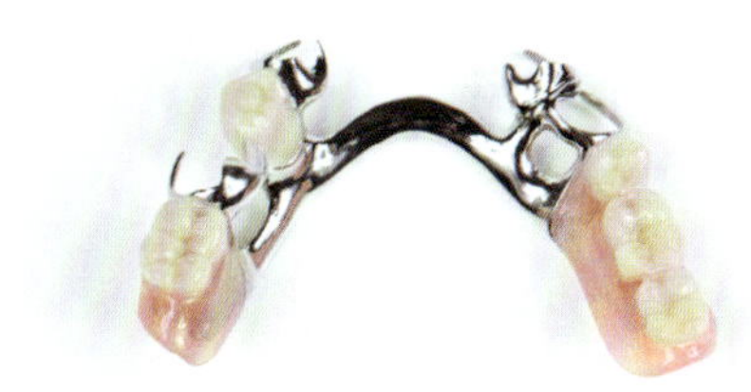

Fertige Teilprothese UK / Fotolia

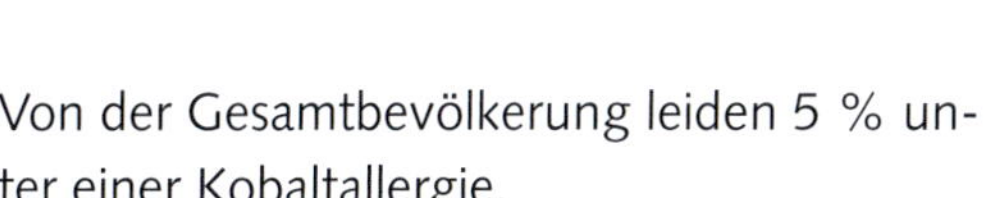

Von der Gesamtbevölkerung leiden 5 % unter einer Kobaltallergie.

Vorkommen

- Zahnmaterial in Prothesen und Teilprothesen, Kronen, Brücken, Zahnklammern, Gaumenplatten, Zahnarztbesteck als Nichtedel-Metalllegierung (NEM)
- Zahntechnische Lote
- Modeschmuck (Silber- und Weißgoldschmuck)

- Haushaltsartikel, Besteck
- Münzen
- Bleich-Färbemittel (Friseur)
- Mineralölprodukte (Farben und Glasuren, PVC)
- Kunstdünger: Befruchtung und Samenbildung
- Baustoffe (Zemente)
- Glas-Email-Keramikindustrie (kobaltblaues Geschirr)
- Tattoofarben (blau und schwarz)
- Türgriffe, Verschlüsse von Taschen und Uhrarmbändern
- Medikamente
- Endoprothesenlegierung in der Chirurgie (z. B. Knie- und Hüftprothesen)
- Geschirrspül- und Waschmittel
- Katalysator (Entschwefelung)
- Tonerstaub
- Strahlentherapie (radioaktive Isotope)
- Trinkwasser

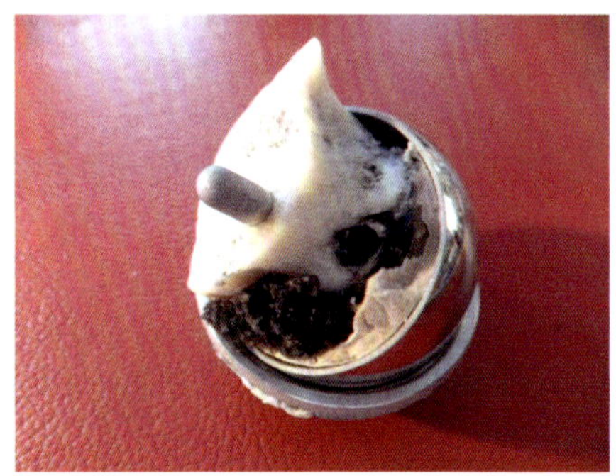

Hüftkappen-Endoprothese Chrom-Kobalt-Molybdän mit Knochen und Zystengewebe (Praxisbild)

Kobalt-Kreuzallergene: Palladium, Chrom und Nickel zusätzlich meiden!
Kobalt als Mineralstoff ist notwendig bei der DNS Herstellung.
Kobalt dient in geringen Mengen der Folsäure-Aktivierung und ist für die Nervenfunktion notwendig.

Vergiftungs-Symptome / Allergiezeichen

- Hautrötungen
- Hautekzeme
- Hautschwellungen
- Schleimhautrötung und Schwellung
- Augenbeteiligung (geplatzte Äderchen)
- Metallgeschmack
- Saurer Geschmack
- Speichelfluss erhöht
- Teilweise Übelkeit mit Brechreiz
- Gefühl, als ziehe sich alles zusammen
- Darmschleimhautentzündungen

- Krebserregend
- Lungenfibrose durch Hartmetallstaub (Kobaltlegierung)
- Asthma
- Hypertone Phasen (Blutdruck erhöht)
- Tremor
- Schilddrüsenunterfunktion
- Kardiomyopathie (Herzmuskelerkrankung)
- Taubheit
- Polyneuropathie der oberen und unteren Extremitäten
- Parkinson-Erkrankung
- Lungenfibrose
- Magenerkrankungen
- Nierenbelastung
- Kobaltsalzmissbrauch im Sport zur Erhöhung der roten Blutkörperchen

Kobalt als Mineralstoff

Kobalt ist das Zentralatom des Vitamin B12. Es ist ein essenzielles Spurenelement und hat eine wichtige Funktion bei der Bildung von Erythrozyten (rote Blutkörperchen). Die Eisenaufnahme wird durch Kobalt, Vitamin B12 und Vitamin C aus dem Darm begünstigt und beugt so einer Anämie (Blutarmut) vor. Kobalt als Spurenelement kommt in winzigen Spuren in allen Knochen und Geweben vor. Erhält der Organismus zuviel Kobalt, bilden sich zu viele Erythrozyten (Polyzythämie). Als regulierende Medikamente können in diesem Fall die Aminosäuren Cystein und Histidin verabreicht werden.

Kobalt wurde in der Vergangenheit als Mittel gegen Anämie verabreicht. Anorganisches Kobalt blockierte durch zu starke Anregung der Bildung von Erythrozyten die Benutzung von Sauerstoff, sodass der getäuschte Körper annahm, er befände sich auf der Spitze eines hohen Berges, wo die Luft sehr dünn sei (sauerstoffarm). Diese Höhenanpassung des Körpers besteht darin, vermehrt rote Blutkörperchen herzustellen, wodurch der Eindruck entstand, die Anämie sei (durch den Anstieg der roten Blutkörperchen) geheilt. Da aber die blockierte Sauerstoffnutzung den gleichen Effekt wie die Anämie hat, war nichts „gewonnen".

Ein „Zuviel" an Vitamin B12 kann bei einem Kobaltallergiker eine Vergiftung hervorrufen. In diesem Fall keine Injektionen und Vitamine mit B12 zuführen!

Kobalt-Mineralstoffmangel und seine Symptome

- Blaue Flecken und winzige Einblutungen auf der Haut
- Blässe, Müdigkeit, Konzentrationsschwäche

- Atembeschwerden
- Verminderung und Zurückziehen der Mund-, Zungen- und Darmschleimhaut
- Appetitlosigkeit, Darmbeschwerden, Diarrhoe, Obstipation
- Entzündete, glatte, gerötete Zunge (wie B12-Mangel-Symptome)
- Bewegungsstörungen, Gefühllosigkeit der Hände
- Psychische Veränderungen (Verwirrtheit, Wahnideen, Depressionen)
- Arteriosklerose (Homocystein-Erhöhung – Blutuntersuchung nüchtern!)
- Venenverschlüsse
- Gleichgewichtsstörungen
- Dementia
- Abnorme Hautempfindungen

- Fischbandwürmer behindern die Aufnahme von Kobalt

Therapie des Kobaltmangels
- B12-Injektionen intramuskulär
- B12 oral mit Intrinsic factor Unterstützung (RP) zur Aufnahme (z. B. nach Gastritis)
- Natrium, Kupfer
- Vitamin B1
- Glutathion-Pflaster auf Akupunkturpunkte kleben

Therapie bei Kobalt-Vergiftung- / -Erhöhung / -Allergie
- Chelat-Therapie EDTA / DMSA
- Magenspülung bei akuter Belastung durch die Nahrung
- Antagonisten geben: Kalium, Eisen, Magnesium, Chrom, Phosphor, Mangan
- Vitamin C
- Aminosäuren, insbesondere schwefelhaltige (L-Methionin, L-Cystein)

Bitte beachten:
Erhöhte Kobaltspiegel können auch nach einer Viatmin-B12-Injektion oder B12-Tabletten-Einnahme auftreten!

Kobalthaltige Nahrungsmittel (meist in Kombination mit Vitamin B12)
- Rettich
- Leber / Nieren
- Seefisch, Austern, Lachs, Sardinen
- Geflügel
- Eier

- Milchprodukte
- Sauerkraut
- Grünes Blattgemüse
- Buchweizen
- Feigen
- Bier

Die gleichzeitige Einnahme von Eisenpräparaten kann die Aufnahme von Kobalt als Mineralstoff verschlechtern.

Homöopathie
Kobaltum metallicum ab D30

- Befreites Handeln
- Befreiung aller inneren Widerstände
- Führungspersönlichkeit
- Befreiung von Altlasten

4.12 Kupfer (Cu)

Kupfer ist das erste Edelmetall der Menschheit und wurde vor ca. 10.000 Jahren in der Steinzeit verwendet (z. B. die Axt des „Ötzi").Die alten Ägypter nutzten Kupfer für ihre Wasserleitungen. Im antiken Griechenland stellte man den Koloss von Rhodos aus Kupfer her. Die Freiheitsstatue in den USA besteht aus Kupferlegierungen.

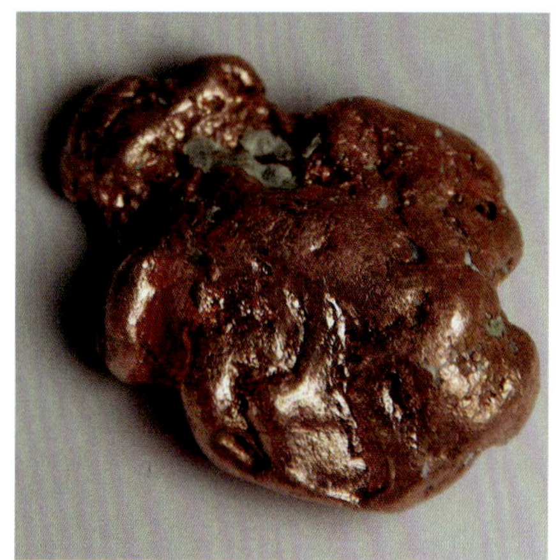

Kupfernugget / Jurii, Wikimedia

Kupfer ist das Metall der Venus oder Aphrodite, es ist die ewige Sucht nach Schönheit und Harmonie (das Leben in vollen Zügen genießen, mit allen Abenteuern, die man erzeugen kann). In der Alchemie steht dieses Symbol: ♀ (der Spiegel der Göttin Venus) für Kupfer.

Im Altertum glaubte man, dass das Metall das Vieh und die Milch vor bösen Hexen schützen könne. Als Heilmittel gegen Cholera, Blutungen und Geschwüre wurde es später eingesetzt, indem man Kupferplatten um den Hals trug.

Levico, das kupferhaltige Mineralwasser zur Regulierung der Nieren und des Kreislaufs, ist ein Schönheit förderndes Quellwasser, welches Schlacken abbaut und dadurch verjüngend wirken soll (aber nur bei Kupfermangel, was sehr selten ist).

Vorkommen

- Dentallegierungen (Goldkronen, Brücken, Amalgam, Lötmaterial ...)
- Kupferpfannen und -geschirr
- Heizwasserrohre (damit auch im Wasser; Kupfer löst sich in ungewöhnlich weichem oder sauren Wasser sehr leicht)
- Kupfersulfat als Algenvernichtungsmittel in Trinkwasserspeichern
- Mineral- und Vitaminpräparate mit Kupfer als Mineralstoff
- Medizinische Bäder
- Kupferspirale (Verhütung)

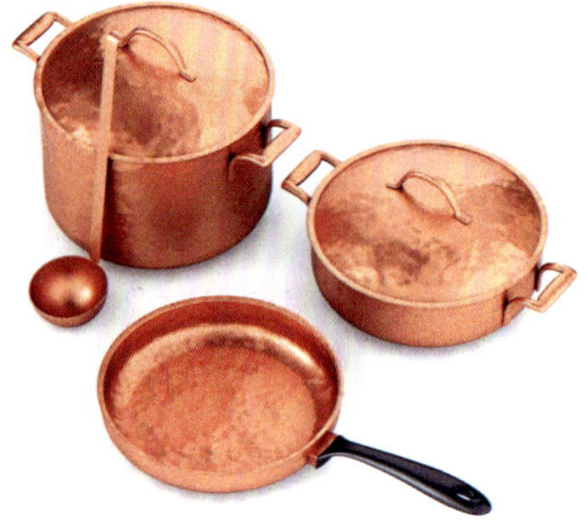

Kupfergeschirr / Fotolia

- Baumaterial (Dachrinnen)
- Münzen
- Messing- und Bronzeverarbeitung
- Verwendung als antimikrobielles Metall in Krankenhäusern (Studie Asklepios Klinik / Wandsbek)
- Nanodrähte bei Flachbildschirmen
- Schmuck (Armreifen)
- Kupferhaltiger Dünger
- Eine Zigarette enthält 0,19 μg Cu
- Geflügel- und Schweinefutter als Wachstumsbeschleuniger mit Speicherhöchstwerten in der Leber der Tiere (Prof. Pfeiffer – USA)

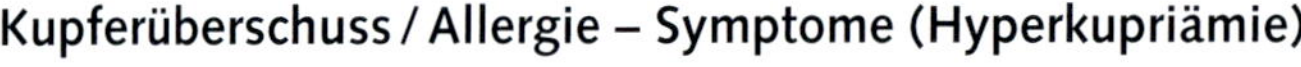

Kupferüberschuss / Allergie – Symptome (Hyperkupriämie)

- Erzeugt einen Zink-, Molybdän- und Manganmangel und hierdurch die Krankheiten: Pruritus, Lupus, Urtikaria, Thyreoiditis, Synovitis, Anorexie, Nausea, Erbrechen, epigastrische Schmerzen, Magengeschwüre, Pankreatitis, Geschmacksverlust, Leukozytose, Proteinurie, Hämaturie, Neuritis des Tractus opticus, Myasthenia gravis,

Alopezie, Nekrolyse der Haut, Bronchiolitis, Lungenfibrose, bronchiales Asthma und exzessive Fältchenbildung

- Kupferpulver (früher Malachit – grüne Schminke für die Augenumrandung der Ägypter) erzeugt eine Nasen-Augen-Mundschleimhautreizung mit Magenreizung, Schwindel, Durchfall und Brechreiz
- Anstieg freier Radikaler
- Gefäßprobleme / Thrombosen (Herz!)
- Süßlicher Geschmack
- Trockenheitsgefühl auf der Schleimhaut
- Darmkrämpfe
- PMS (prämenstruelles Syndrom)
- Asthmabeteiligung
- Haarausfall
- Tinnitus
- Epilepsie (psychomotorisch)
- Neurologische Störungen[23]
- Autismus
- Konzentrationsstörungen, Gedächtnisstörungen
- Grippeähnliche Symptome (z. B. sog. „Metallfieber“ des Arbeiters in Kupferbergwerken)
- Reizung der Augen, der Schleimhäute von Mund bis Darm
- Kopf-, Magenschmerzen
- Schwindelgefühle
- Leber- und Nierenstörungen
- Hypertonie[24]
- Melanin (aus L-Tyrosin und L-Dopa oder pflanzlich aus Hydroxybenzol) bindet Kupfer und erzeugt überwiegend bei dunkelhäutiger Bevölkerung Blutdruckerhöhung
- Herzinfarkt (Kupfer stimuliert das kardiovaskuläre System)
- Beschleunigung des Alterungsprozesses
- Schmerzen beim Treppensteigen, Brustschmerzen und Schizophrenie können die Folge sein
- Kupfer hemmt die Aktivität von Bodenlebewesen, der Boden vermodert. Tiere, insbesondere Schafe, reagieren bereits bei geringen Erhöhungen mit Krankheiten.

---

23 Prof. Pfeiffer – Uni Princeton USA

24 ebda.

Kupfermangel (organisch) als Spurenelement

- Appetitlosigkeit
- Gewichtsabnahme
- Verhinderung der Aufnahme von Eisen (Hämochromatose)
- Störung der Blutbildung (Anämie)
- Gestörte Pigmentierung der Haut bei zu viel Sonne (die Haut benötigt dann viel Kupfer), Nervosität und depressive Phasen als Folge
- frühzeitiges Ergrauen
- Eisenverwertungsstörung
- Multiple Sklerose
- Morbus Parkinson
- Nervenfunktionsstörungen
- Histaminintoleranz (zum Abbau von Histamin wird Kupfer benötigt)
- Morbus Bechterew
- Sauerstoffmangel
- Gegenspieler: Zink und Eisen dürfen nicht zusammen mit Kupfer genommen werden!
- Niedriges Östrogen-Progesteron-Verhältnis
- Hypertonie
- Bei Vegetariern und Veganern
- Besenreiser, Bindegewebsschwäche (Kollagen- und Elastinvernetzung)

Psyche

- Ängstlichkeit (Erwartungsangst, Angst zu versagen)
- Täuschung und Einbildung
- Schizophrenie bei Kupferüberschuss im Gehirn
- Wenig Flexibilität
- Planung und Regelmäßigkeit sind unerlässlich, Regeln müssen eingehalten werden.
- Reagiert auf Anforderung mit gesteigerter Leistung und körperlicher Fitness
- Überarbeitung
- Unterdrückte Emotionen
- Albträume
- Hyperaktivität bei Kindern (Hyperkinese)
- Depression und Paranoia

Kupferspeicherkrankheit der Leber (Morbus Wilson) beachten, sichtbar am Kayser-Fleischer-Kornealring = Kupferablagerungen auf der Hornhaut.

Die Menkes-Krankheit (Kupferstoffwechselstörung als Gendefekt) ist nach der Geburt innerhalb von zehn Wochen sichtbar!

Therapie

- Antagonist Molybdän bei Kupfervergiftungen
- Vermeidung des übermäßigen Verzehrs von kupferhaltigen Speisen und der Kontamination bei Berufsgruppen, die mit Kupfer arbeiten
- L-Cystein (500–100 mg / Tag)[25] und Selen
- DL-Methionin, SAM-e (S-Adenosylmethionin = Glückshormonzünder)
- Bei Morbus Wilson: L-Cystein, Selen und Zink
- Mangan als Mineralstoff
- Molybdän als Mineralstoff 500 µg morgens und abends (= Antagonist) ab 1,5mg / Tag Ausscheidungserhöhung von Kupfer über den Urin[26]
- Vitamin C (oral alle drei Stunden 1g oder als Infusion ab 7,5 g Pascorbin 2x / Woche)
- Vitamin E (Tocotrienol)
- Zink mindestens morgens und abends in der Anfangszeit = 1–2 Wochen 30 mg, danach 1x abends 50 mg; nicht mit anderen Mineralstoffe mischen! Mindestens sechs Wochen bzw. so lange, bis der Blutdruck sinkt einnehmen; nicht mit anderen Mineralstoffen kombinieren.
- Zink als Antagonist hemmt die Aufnahme von Kupfer im Darm und erhöht die Ausscheidung über die Gallensäure (Bremmer), immer zusammen mit Mangan geben
- Calcium-EAP (EthylAminoPhosphat) morgens mit einer Stunde Abstand zu anderen Mineralstoffen 500 mg oder eine Mischung aus Calcium, Magnesium, Kalium (zwei Tabletten am Morgen z. B. Phosetamin)
- Salzarme Kost
- Selen 300–500 µg morgens
- Hauswasser auf Bestandteile von Kupfer testen und gefiltertes oder gekauftes Wasser trinken (Kupferrohre)
- Stoffwechseldiät
- Bewegungstherapie
- IHHT-Zelltraining
- Glutathion-Pflaster auf Akupunkturpunkte kleben

---

[25] Jensen und Maurice 1991

[26] Studie Doesthale und Gopalan 1987

- Curcumin fördert die Bildung von Metallchelaten und reduziert das Schädigungspotenzial von Kupfer

Kupferhaltige Nahrungsmittel
- Nüsse
- Schokolade
- Leber
- Nieren
- Krustentiere
- Fisch
- Vollkornprodukte
- Kartoffeln
- Champignons

Homöopathie
Cuprum metallicum:
- Heftige spastische Beschwerden (tritt zumeist unter vielen Menschen auf)
- Erschöpfung

4.13 Mangan (Mn)

Das silber-weiße, harte, spröde und relativ unedle Legierungsmetall / essenzielle Spurenelement kommt in der Natur nur als Mischung in Form von Manganit, Braunstein, Hausmannit, Rhodochrosit und Rhodonit vor.

Die Chemiker Johan Gottlieb Gahn und Carl Wilhelm Scheele entdeckten 1774 das Element Manganesium in Braunstein (durch die Wortähnlichkeit mit Magnesium später zu Mangan abgekürzt).

Die englische Bezeichnung „manganes" verdeutlicht, dass Mangan auf die thessalische Stadt Magnesia[27], einer Stadt in Kleinasien (heutige Türkei) zurückzuführen ist. Mangan bedeutet: „Ich entfärbe wirklich." Mangan wurde zur Braunfärbung von Glas verwendet; aber auch das klare Glas ist auf die Verarbeitung von Mangan zurückzuführen.

Mangan ist in pulverisierter Form leicht entzündlich.

[27] Quelle: http://www.materialarchiv.ch/app-tablet/#search/

Schwarze Manganoxid-Pigmente wurden in den Höhlenmalereien in Frankreich (Ekain und Lascaux, 17.000 Jahre alt) und später auch, in der Antike verwendet.

Mangan dient dem Zellschutz und bindet freie Radikale. Es wird für die Produktion des männlichen Hormones Testosteron benötigt. Es aktiviert die Enzymtätigkeit und steigert die Wirksamkeit von Vitamin B1. Es wird für die Herstellung von Harnstoff benötigt und ist für den Aufbau des Bindegewebes mit verantwortlich. Es ist bei der Produktion von körpereigenen Eiweißen und Fettsäuren notwendig. Mangan ist ein wichtiger Bestandteil der Superoxidismutase in der Zelle. Als Mineralstoff besitzt es wenig Toxizität.
Die Wirksamkeit von Mangan ist abhängig von der Aminosäure Glycin.
Mangan regelt den Cholesterinspiegel, da es der Gegenspieler von Vanadium ist.

Seit 50 Jahren wird unser Wasser entmanganisiert.

Der Mensch hat ca. 10–40 mg Mangan im Körper. Knochen, Gelenke, Bauchspeicheldrüse und Leber sind die Manganhauptspeicher. In der Leber wird Mangan benötigt, um Glukose zu speichern.

Vorkommen

- Dentallegierungen (Kronen, Brücken, Teleskopkronen)
- Süßwasserperlen
- Alkali-Mangan-Trockenbatterien
- Farben
- Holzschutzmittel
- Fungizide
- Keramik mit Farbe
- Verhütungsmittel
- Brunnenwasser in nichtoxidierter zweiwertiger Form

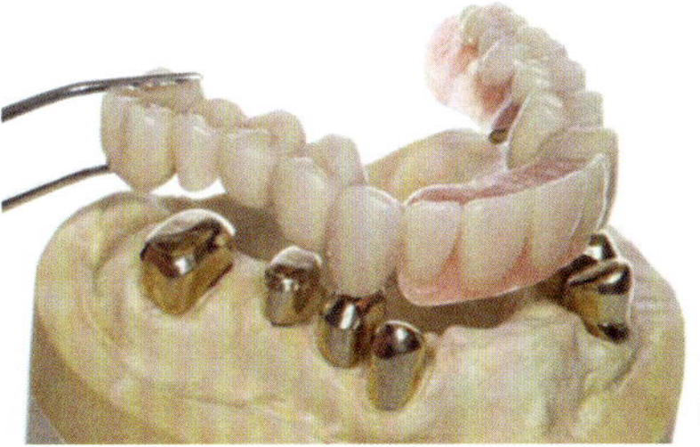

Prothese mit Goldlegierungs-Teleskopkronen mit Mangan als Legierungsbestandteil / Fotolia

Manganüberschuss

- Parkinson Symptomatik – Dopaminmangel
- Durch das Einatmen von Mangandämpfen Schädigung der Nervenenden und Pneumonie
- Noradrenalinmangel
- Epilepsie
- Hepatitis
- Indikation für Dialyse

- Akuter Herzinfarkt
- Schwere Herzerkrankungen
- Mitochondriopathie

Manganmangel (als zweiwertiger Mineralstoff)
- Haarausfall
- Pigmentstörungen (Melaninproduktion gestört), Kupferbrille bei Pferden
- Fettstoffwechselstörungen (Cholesterin, Homocystein, Lipoprotein)
- Osteoporose
- Knochenwachstum
- Demenz, geistige Leistungsminderung, Merkfähigkeitsstörungen
- Bindegewebsschwäche, Cellulite (Prolinaktivität eingeschränkt)
- Muskel- und Sehnenverkürzungen / -schäden
- Muskelhartspann / Verkrampfung / Tremor
- Fertilitätsstörungen
- Leberprobleme
- Karpaltunnelsyndrom
- Knorpelschäden (Glucosamin + Chondroitin + Schwefel + Mangan geben)
- Osteoklasten- und Osteoblastenbeeinflussung[28]
- Sportler: Milchsäure wird durch das manganhaltige Enzym Pyruvatcarboxylase in die energieliefernde Glukose umgebaut
- Atemwegserkrankungen (über Harnstoffbildung in der Leber)
- Kohlenhydratstoffwechselstörungen
- Übersäuerung
- Schleimhautprobleme
- Allergien (Mangan bremst die Histaminfreisetzung)
- Pollinosis
- Ödeme
- Hautrötungen
- Schilddrüsenstörungen mit Kropfbildung bei Jodunwirksamkeit
- Fettleber
- Muskelfettanreicherung, Muskelschwäche
- Kopfschmerzen
- Aortenrupturen / Gefäßschäden
- Osteochondrose und Muskelerkrankungen (z. B. beim Pferd)
- Glutamat-Unverträglichkeit (Mangan wandelt Glutamat in Glutamin um); ein Überschuss an Glutamat erzeugt Hirnschäden!

---

28 Freeland-Graves u. Llanes 1994

- Nervenimpulsübertragungsstörungen
- Eisen- und Kupferüberladungsschutz
- Nitrosativer Stress
- Gehirnprobleme (antioxidativer Schutz)
- Mitochondriopathie
- Depressionen
- Anämie
- Bulimie
- Alkoholabbau
- Arterienverkalkung (Arteriosklerose)
- Leberflecken
- Laktatacidose
- Flugthrombose
- Geschwollene Lider
- Sehschwäche
- Rheuma
- Nervosität, Erschöpfung, Stress
- Gelenkgeräusche
- Durchblutungsstörungen
- Parkinson
- Wachsgesicht
- Gleichgewichtsstörungen

Therapie bei Manganmangel (Mineralstoff)
- Mangan und Schwefel sind eine gute Option bei Manganmangel.
- Mangan und Lithium bei Depression

Therapie bei Überschuss
- Kupfer, Calcium, Vanadium und Zink als Antagonisten
- Magnesium ab 200 mg / Tag verhindert die Aufnahme von Mangan!
- Chelatbildner (DMPS, DMSA)
- Alpha-Liponsäure 600 i.E. / Tag
- Reduziertes Glutathion (Infusion Ridutox / Tationil oder oral als Tablette)
- Ozontherapie
- Sauerstofftherapie
- IHHT-Zelltraining (Mitochondriopathie)
- Glutathion-Pflaster auf Akupunkturpunkte kleben

Psyche

- Emotionale Instabilität
- Verbesserung durch Ruhe und an frischer Luft
- Verschlechterung durch Überarbeitung
- Verschlechterung durch kaltes und nasses Wetter
- Verschlechterung in der Nacht
- Geschlossene Räume werden abgelehnt
- „Mangan-Verrücktheit" (locura manganica)
- Gewalttätigkeit

Manganhaltige Nahrungsmittel

- Bienenhonig (dunkler Fichtenwaldhonig = gutes Erschöpfungsmittel bei körperlicher Anstrengung)
- Heidelbeeren
- Kräuter und Gräser

Ein hoher pH-Wert bzw. viel Kalk im Boden verhindern die Aufnahme des Mangans in die Nahrungsmittel!

Homöopathie

- Manganum sulfuricum D12 (Schüßler Salz Nr. 17)
  Erkennung: Müde, blass, schuppige Ausschläge, gelbliche Hautfarbe; bei Ekzemen, Haarkrankheiten, Nagelkrankheiten, Harnwegsinfekten, Durchblutungsstörungen der Beine

- + Cuprum arsenicosum: bei Bronchitis, Asthma, Atemwegsinfektionen, Energiemangel
- + Lithium bei Depression
- Manganum aceticum / carbonicum: schleimiger Auswurf am Vormittag; bei Ohrhautallergien, Trippelgang, Speichelfluss, vormittags rauhe heisere Kehle, rissigen Gelenkbeugen
- Manganum metallicum: bei Kehlkopfentzündungen
- + Sambucus niger: bei Krupphusten

4.14 Molybdän (Mo)

Das zinn-weiße, korrosionsbeständige Metall und essenzielle Spurenelement kommt in der Natur nur in gebundener Form vor. 1778 entdeckte es Carl Wilhelm Scheele als Oxid durch das Erhitzen von Salpetersäure. Als Kupferschiefer (Mansfelder) findet man es als natürliche Verbindung. Aber auch die Mineral-Kompositionen Molybdänit oder Molybdänglanz, Powellit, Wulfenit (Gelbbleierz) sind bekannt. Molybdän ist häufig ein Nebenprodukt der Kupfergewinnung.

Pflanzen benötigen Molybdän für die Stickstofferzeugung als Ernährungsgrundlage.

Das Element hat seinen Namen aus dem griechischen Wort „molybdaena" (Bleiglanz) erhalten. Es sorgt bei Metallgemischen für deren Korrosionsbeständigkeit, hat eine härtende Wirkung und reguliert den Ausdehnungskoeffizienten.

Molybdän ist an der Eiweißbildung und Enzymtätigkeit beteiligt. Im menschlichen Körper wird es hauptsächlich in Knochen, Nebennierenrinde, Leber, Zähnen und Niere gespeichert. Der Transport im Körper wird über die Erythrozyten gewährleistet.

Vorkommen

- Nichtedelmetall(NEM)-Legierungen in der Zahnmedizin für Brücken, Kronen, Teilprothesen
- Keramik
- Begünstigt die Fluorideinlagerung in den Zahnschmelz
- Glasschmelz-Elektroden
- Glühlampen-Glühdrähte
- Ventile und Katalysatoren in der chemischen Industrie
- Werkzeuge
- Laborreagenz zum Nachweis von Phosphat-Ionen
- Turbinenschaufeln im Flugzeugbau
- Chromfarbene Töpfe und Besteck
- Stahl in der Autoindustrie
- Schmuckindustrie
- Hausstaub
- Ölraffinerie / Schmiermittel
- Molybdänbergbau
- Panzerschränke
- Katalysatoren

Vergiftungssymptome / Allergien

- Molybdän-Staub ist kanzerogen.
- Schleimhautreizungen
- Gewichtsverlust
- Lungenerkrankungen
- Migräne
- Sehnenverhärtungen (Hände, Fußsohlen, Penis)
- Eiterfistel im Mundraum
- Zungenbrennen
- Unruhe
- Konzentrationsstörungen
- Häufig erhöhter Puls
- Venenschwächen
- Harnsäureüberschuss
- Gicht durch verminderten Harnsäureabbau – Zellschädigung – Eiweißabbaustörung – Xanthin-Nierensteinerzeugung
- Kupfermangel-Anämie
- Gelenkschmerzen
- Diarrhoe

Eine Mölybdän-Erhöhung im Blut ist ein Hinweis auf Leber- oder Gallestörungen, da die Entsorgung über die Gallengänge nicht oder nur eingeschränkt möglich ist. Auch eine verminderte Verarbeitung in der Leber (z. B. durch Leberzirrhose oder Tumore) ist möglich.

Psyche

- Angst
- Entmutigt
- Ruhelos
- Gleichgültig, Apathie
- Schweigsam und unzufrieden
- Geistig verwirrt
- Gesellschaft wird vermieden

Molybdänmangel als Spurenelement

- Leberstoffwechselstörungen
- Müdigkeit
- Harnsäuremangel
- Nerven-Gehirn-Funktionsstörungen

- Nachtblindheit
- Gesichtsfelddefekt
- Magen-Darm-Trakt: Bauchkrämpfe, Übelkeit, Diarrhoe, Erbrechen
- Atembeschwerden, Kurzatmigkeit
- Benommenheit
- Hautinfektionen: Juckreiz, Hautschwellungen
- Bei Chemotherapie und Bestrahlung (z. B.verdrängt Platin als schwereres Metall in der Cisplatin-Chemotherapie alle leichteren Metalle und Mineralstoffe)
- Karies (Molybdän baut Fluor in den Zahnschmelz ein)
- Allergien
- Kopfschmerzen
- Stimmungsschwankungen
- Abwehrschwäche
- Infertilität
- Embryonale Entwicklungsstörungen
- Erregbarkeit
- Unverträglichkeit schwefelhaltiger Aminosäuren (z. B. Taurin, Cystein, Methionin)
- Nukleotidstoffwechselstörung (ATP- / DNA- / RNA-Störungen)
- Nasopharynxtumore
- Krebs (Speiseröhrenkrebs)
- Osteoporose
- Diabetes (Molybdän wirkt Glukose senkend)
- Darmgasreduzierung
- Fördert E.coli-Bakterien (Dickdarm)
- Morbus Crohn (hoher Molybdänverlust)
- Haarausfall
- Schwefelallergie
- Kohlenhydratstoffwechselstörungen
- Eiweißstoffwechselstörungen
- Kupfervergiftung und Wilson-Krankheit
- Vitiligo
- Hitzewallungen

Therapie der Molybdänvergiftung

- Antagonisten: Kupfer, Eisen / Wolfram hemmt Molybdän direkt
- Da Molybdän über die Niere ausgeschieden wird, sollte dieses Organ unterstützt werden, z. B. pflanzlich mit Nierentee (Harnsäuretee, Othosiphonblättertee, Wacholder, Habichtskraut, Birkenblatt etc.)
- Viel trinken

- EDTA-Chelat-Infusion
- DMSA-Chelat-Kapseln
- Natriumthiosulfat
- Schwefel als Sulfat (SO_4^{2-})
- Sauerstofftherapie
- Ozonblutwäsche (i.v. und i.m.)
- IHHT-Zelltraining
- Glutathion-Pflaster auf Akupunkturpunkte kleben

Beachte:

1. Molybdän-Cofactor-Defizienz Erkrankung (MIM 252150 Gendefekt) im Baby-Kindesalter: Unklare Krampfanfälle, Strecktonus mit Muskelschlaffheit, Gehirndefekten und neurologischen Störungen, die oft frühzeitig zum Tod führen.[29]
2. Molybdänmangel im Ackerbau lässt Nitrate in Pflanzen zu Nitrosaminen umwandeln, welche als Krebs erregend eingestuft werden.[30]
3. Unterstützt Vitamin B2, B3, Eisen und Schwefel in ihrer Aufnahme.

Molybdänhaltige Nahrungsmittel

- Milch
- Getreide
- Hülsenfrüchte
- Gewürzpflanzen
- Eier
- Trinkwasser
- Soja
- Rotkohl
- Naturreis
- Kartoffeln
- Schweinefleisch
- Nüsse
- Grüne Bohnen

Homöopathie

Molybdenum metallicum ab D23: bei Molybdän-Vergiftung.
Bitte nicht bei Allergie gegen Molybdän einsetzen!

---

[29] Genforschung in Göttingen Reiss, PD Dr. J.

[30] Niestroj, Irmgard: Praxis der Orthomolekularen Medizin: Physiologische Grundlagen, Therapie mit Mikro-Nährstoffen. S. 129

Kalte Füße, Appetit vermindert, Abneigung gegen Käse, Milch, Obst und Zitrusfrüchte, verlangt Avocado, Brot, Fett, kalte Getränke, Süßigkeiten und Kaffee.

Colchicum: bei Gicht

4.15 Nickel (Ni)

1751 entdeckte Baron Axel Frederik Cronstedt Nickel als eigenständiges Element.

Das magnetische, silber-weiße Übergangselement Nickel findet man in Metalllegierungen mit Kobalt, Kupfer, Eisen, Chrom, Beryllium, Antimon, Arsen und Titan. Es wird als rostschützendes Metall bei allen Stahllegierungen verwendet.

Als Bronzelegierung benutzten es die Syrer bereits 3500 v. Chr. in Waffen und Gefäßen. Die Asiaten verwendeten es als weißes Kupfer ab 1400 v. Chr.

Man verwechselte das minderwertige Nickel oft mit Silber und glaubte, dass ein böser Erdgeist mit dem Namen „Nickel" das gute Silber in die minderwertige Form verwandelt hatte. Der Erdgeist „Nickel" war das Gegenstück zur weiblichen „Nixe", die alle verzauberte und in ihren Bann zog.

Ca. 15–23 % der deutschen Bevölkerung leiden an einer Nickelallergie, wobei nur 2 % der Männer betroffen sind. Eine Sensibilisierung wird durch das Tragen von Ohrringen vermutet[31].

Vorkommen

- Zahnprothesen mit Metallverarbeitung
- Titanimplantate (unter 2 %, daher ohne Angabe)
- Lötmaterialien auch in der Zahnmedizin
- In der Mitte der 1- und 2-Euro-Münze
- Smartphones
- Zahnpasta
- Cremes
- Metallspielzeug

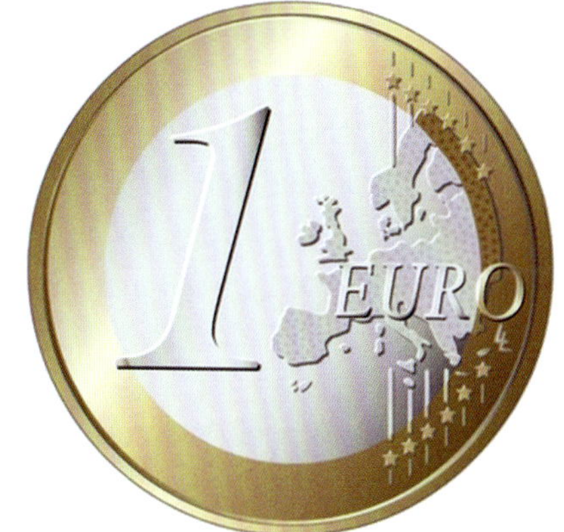

1-Euro-Münze / Fotolia

[31] Umweltbundesamt

- Nickel-Cadmium-Batterien
  Modeschmuck; meist aus dem außereuropäischen Ausland, da es in der EU über einem Wert von 0,05 µg untersagt ist (EU-Beschluss)
- Silber und Titan beinhalten in geringer Prozentzahl Nickel. Rhodiniertes Silber erzeugt aufgrund des Nickelgehaltes keine Hautekzeme
- Piercings
- Gürtelschnallen
- Reißverschlüsse
- Jeansknöpfe
- Alte Messingamaturen, die vernickelt sind, mit korrosivem Angriff der Chrombeschichtung innen
- pH-Wert-Senkungen des Hauswassers, was zur Auflösung der abgelagerten Kalk- / Metallschichten in der Rohrleitung führt; veranlasst zu diesem Zeitpunkt auch vermehrt die Freisetzung von Nickelionen
- Stahltöpfe / -pfannen aus Chrom-Nickel-Stahl
- Elektrische Wasserheizkessel mit sichtbarer Heizspirale
- Kaffeemaschinen
- Weißblechdosen (Konserven)
- Zigaretten und Tabakrauch
- Abgase von Dieselmotoren und Katalysatoren
- Elektroplattierung

Erkrankungen, die durch eine Unverträglichkeit / Allergie ausgelöst werden können

- Schleimhautveränderungen / Rötungen
- Haut: Ekzeme, Rötungen, Jucken, Bläschen, schuppende bleibende Verhornungen
- Magen-Darm-Beschwerden
- Immunschwächen, z. B. Condylome im Genitalbereich
- Inhalation (Nickelcarbonyl) am Arbeitsplatz; erzeugt auf Dauer Karzinome der Lunge, der Nasennebenhöhle, des Kehlkopfes, des Magens , der Prostata, der Niere
- Nickelerhöhung wurde bei Gebärmutterkrebs gefunden!
- Nickelinjektionen an Tieren erhöhen die Blutfettwerte (Plasmalipide).
- Schmerzen entlang der Wirbelsäule mit Ausstrahlung in die Beine
- Nackenschmerzen / Knacken
- Parästhesien (Ameisenlaufen der Arme oder Beine)
- Hand-, Arm- oder Beinekzeme, die symmetrisch auftreten
- chronische Nierenkrankheiten
- Cellulite
- Kieferkrampf
- Gewebewucherungen

- Fettsucht
- Völlegefühl nach dem Essen
- Milchunverträglichkeit
- Übelkeit, Verdauungsstörungen
- Backenzahnschmerz meist rechts
- chronische Sinusitis
- Kalte Füße und trockene Nase
- PMS bei jungen Frauen, fischig riechender Ausfluss
- Verklebte Augen morgens
- Kopfschmerzen, die periodisch auftreten
- Oberschenkel gefühllos, meist rechts
- Stuhlgang hart, schleimig
- Schweiß dort, wo sich die Haut berührt (z. B. Achseln, Innenseite der Oberschenkel etc.)
- Nickel kann Autoimmunerkrankungen begünstigen (ANA = Antikörpertest im Blut testen)
- Nickel in größeren Mengen kann immun-suppressiv wirken.
- Schädigung der DNA durch Verdrängung von Magnesium aus dem Heterochromatin, Modifikation der epigenetischen Prägung, Aktivierung der Leukotrien-B4-Synthese in Granulozyten, Induktion allergischer Sensibilisierung[32]
- Bei folgenden Erkrankungen nach einer Nickelallergie suchen: Fibromyalgie, Multiple Sklerose, Sklerodermie, MCS, CFS, Diabetes II, Krebs[33]

Psyche

- Nervosität
- Streitsucht
- Depressionen
- Schwäche
- Sucht Harmonie
- Sucht perfekte Sicherheit
- Widerspruch irritiert
- Routine / Regeln / Ordnung sollen inneres Gleichgewicht herstellen
- Verträgt Kontrolle nicht
- Prüfungsangst bis zum Blackout
- Empfindlich gegen Geräusche und Licht

[32] Klein et al.,Pathobiologie 1994;62:90-8

[33] US National Cancer Institut

- Wahnideen
- Entweder freundlicher, höflicher, schüchterner Typ oder aber aggressiver „Schlägertyp"
- Verlangen nach Spargel und Tabak
- Morgenschwäche, mürrisch und traurig

Therapie

- OPC
- Antagonisten: Mangan, Zink, Calcium, Kupfer
- Vitamin E
- Phytinsäure
- Nickel wirkt als Antidot zu Adrenalin
- Nickelfreie Ernährung, soweit dies möglich ist (mehr Eiweiß als Kohlenhydrate)
- Chelattherapie (DMPS, EDTA als Kapseln bzw. Infusion)
- Trinkwasser mit Filterung z. B. Osmose; Mineralienzufuhr nicht vergessen!
- Ozontherapie
- IHHT-Zelltraining
- Kohlensäurebegasung (CAT) des Körpers
- Sauna
- Schwefelhaltige Aminosäuren
- Algen, die viele Aminosäuren beinhalten, darunter viele mit Schwefelanteil (Chlorella, Klamath)
- Chlorophyll
- Reduziertes Glutathion
- Alpha-Liponsäure
- Säure-Basen-Haushalt regulieren
- Omega-3-Fettsäuren[34]
- Glutathion-Pflaster auf Akupunkturpunkte kleben

Nickelhaltige Nahrungsmittel

- Pekannüsse (1.500 µg Nickel pro 100 g), Cashewkerne, Haselnüsse, Mandeln, Pistazien, Walnüsse
- Sojabohnen
- Kakao
- Schwarzer Tee
- Hartkäse, Schnittkäse, Gouda
- Innereien, Würstchen, Pasteten, Parfait

---

[34] Peroxisom-Neubildung, siehe unter Ausleitung

- Schokolade
- Bier, Wein
- Vollkornprodukte
- Gerste, Buchweizen, Hafer, Fertigmüsli
- Bohnen, Erbsen, Linsen
- Brokkoli
- Spinat
- Kartoffeln
- Spargel
- Kohl
- Petersilie
- Bananen, Kirschen, Pfirsiche; auch Säfte und Marmeladen
- Heringe

Beachte:

- Hochwertige Fette verwenden, da ansonsten Nickel, welches zum Hydrieren der Öle verwendet wird, nicht vollständig wieder entfernt wurde. (Quelle IMD-Berlin)
- Nickel konkurriert mit Eisen. Es folgt eine Anämie, die mit medikamentöser Eisenzufuhr nicht ohne Weiteres zu beheben ist. Dies ist ein Hinweis auf eine Nickelproblematik!

Homöopathie

Niccolum metallicum ab D23: Kehlkopfschmerz beim Sprechen, Neuralgien, Schluckauf, Albträume, trockener Husten, Kieferkrampf.

Therapeuten-Information

Körpereigene Antigene reagieren mit spezifischen CD4-Zellen. Sie werden durch Nickel-Bindungen in ihrer Antigenität verändert („Neoantigene, cryptische Peptide"). Die Neoantigene werden durch MHC-II-tragende T-Zellen vom CD4-Helferzelltyp als fremd erkannt und induzieren eine zelluläre Immunreaktion. CD4-Zellen, die von Patienten mit Nickel-Kontaktdermatitis isoliert wurden, reagierten mit Nickel in Assoziation mit HLA DRw11.[35] (Labor Dr. Bieger)

[35] Sinigaglia,1985

4.16 Palladium (Pd)

Palladium wurde als Einzelelement durch den englischen Arzt, Chemiker und Physiker William Hyde Wollaston 1803 entdeckt und benannt.

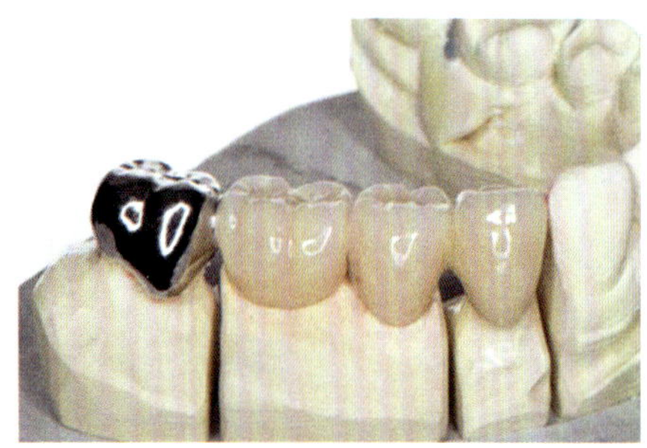

Palladium-Brücke verblendet / Fotolia

Das Edelmetall gehört zur Gruppe der Platin-Metalle mit hohem Schädigungspotenzial.

Es wurde als Regelversorgung vor ca. dreißig Jahren anstelle von Gold verwendet, um den hohen Goldpreis zu umgehen. Man erkennt reine Pd-Materialien an der chromfarbenen Beschaffenheit (Weißgold). Heutzutage wird Pd gerne in Goldlegierungen verwendet, um eine größere Stabilität des weichen Goldes zu erlangen. Bio-Legierungen müssen frei von Pd sein.

Palladium hemmt zahlreiche Enzyme bei Mensch und Tier. Es greift die DNS an. In der Dentalindustrie unterscheidet man Palladium-Kupfer-Legierungen und Palladium-Silber-Legierungen. Die Legierungen enthalten mindestens 50 % Palladium.

Palladium hemmt in vitro zahlreiche Enzymsysteme, wie die Kreatin-Kinase, die Aldolase, die alkalische Phosphatase usw. Als Wirkmechanismus wird eine Interaktion der Palladiumionen mit SH-Gruppen der Enzyme angenommen. In vivo hemmt Palladium die Aufnahme von Thymidin in die DNS. Eine intravenöse Zufuhr von Palladiumsalzen führt mit steigender Dosis zu Herz-Rhythmus-Störungen.

Historisch erscheint das Wort „Palladion" (als die hölzerne Statue der Kriegsgöttin Athene mit Helm, Speer und Schild) bei Homer das erste Mal. Die Statue gab den Trojanern Schutz und Beistand.

Vorkommen

- Zahnbrücken und Kronen
- Chirurgische Instrumente
- Autokatalysatoren (defekte Katalysatoren geben das Gift auch in den Innenraum ab)
- Obst und Gemüse (Bepflanzung neben verkehrsreichen Straßen)

- Palladium-Kupfer-Spiralen (Gynäkologie)
- Weißgold erhält seine helle Farbe durch den hohen Pd-Anteil
- Münzmetall (China, Frankreich, Bahamas, Russland, Tonga, Isle of Man)

Symptomatik bei allergischer Disposition
- Schleimhautentzündungen, Kieferbrennen
- Mundtrockenheit
- Zungenbrennen, zerklüftete gerötete Zunge
- Parodontitis, Parodontose Kieferzysten
- Metallgeschmack
- Nervenschädigung, Nervosität, Neuralgien, Lähmungserscheinungen
- Kopfschmerzen, Denkstörungen
- Haarausfall
- „Schulkopfschmerz"
- Schleimhautverfärbungen entlang von Kronen- und Brückenrändern
- Entwicklungsstörungen in der Embryonalphase
- Geburten mit offener HWS (Daunderer)
- Eierstockentzündungen, meist rechts
- Allergien (z. B. einzelne rote Pickel am ganzen Körper)
- Hauterscheinungen, centgroß, stark juckend, meist im Gesicht- oder Halsbereich
- Infektanfälligkeit, unklares Fieber
- Chronische Bronchitis, Bronchialasthma
- Verdacht der Krebserzeugung
- Gelenkbeschwerden, Rheuma, Fibromyalgie, Muskelschmerzen
- Ischialgie
- Sehstörungen, Lidrandausschläge
- Kieferentzündungen (Nekrosen – Knochen und Weichteile)
- Magen-Darm-Beschwerden, Obstipation
- Unkontrollierbare Zuckungen der Hände
- Herz-Rhythmus-Störungen, Herzrasen
- Übelkeit, Schluckbeschwerden
- Schlaflosigkeit
- Metallischer Körpergeruch
- HWS-Syndrom mit Schmerzen
- Schwindel
- Zittern
- Leukorrhoe

Psyche / Verhalten

- Starke Unentschlossenheit (Therapeuten werden häufig gewechselt)
- Angst / Todesangst
- Depression
- Energielosigkeit
- Antriebsschwäche, schnelle Ermüdung
- Entscheidungsschwäche
- Apathie
- Reizbarkeit (arbeitet zu viel)

Therapie / Ausleitung

- Alpha-Liponsäure
- Kohle in pulverisierter Form, wegen der größeren Oberfläche insbesondere bei Pd im Mund
- Reduziertes Glutathion
- Schwefelhaltige Aminosäuren
- Darmreinigung (Bärlauch, Mariendistel, Birkenblatt, Goldchrysanthemen, Zistrose, Schachtelhalm, Blasentang, Hopfenzapfen, Löwenzahn, Artischocke, Klettenwurzel, Malve, Meerrettich, Brunnenkresse)
- Darmaufbau: Lactobazillen, Bifidusbakterien, Colibakterien etc. (vgl. Kapitel 7)
- Chelattherapie (DMSA-Kapseln, EDTA-Infusion)
- Zusätzlich Ozon- / Sauerstofftherapien
- Klinopthiolith-Pulver (Zeolith), Betonit (Tonmineral) als über zwei bis drei Wochen Kur, nicht auf Dauer, wenn ein saurer pH-Wert unter 6,0 vorliegt
- Betonit (Tonmineral)
- „Gletschermilch" (Urgranit-Staub aus dem Gotthard-Massiv) pH 9,6-10 und zusätzlich Darmbakterien (Lactobazillen und Bifidusbakterien) = Säure-Basen-Regulation
- Natriumselenit
- Algen (Alfalfa, Chlorella)
- Mineralstoffe
- IHHT-Zelltraining
- NTS
- Germanium als Antagonist
- Infrarot-Wärmematte (Mitochondrien-Aktivierung)
- Glutathion-Pflaster auf Akupunkturpunkte kleben

Eine Kreuzallergie zu Palladium besteht mit dem Kunststoff Methylmetacrylat und mit Nickel!

Homoöpathie
Palladium met. ab D30:
Benötigt Applaus und Anerkennung, anfällig für Schmeicheleien und Komplimente, glänzt vor Publikum und ist danach erschöpft, halst sich zu viel auf, Besserung bei Ruhe, Wärme und Hinlegen.

Beachte: Auch geringe Dosen eines Giftes können Schübe provozieren! Bitte nur unter therapeutischer Hilfe anwenden.

4.17 Platin (Pt)

Platin gehört zu den schwersten Metallen im Periodensystem mit einer hohen Dichte.

Zu dieser sogenannten „Platingruppe" gehören die Metalle Ruthenium, Rhodium, Palladium, Osmium und Iridium.

Platin ist nach Gold das teuerste Metall der Welt und hat eine Verbrauchs-Zuwachsrate von 3,8 %[36].

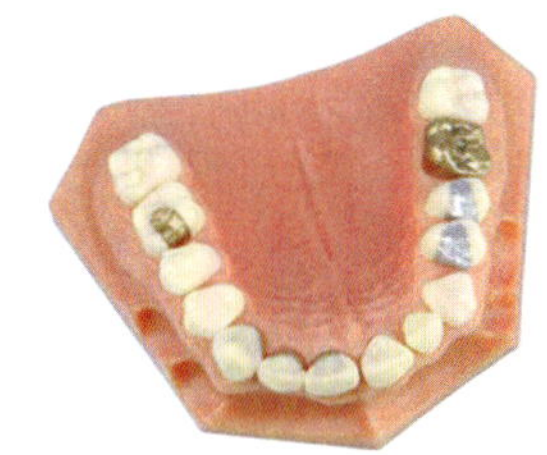

Gold-Platinlegierung: Inlay und Krone / Fotolia

Mayavölker fertigten im 3. Jh. n. Chr. in Südamerika Statuen aus Platin an. Die spanischen Eroberer hielten das Platinmetall zunächst für Silber, konnten aber aufgrund der sehr hellen Farbe wenig damit anfangen. Die Goldwäscher warfen es sogar zurück ins Wasser, wenn sie kleine helle Kügelchen des silber-weißen Metalls darin fanden. Fälscher druckten Münzen aus Platin und überzogen es mit Gold. Hierdurch wurde die Einfuhr des Metalls nach Spanien zunächst verboten.

Platin wird als Erdungsmetall dem Planeten Ketu (Navgraha) zugeordnet.

1557 wurde Platin von dem italienischen Gelehrten Giulio Cesare Scaliger als Metall eingeführt und bekam seinen Namen.

1783 entwickelte der Franzose Guyton de Morveau eine industriell verwertbare Schmelzmethode. Dadurch wurde Platin für die Schmuckindustrie verwertbar.

---

[36] Wirtschaftswoche, 2012

Im 18. Jahrhundert stellte Pierre Francois Chabaneau einen Platin-Würfel mit 10 cm Kantenlänge her. Er bat seinen Freund, diesen anzuheben. Da der Quader 23 kg schwer war, glaubte dieser, das Metall sei am Tisch befestigt.

1828 erschien die erste Platinmünze zu Ehren des Zaren Nikolaus I.

1863 nahm der Erfinder der elektrischen Glühbirnen – Thomas Alva Edison – einen Platinfaden als Glühfaden.

Platin wirkt zelltoxisch und kommt daher in der Krebstherapie zum Einsatz.

Vorkommen

- Goldlegierungsbestandteil von Zahnkronen und -brücken
- Bestandteil von Dreiwegekatalysatoren (Abgasumwandlung)
- Elektrische Schaltkontakte
- Hitzeleiter, Thermoelemente, Brennstoffzellen
- Schmuckplatin enthält zusätzlich Kupfer und Palladium (10 %)
- Fotomaterialien (Toner)
- Antike Münzen (z. B. Rubelmünzen aus dem Ural)
- Eichmaße (Urmeter in Paris)
- Cis-Platin, Carboplatinum in der Krebs Chemotherapie (z. B. bei Eierstockkrebs, Prostatakrebs)
- Herzschrittmacher
- Magnetwerkstoffe
- Kontaktwerkstoffe
- Katalysatoren (Pt wird an die Umwelt abgegeben)

Vergiftungs-Symptome

- Hörstörungen, Sehstörungen
- Leberbelastung
- Nierenbelastung (Ausscheidung über die Niere)
- Anämie der weißen Blutkörperchen (Leukämie)
- Hautjucken mit Ekzem
- Atemenge, Husten
- Hypotonie
- Hypertonie
- Fieberschübe
- Parästhesien (Ameisenlaufen in den Armen und Beinen)
- Sehnenreflex verlangsamt

- Krämpfe
- Geschmacksveränderungen
- Neurologische Veränderungen
- Herzfunktionsstörungen
- Appetitlosigkeit
- Darm- und Mundschleimhautentzündungen
- Pilzbelastungen
- Gelenk- und Muskelschmerzen, geschwollene Finger
- Parodontitis
- Prostatabelastung
- Fördert die Leukämie-Entwicklung, da es das Knochenmark schwächt
- Fördert Allergien
- Führt zu pathogenen Immunreaktionen (Konjunktivitis, Rhinitis, Husten, Asthma)
- Erhöht das Lungenkrebsrisiko
- Zittern der Hände
- Schwindel (Kurzphasen)
- Taubheitsgefühl (rechte Schläfe, Wange, Unterkiefer, Mund, Kinn) mit Kältegefühl
- Hitze des Kopfes – Gefühl wie Schweißausbruch
- Raue, trockene Lippen; klebriger, schleimiger Mund
- Zunge wie verbrannt
- Heiserkeit
- Übelkeit, Mattigkeit, Schmerzen im Bauchraum
- Eierstockentzündung rechts mit brennendem Schmerz
- abwechselnd Hitzewallungen und Schüttelfrost
- Angina pectoris (Brustenge)
- Schmerzen

Psyche
- Zerstreutheit und Vergesslichkeit
- Einsamkeits-Angst
- Psycho-vegetative Störungen
- Unruhe

Therapie
- DMSA
- Alpha-Liponsäure
- ACC
- Reduziertes Glutathion

- Darmreinigung und Aufbau bei vorhandenen Goldlegierungskronen / -brücken mit Pt (siehe auch Palladium)
- Kohle pulverisiert (sehr fein)
- Klinoptilolith (Zeolith)
- Kohlensäurebegasung der Haut
- Schwefelhaltige Nahrungsmittel (Bärlauch, Kohl…)
- Schwefelhaltige Aminosäuren (Methionin, Taurin, Glycin, Cystein oder in Form von Algen, Bärlauch, Kohl etc.)
- Säure-Basen-Haushalt regulieren
- Infrarot-Kabinen und -Matten, Sauna
- NTS
- IHHT-Zelltraining + Höhentraining
- Glutathion-Pflaster auf Akupunkturpunkte kleben

Platin ist ein sehr schweres Metall (Ausleitungszeit ca. zwei Jahre)

Nahrungsmittel
Platin in Lebensmitteln ist nicht bekannt!

Homöopathie
Platinum metallicum ab D23 oder spagyrisch als 100 % Destillat

- Kummer
- Furcht, Ärger
- Sexuelle Erregung
- Stimmungsschwankungen
- Sieht verächtlich auf andere herab; distanziert, hochmütig
- Plötzlicher Heißhunger
- Fürchtet den drohenden Tod
- Einsames Verlassenheitsgefühl
- Extremer Perfektionismus
- Geht der Realität aus dem Weg

Platin wird bei Zimmertemperatur von Fluor und Brom angegriffen.
Fluor finden wir in den meisten Zahnpasta-Produkten!
Folge: Korrosion von Kronen und Brücken im Mund

4.18 Quecksilber (Hg)

Quecksilber ist ein natürlich vorkommendes, hochgiftiges Element und liegt bei Raumtemperatur in flüssiger, leicht flüchtiger Form vor. Gewonnen wird es aus Zinnober (Cinnabarit).

Zur Geschichte: Der erste Kaiser von China, Qin Shinhuangdis (210 v. Chr.), soll der Legende nach drei mit Bronze ausgegossene Quecksilberflüsse und Quecksilberseen neben seiner Grabkammer erbaut haben. Das Quecksilber soll durch eine chemische Reaktion mit Gold gewonnen worden sein. In dieser Ersatzwelt wurden alle Erbauer und Zeugen tot oder lebendig begraben, damit das Wissen darüber vernichtet werden würde und damit der erste Kaiser in seiner Totenherrschaft nicht gestört werden konnte. Sicherlich waren die Erbauer und ihre Helfer aufgrund der Quecksilberdämpfe, die sie inhalierten, ohnehin sehr krank. Durch Bohrungen im riesigen Gräberfeld hat man in der Neuzeit Spuren von Quecksilberablagerungen gefunden.

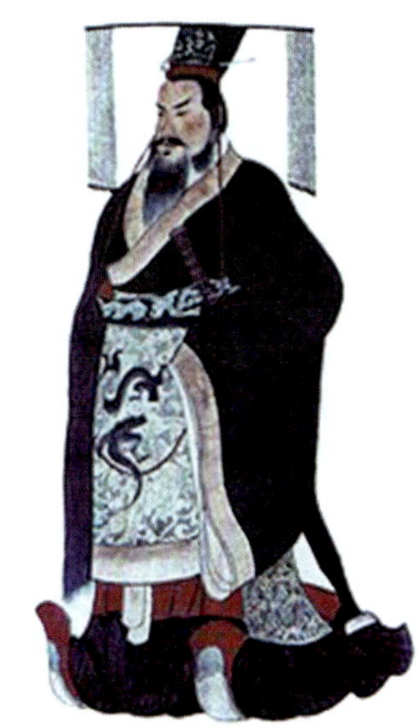

chin. Kaiser Qin Shinhuangdis (Wikimedia)

Der Kaiser wollte ewig leben und hatte Zeit seines Lebens kleine Pralinen aus Quecksilber gegessen, da dieses als Elixier für ein langes Leben galt. Aufgrund der Vergiftungen litt er an Halluzinationen, Müdigkeit, Antriebslosigkeit, Lähmungserscheinungen und verstarb nach der Überlieferung an Nierenversagen.

Quecksilber wurde von den Römern dem Gott Merkur (griechisch: Hermes) zugeordnet, dem Gott des Handels, der den Wandel und die Beweglichkeit symbolisiert. Hiervon wird auch der Name „Mercurius" für Hg abgeleitet.

Quecksilber fand bereits vor 2.000 Jahren medizinische Anwendung in China (Syphillis), in Frankreich zur Zeit des Sonnenkönigs und später auch in Deutschland (Frauenleiden).

In Deutschland wurden Quecksilbersalben gegen Läuse verwendet. 1953 verwendete man Quecksilberverbindungen als Zahnungshilfe und erzeugte hierdurch das Feer-Syndrom (Akrodynie). Nachdem 500 Babys gestorben waren, nahm man das Mittel „Kalomel" vom Markt.

Der Mensch ist täglich Quecksilberverbindungen ausgesetzt. Wir finden es im Erdboden, im Wasser und in der Luft. Die Konzentration in städtischen Ballungszentren ist größer als in ländlichen Gebieten.

Viele Industriebetriebe mussten Filter einbauen lassen, um die Umwelt vor den giftigen Schwermetallen dämpfen.

Nach einer Amalgamsanierung beim Zahnarzt wird das entfernte Material über eine Absauganlage in einem Filter gesammelt und der Sondermülldeponie zugeführt.

Das Bundesgesundheitsamt erließ 1992 folgenden Beschluss:
Es darf kein Amalgam gelegt werden bei Nierenerkrankten, Schwangeren,
Kindern unter sechs Jahren und stillenden Müttern.

Vorkommen
Es gibt drei verschiedene Arten von Quecksilber

- Metallisches, elementares Hg
- Anorganisches, ionisiertes Hg
- Organisches Methyl-Hg

Metallisches Hg
ist reines, elementares Hg, z. B. in alten Thermometern, in Barometern, in Manometern, alten Blutdruckmessgeräten, Gasanalyseapparaten. Es verdampft bei Zimmertemperatur und ist dann geruchlos und unsichtbar, jedoch in der Raumluft messbar. Der Quecksilberdampf ist zunächst ungefährlich, bietet aber der Umwelt die Chance, das enthaltene Quecksilber in gefährliches ionisiertes Hg oder Methylquecksilber umzuwandeln. Es lagert sich bereits in diesem ungefährlichen Zustand im Körper an Lipidstrukturen an (z. B. Myelinscheide von Nervenzellen) und ist gewebe- und gehirngängig.

Anorganisch, ionisiertes Quecksilber
ist eine Verbindung mit Chlor, Schwefel und Sauerstoff (z. B. in Pilzbekämpfungsmitteln, antibakteriellen Wirkstoffen und Chlorbleiche, zu über 50 % in Amalgam, Trockenbatterien, Pflanzenschutzmitteln). Es wird durch Stoffwechselprodukte von Pilzen und Bakterien, Monozyten und Makrophagen zu zweiwertigem Hg oxidiert. Es befindet sich

dadurch meist im Zellinneren (= wirkt als starkes Enzymgift) durch Bindung an freie SH-Gruppen. Hier entsteht eine Mitochondriopathie. Die Proteine L-Cystein und L-Histidin werden blockiert (Folgen: siehe Kapitel 6 unter L-Histidin und L-Cystein)

Organisches Methyl-Quecksilber
ist eine stark toxische Verbindung mit Kohlenstoff. Vorkommen: Impfzusatzstoff Thiomersal, Kontaktlinsenreiniger, Pestizide (gespritzte Zitrusfrüchte), Zahnwurzelfüllstoffe, Kosmetika, Nahrungsmittel (Thunfisch u. a.). Es entsteht durch ionisiertes Hg als Stoffwechselprodukt der Bakterien im Darmtrakt (vgl. Minamata-Krankheit, Japan).

Amalgam
Es besteht zu mindestens zu 50 % aus flüssigem Quecksilber, sowohl bei den sogenannten konventionellen gamma-2-haltigen wie auch bei den hochkupferhaltigen, sogenannten gamma-2-freien Amalgamen. Die andere Hälfte besteht aus:

- 40–65 % Silber (giftig),
- 29–32 % Zinn (hochgiftig),
- 6–30 % Kupfer (in dieser Menge giftig)
- gelegentlich 2 % Zink

Weiteres Vorkommen

- Energiesparlampen (!)
- Elektrolyse (Goldwäsche)
- Beizmittel
- Antike Spiegel
- Arzneimittel (Cortison, Impfmittel, Augentropfen u. a.)
- Kosmetika, insbesondere Augenschminke
- Nasenspray
- Reinigungsmittel, Desinfektionsspray
- Kontaktlinsenreinigungsmittel
- Nahrungsmittel (z. B. Minamata-Krankheit durch Thunfische in Japan)

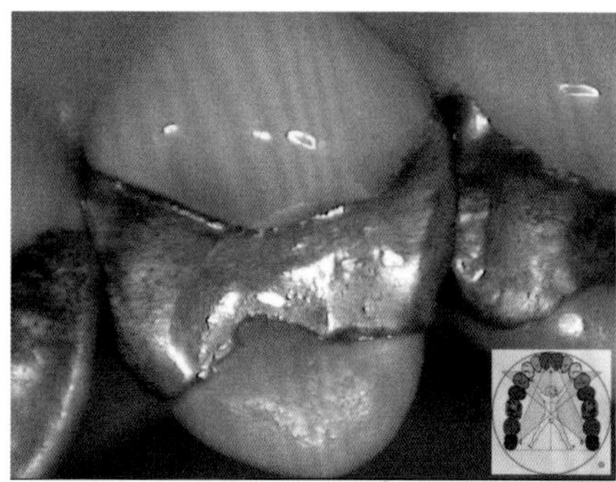

Amalgam Füllungen / Dr. Burk, Oldenburg

Die drei Wege, sich mit Quecksilber zu kontaminieren, und betroffene Gewebestrukturen

1. Amalgam / Nahrungsmittel

- Kieferknochen, Mundschleimhaut
- Gehirn
- Nervus trigeminus
- Vegetative Ganglien
- Blutgefäße
- Körper

Folgen: Kieferknochenschwund, Nervenschmerzen, unklare Zahnschmerzen etc.

2. Atmung

- Lunge
- 75 % bis 100 % Blut
- Ionisierung in den roten Blutkörperchen

Folgen: Ablagerung in allen Organen und im Fettgewebe in ionisierter Form, und zwar auf Lebenszeit

3. Nasenschleimhaut über Mundhöhle

- Riechnerv bis ins Gehirn
- Hypophyse

Folgen: Drüsen- und Hormonstörungen

Vergiftungssymptome

- Appetit,- Geruchs-, und Gewichtsverlust
- Mundhöhlenerkrankungen, Aphten, Lippenherpes, Zungenbrennen, Kieferzysten, Angina
- Zunge: Längsrillen und Randeindrücke
- Süßlicher Metallgeschmack
- Stinkender Mundgeruch
- Kopfhautspannung wie von Bandagen, Kopfhautjucken
- Hitze im Kopf, öliger Schweiß
- Brennen in der Harnröhre
- Grünlicher Harn (begünstigt die Einnistung von Pseudomonas: zusätzlich abklären!)
- Frauen: grünlich-blutiger Vaginal-Fluor
- Schwäche
- Unregelmäßig geformte Geschwüre
- Nervenausfälle, z. B. Sehnerv, auch einseitig

- Hormonelle Störungen (Unfruchtbarkeit bei gynäkologischer Gesundheit, spontane Fehlgeburten, Gebärmutterprobleme)
- Autoimmunerkrankungen (z. B. Hashimoto Thyreoiditis)
- MS-artige Lähmungserscheinungen des Körpers, meist halbseitig mit Sehnervproblemen, die sich bei einer Hg-Ausleitung zurückbilden
- Verminderte Schmerzempfindlichkeit
- Zellzerstörung (Zysten, Zellentartung)
- Allgemeine Schädigung des zentralen und peripheren Nervensystems (Parästhesien = Ameisenlaufen an Beinen oder Parkinson, Alzheimer, MS, ALS in Diskussion
- Tremor (= leichtes Zittern der Hände)
- Müdigkeit, Schlafstörungen
- Konzentrationsstörungen, Hyperaktivität
- Hypertone Phasen
- Organschwächen der Leber (z. B. Leberzirrhose) und insbesondere der Niere
- Lagert sich gerne im Unterhautgewebe an und ca. 1,5 cm neben der Wirbelsäule ab
- Unklares Gefühl, krank zu sein – meist normales Blutbild ohne Befund oder leichte Anämie
- Muskelzuckungen
- Gelenk- und Muskelschmerzen, Schwellungen, Rheuma
- Haarausfall
- Ohrgeräusche, Tinnitus, gelbe Absonderungen
- Chronische Sinusitis
- Magen-Darm-Störungen, Bauchspasmen
- Infektanfälligkeit
- Nervenentzündungen im Gesicht (Trigeminusneuralgie)
- Ausfallerscheinung des Zungennervs
- Antibiotikaresistenz
- Fibromyalgie
- Gelenkschmerzen, Rheuma
- Candida-Infektionen (sanfte Ausleitung von Schadstoffen empfohlen, sonst Ausbreitung des Hg in Gehirn und Rückenmark)
- Darm: Obstipation, Morbus Crohn, Colitis (Psyche mitbehandeln!)

Psyche
- Psychische Veränderungen (z. B. Depressionen)
- Unruhe, Nervosität
- Schwindel
- Wutanfälle
- Schüchternheit bei Jugendlichen

- Stottern, Sprachstörungen
- Lernstörungen
- Legasthenie
- Konzentrationsstörungen, Hyperaktivität
- Kurze Aufmerksamkeitsspannen
- Zuhören fällt schwer
- Impulsivität, plötzlich geänderte Aktivität
- Zerstreutheit
- Ehrgeiz, Eifersucht, Suche nach Selbstbestätigung
- Wissbegier und viel Kommunikation

Labor

- Albumin im Urin
- Verringert die Zahl der T-Helferzellen
- Verändert die Zahl der B-Lymphozyten
- Erhöht Immunglobulin G
- Erniedrigte Werte von Norepinephrin = Adrenalin und Dopamin
- LTT-Bluttest: Hg positiv (= allergische Reaktion)
- Multielementanalyse in Blut und Urin nach Mobilisierung durch Chelate
- Multielementanalyse des Speichels, um Hg-Konzentrationen im Mundraum festzustellen
- Porphyrin im Urin: je höher, desto höher die Hg-Belastung (anzuwenden bei Hinweis auf schwere chronische Belastung; hierbei sind im Urin-, Stuhl- und Haarbefund keine Nachweise von Hg zu finden!)

Therapie

- DMPS, DMSA (vor der Einnahme oder Infusion auf einen guten Mineralstoffhaushalt achten, Niere kontrollieren!)
- Natriumthiosulfat (NTS) als Spülmittel bei der Amalgamausbohrung und als Infusion
- Zeolith
- Dolomit
- Algen (AFA-Klamath-Alge bei ADHS-Kindern) + Omega 3 + alle B-Vitamine + Vitamin E
- Grammnegative Bakterien bilden ein Hg-regulierendes Protein
- Hefe (Schizosaccharomyces pombe) = enthält metallbindende Peptide
- Reduziertes Glutathion und andere schwefelhaltige Aminosäuren
- Phytotherapie: Bärlauch
- Omega 3, Alpha-Linolensäure (z. B. Leinöl)
- Alpha-Liponsäure 300–600 i. E.
- Enzyme

- Ubiquinol
- Mangan
- CAT-Kohlensäurehautbad als Begasung
- IHHT-Zelltraining
- Infrarot-Turmalin-Wärmemattentherapie zur Leistungssteigerung und Aktivierung der Mitochondrien
- MSM am Ende der Ausleitungstherapie (= ab dem 3. Monat)
- Sauna
- Glutathion-Pflaster auf Akupunkturpunkte kleben (Lifewave)
- Quecksilber verschlechtert den Glutathionspiegel, wie z. B. in dieser Studie beschrieben: (Studie)Mercury induces cell cytotoxicity and oxidative stress and increases beta-amyloid secretion and tau phosphorylation in SHSY5Y neuroblastoma cells . R.Lauer

Quecksilberhaltige Nahrungsmittel
Die WHO gibt einen PTWI-Wert von 5 µg / kg Körpergewicht pro Woche für Quecksilber gesamt an, davon 3,3 µg / kg Körpergewicht pro Woche für Methyl-Quecksilber.[37]

- Thunfisch, Seefisch, Raubfisch
- Fischmehl in Tierfutter, insbesondere bei Geflügel
- Steinpilze
- Muscheln, Krabben, da Hg auf den Boden sinkt
- Zitrusfrüchte (Behandlung in den Ernteländern)
- Lebertran
- Fischölkapseln (auf Reinigung und biologische Haltung achten)
- Algen aus Wildgewässern

Homöopathie
Die Menge macht das Gift. Auch homöopathische Dosierungen, in denen das Metall auch nur in Spuren vorhanden ist, können eine starke Reaktion auslösen. Deshalb keine Potenzen unter D23 verwenden.

Mercurius solubilis: Bei Syphillis, Iritis condylomatosa
Mercurius vivus: Bei Gingivitis, Kolitis, Obstipation, Gallestau, Parotitis, Mumps, Lymphangitis, Diphterie, Lungenentzündungen, Sinusitis, Dermatitis, Abszessen, Panaritien u. a.

Mercurius aceticum
Mercurius arsenicosum

[37] Bayerisches Staatsministerium für Umwelt und Verbraucherschutz 2014

Es gibt weitere 16 verschiedene Untergruppen. Bitte wenden Sie sich an einen ausgebildeten Homöpathen!

Wir empfehlen die Homöopathie am Ende der Ausleitung, damit die Information an den Körper gegeben wird, keine erneute Ablagerung des Schwermetalles zu ermöglichen.

Quecksilber konnte nach einem Infrarot-Sauna-Aufenthalt im Schweiß nachgewiesen werden (eigene Praxis).
Quecksilber ist zehnmal giftiger als Blei., dreimal giftiger als Arsen und zweimal giftiger als Cadmium.
Außerdem ist Amalgam / Quecksilber bis zu 800-mal giftiger als Kunststoff (Composites).

Oft ist Amalgam unter alten Goldkronen und -brücken zu finden. Häufig sahen wir eine Hg-Allergie und nachfolgend eine Goldallergie, wir vermuten hier eine Kreuzallergie (Tierversuche bestätigen dies). Hg reagiert mit den Salzen aller Metalle außer Eisen. Eisen scheint gegen die Reaktion von Hg resistent zu sein.

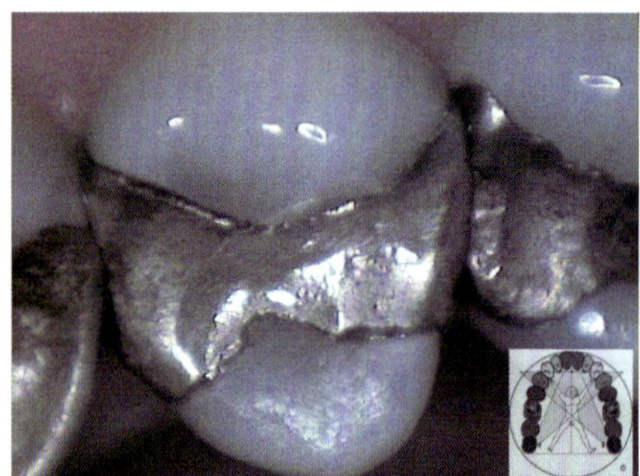

Schwarz korrodierte Amalgam-Füllung im Mund = Hinweis auf Problematik / ZA Dr. Burk, Oldenburg

Wissenschaftliche Nachweise:

- Quecksilberminen-Arbeiter haben ein erhöhtes Risiko an Lungenkrebs zu erkranken.
- Zahnärzte haben ein erhöhtes Risiko, an Hirntumoren (Glioblastome) zu erkranken und die höchste Suizidrate (Schweden).
- Anorganisches Hg kann Zellschäden an Lymphozyten verursachen (Blutzellkultur).
- Methyl-Hg erzeugt DNA-Schäden (in vitro).
- Östrogenrezeptoren (Hormone) an östrogensensiblen Brustzellen können zum Wachstum angeregt werden (Australien).
- Korrekt eingesetzte Amalgam-Füllungen bei Schaafen und Affen, die radioaktiv markiertes Quecksilber enthielten, führten dazu, dass das Quecksilber nach einigen Wochen in der Niere, im Gehirn und in der Darmwand der Tiere nachweisbar war (Kanada).

Ein bahnbrechender Beschluss vom 20.10.2010: USA / Kalifornien Costa Mesa will kein Amalgam mehr. Das Kommunalparlament der kalifornischen Stadt beschließt, die Gesundheitsbehörden zum sofortigen Verbot und die Zahnärzte der Stadt zum sofortigen Verzicht von Amalgamfüllungen aufzufordern – ein Erfolg der „World Alliance for Mercury-Free Dentistry".

Impfungen

Thiomersal (z. B. in verschiedenen Impfmaterialien) hat eine Halbwertszeit von ca. 27 Jahren. Es erhöht die Zahl der reaktiven Sauerstoffradikale (ROS) und wirkt hierdurch zellzerstörend.

Schilddrüse

Schwermetalle binden gerne an z. B. an SH-, OH- und NH_2-Gruppen. Hierdurch können sie beispielsweise an das Schilddrüsenhormon Thyroxin binden, um darüber Autoimmunerkrankungen, wie eine Hashimoto-Thyreoiditis, auszulösen. Eine Bindung an Tyrosin lässt Nitrotyrosin entstehen, welches die Schilddrüsenfunktion ebenfalls beeinträchtigt und durch Interaktionen mit Melatonin zu Schlafstörungen führen kann.

Immunsystem

Hg bewirkt eine mangelnde Phase-2-Entgiftung (= Verbindung mit organismuseigenen, stark wasserlöslichen Stoffen) in der Leber. Eine Reduzierung der Verfügbarkeit von Glutathion hat eine Aufhebung der Abwehr von viralen Angreifern zur Folge und wirkt sich negativ auf die TH1-Zellen des Immunsystems aus. Diese werden in ihrer Vermehrung durch Quecksilber, welches zur verstärkten Freisetzung von Interleukin 4 führt, gehemmt. Interleukin 4 aktiviert die B-Zellen und Makrophagen und unterdrückt hierdurch die Bildung von TH-1-Lymphozyten. Eine Abwehrschwäche entsteht.

Allergien

Quecksilber erhöht die Allergiebereitschaft durch vermehrte Freisetzung von Histamin aus Mastzellen.

Morbus Parkinson

Quecksilber beschädigt die D2-Rezeptoren der Basalganglien (Gehirn: graue Substanz), wodurch über Jahre langsam ein Morbus Parkinson entstehen kann.

Alzheimer

Durch die übermäßige Stimulation von NMDA-Rezeptoren (N-methyl-D-Aspartat-Rezeptor) kann Quecksilber Hirngewebe zerstören. Die Folge können Alzheimer und Demenz sein.

Nervenschädigung (MS, ALS, Fibromyalgie etc.)
Quecksilber aus Amalgam und Nahrungsmitteln hat die Neigung, an Sulfhydryl-Gruppen (Schwefelverbindungen) zu binden. Diese sind im Nerven- und Bindegewebsbereichen weit verbreitet. Über die Nervenenden wird Hg in die Peripherie transportiert, wodurch Parästhesien und andere neurologische Ausfallerscheinungen die Folge sein können. Nach dem Eindringen in die Nervenbahnen gelangt Hg auch ins Rückenmark und ins Gehirn.

Minamata / Japan: Quecksilberhaltige Industrieabfälle wurden in das Meer geleitet und führten zu neurologischen Veränderungen bei der Bevölkerung und zu geistig behinderten Kindern.

Quecksilber blockiert Enzyme, die für den Mikrotubuli-Aufbau zuständig sind. Die kleinen Tubuli sind röhrenartige Gebilde innerhalb einer (Nerven-)Zelle, entlang derer die Nährstoffaufnahme und -abgabe an die Peripherie und den Nervenzellkern erfolgt. Nachdem die Tubuli mit Hg in Berührung gekommen sind, verliert der Nerv seine Fähigkeit zu entgiften bzw. sich selbst zu ernähren. Der Nerven-Zelltod folgt (bzw. eine eingeschränkte Funktion, wie man sie oft bei MS oder anderen nervalen Erkrankungen vorfindet).[38]

Mitochondriopathie
Da Quecksilber in jedes Zellinnere eindringen kann und durch Oxidationsvorgänge insbesondere die Mitochondrien (DNA / Kraftwerke) schädigt, kann die Folge eine schnelle Alterung und Zerstörung einer jeden Zelle im Körper sein.

Schwangerschaft
Mit Hg belastete Frauen können nur mit Einschränkungen schwanger werden. Hg löst das Salz in anderen Metallen und Schadstoffen und verwandelt sie in aktive, aggressive Schadstoffe, die in die Zelle eingreifen. Bei Frauen weist eine therapieresistente Zyklusstörung oder eine Gelbkörperinsuffizienz auf diese Problematik hin.[39]

Mütter entgiften mit 60 % ihrer eigenen Hg-Menge über das erstgeborene Kind. Auch wenn Hg schon lange entfernt wurde, hat man bei plötzlichem Kindstod hohe Hg-Konzentrationen vorgefunden. Folgen beim Kind können sein: Autismus, Lernstörungen, ADHS, Neurodermitis.

---

[38] Langzeitstudien laufen bei Dr. Klinghardt, Wien

[39] Studie Zahnarzthelferinnen: Rowland 1992

Für mehr Information:

- Selbsthilfegruppe Amalgam Reinhard Lauer www.bbfu.de
- GZM – ganzheitl. Zahnmedizinische-Gesellschaft: www.natuerlichzahngesund.de/pressemeldungen/ganzheitlichezahnmedizin
- Fibromyalgie Selbsthilfegruppe für Umweltmedizin und Schmerzerkrankungen Baden Württemberg http://fibromyalgie-bw.de/
- SHG Toxcenter: http://toxcenter.org/artikel/Amalgam-SHG.php
- MZU e. V. Mensch-Zähne Umwelt 85057 Ingolstadt Andreas Sabath
- Studien im Anhang!

4.19 Rhodium (Rh)

Rhodium wurde 1803 von dem Engländer William Hyde Wollaston entdeckt. Er nannte es aufgrund seiner meist roten Salze rhodeos (griechisch: rosenrot). Rhodium gehört zur 9. Gruppe der Kobaltmetalle und ist ein Übergangsmetall. Es ist eines der seltensten und teuersten Metalle auf der Welt. Es ist nicht radioaktiv und im Legierungszustand ein chromfarbenes, reaktionsträges Metall.

Vorkommen

- Zahnkronen und -brücken / Inlays
- Zusatz in Platin- und Palladiumlegierungen
- Schmuckwaren aus Silber und Weißgold
- Heizspiralen
- Laborgeräte
- Kontaktwerkstoffe
- Plattierwerkstoffe für optische Geräte Verbindungen
- Salpetersäureerzeugung: ätzend, hochtoxisch, krebserregend
- Zur Nutzung in der Krebs-Chemotherapie in Diskussion

Erkrankungen, die durch eine Rhodium-Allergie oder Rhodium-Belastung ausgelöst werden können

- Niereninsuffizienz
- Rote Augen
- Husten
- Urtikaria (Blasen)
- Mundschleimhautveränderungen
- Hautgeschwüre
- Metallgeschmack
- Paraomphalozele (Gastroschisis)

Therapie

- DMPS
- EDTA
- DMSA
- Zeolith / Klinopthiolith
- Alpha-Liponsäure
- Darmbarriere kontrollieren (Blut: Zonulin)
- Darmreinigung und -aufbau
- Infrarot-Sauna
- Reduziertes Glutathion
- ACC
- IHHT-Zelltraining
- Glutathion-Pflaster auf Akupunkturpunkte kleben

Homöopathie

Rhodium metallicum (nicht unter D23 einnehmen!)

- Stirnkopfschmerz
- Darmkrämpfe nach dem Stuhlgang
- Dünner Stuhlgang
- Übelkeit nach Süßigkeiten
- Trigeminusverlauf-Schmerzen
- Künstler mit Lampenfieber

4.20 Ruthenium (Ru)

Das harte, spröde grau-weiße Metall wurde 1841 von dem deutsch-russischen Chemiker Karl Ernst Claus entdeckt. Ruthenium gehört zu den sechs Platinmetallen.

Der Name Ruthenium wird aus dem lateinischen Namen für „Russland" abgeleitet. Ein Hinweis auf die extreme Kraft des Volkes und dieses Elements.

Vorkommen

- Bestandteil von Goldlegierungen von Zahnkronen / -brücken
- Legierungszusatz zu Titanlegierungen als Korrosions- und Oberflächenschutz (unter 1 %)
- Betastrahler „Ruthenium-106" zur Behandlung bei Aderhautmelanomen im Auge (Tumorhemmung)
- Schaltkontakt zur Erhöhung der Verschleißfestigkeit

- Metallveredelung von Nichtedelmetallen (z. B. Wasserhähne, Oldtimer etc.)
- Rutheniumtetraoxid (= hochtoxisch)
- Knocheneinlagerung
- Schmuck
- Labor: Zur Bestimmung von Kreatinin in kohlenhydratreichen Nahrungsmitteln
- Katalysator zur Wasserstofferzeugung

Erkrankungen durch Allergien / Kontaminierung (Anreicherung in den Knochen)
- Dunkle Hautflecken
- Krebs erzeugend (Verdacht)
- Rezidivierende Infekte mit hohem Fieber über 39° C
- Kältegefühl-Anfälle

Psyche
- Der Patient ist unzufrieden, da er seine Leistungen nicht erbringen kann.

Therapie
- DMSA
- Alpha-Liponsäure
- Reduziertes Glutathion
- Darmreinigung und -aufbau bei vorhandenen Goldlegierungskronen mit Ru
- Sehr fein pulverisierte Kohle als Darmbindungsmittel
- Klinopthiolith (Zeolith) Darmtherapie
- Kohlensäurebegasung der Haut (zur Entgiftung)
- Schwefelhaltige Aminosäuren (Methionin, Taurin, Glycin, Cystein… oder Algen)
- Säure-Basen-Haushalt regulieren
- Ruthenium ist ein sehr schweres Metall (Ausleitungszeit ca. zwei Jahre)
- Infrarot-Kabinen und -Matten (Sauna) = ATP-Aktivierung
- Schwefelhaltige Nahrungsmittel (Bärlauch, Kohl u. a.)
- Natriumthiosulfat (NTS)
- Chlorophyll mit Magnesiumbausteinen
- IHHT-Zelltraining
- Glutathion-Pflaster auf Akupunkturpunkte kleben

Ruthenium ist ein sehr schweres Metall (Ausleitungszeit ca. zwei Jahre).
Ruthenium in Lebensmitteln ist bisher nicht bekannt, aber nicht ausgeschlossen!

Homöopathie

Ruthenium metallicum ab D23:

- Leistungsorientiert (weniger über das Geld als über den Sport)
- Anerkennungssüchtig
- Durchhaltevermögen, Beharrlichkeit
- Übermäßiges Schwitzen bessert
- Heiße Getränke verschlechtern das Krankheitsbild

4.21 Silber (Ag)

Silbermünzen gibt es seit dem 7. Jahrhundert vor Christus. Die Athener prägten die Silbermünzen im alten Griechenland. Silberminen fand man nicht nur in Griechenland und Spanien, sondern auch in Böhmen und Sachsen und später auch in Amerika und Russland. Die Alchemisten verwandten das Symbol des Halbmondes für das Element Silber. Die Mondgöttin Luna verkörpert das weibliche Prinzip und damit die Reinheit und Klarheit. Das Mondmetall galt damals als wertvoller als Gold.

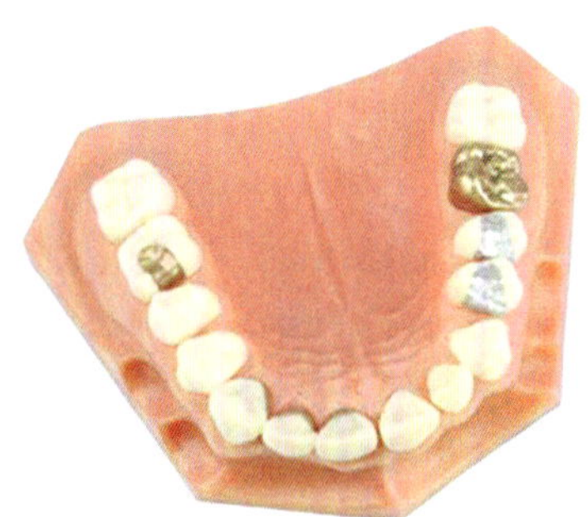

Silber als Kronen-, Inlay- und Amalgamlegierungs-Bestandteil / Fotolia

Die Römer nannten das Silber „Argentum". Kaiser Caligula (37-41 n. Chr.) erzeugte Silbermünzen und trug den Caesarring aus Silber.

Auch die Assyrer und Ägypter kannten das weiß glänzende, weiche Metall.

Das berühmte „Sterlingsilber" besitzt eine Reinheit von 92,5 % Silber, die Restprozente beinhalten unter anderem Nickel.

Silber hat bakterizide Eigenschaften und wird daher in der Medizin verwendet. Es oxidiert durch Schwefelverbindungen und läuft schwarz an.

Um etwa 1930 verwendete man bei der Trinkwasseraufbereitung Silber mit der Einführung des Katadyn-Verfahrens. Das Silber wirkte dabei in erster Linie großflächig durch Oberflächenkontakt mit dem Wasser.

Seit Jahrzehnten wird Silber in Form von Silber-Ionen (= kolloidales Silber, oft auch in Verbindung mit Chlor) professionell für mobile Wasserversorgungen in Schiffen, Wohnmobilen und Outdoorbereichen etc. eingesetzt.

Vorkommen

- Zahnkronen / -brücken als Beimischung
- Amalgam-Füllungen
- Schmuckindustrie
- Spiegel
- Medikamente (Antibiotika, kolloidales Silber etc.)
- Münzen
- Fotopapier
- Olympia-Medaillen
- Antimikrobielle Ausrüstung von Textilien zur Vermeidung von Gerüchen
- Beschichtungen von Oberflächen in und auf Küchenmöbeln
- Keramiken und Emaillen
- In Kunststoffen der Medizintechnik
- Solarenergie
- Automobilbau
- Essgeschirr
- Antibiotika
- Kunsthandwerk (Kirchengeräte, Verzierungen von Statuen)
- Batterien

Vergiftungssymptome / Allergien

- Geschmacksstörung
- Geruchsstörung
- Nachtblindheit
- Nierenversagen
- Krampfanfälle
- Argyrie = irreversibel silbergrau verfärbte Haut und Schleimhäute, auch durch kolloidales Silber bei längerem Gebrauch!
- Graue Verfärbung der Fingernägel
- Silberverfärbungen durch Amalgam in der Mundschleimhaut (Amalgam-Tatoo)
- Kehlkopfbeschwerden
- Verdauungsbeschwerden
- Schweißausbrüche
- Hypertonie
- Herzrasen
- Hyperaktivität
- „Jetlag"-Symptome
- Spannungszustände
- Entzündungen

- Gebärmuttersenkung
- Herzrasen
- Warzen
- Bindehautentzündung
- Asthma
- Harnleiterentzündungen
- Gynäkologie: Zysten, Polypen

Nahrungsmittel
- Nahrungsmittelzusatzstoff E 174

Therapie bei Belastung / Allergie
- Entsäuerung: THAM- oder Natriumbicarbonat-Infusionslösung
- Basen: vorwiegend Citrate (als Tablette) Nahrung umstellen!
- Mineralstoffe: Zinkaspartat, Magnesium, Mangan u. a.
- Alpha-Liponsäure
- DMPS, DMSA (vor der Einnahme oder Infusion auf einen guten Mineralstoffhaushalt achten, Niere kontrollieren!)
- Natriumthiosulfat als Spülmittel bei der Amalgamausbohrung und als Infusion NTS (verschreibungspflichtig)
- Zeolith, Dolomit
- Algen (AFA-Klamath-Alge bei ADHS-Kindern) + Omega 3 + alle B-Vitamine + Vitamin E
- Hefe (Schizosaccharomyces pombe) enthält mit metallbindende Peptide
- Reduziertes Glutathion und andere schwefelhaltige Aminosäuren
- Enzyme, Alpha-Linolensäure = Omega 3 (Entzündung, Oxidation, Blutverdünnung)
- Ubiquinol
- CAT-Kohlensäurehautbad als Begasung
- IHHT-Zelltraining
- Infrarot-Turmalin-Wärmemattentherapie zur Leistungssteigerung und Entgiftung der Mitochondrien
- Natriumselenit
- Da Silber auch Nickel beinhaltet, gelten alle Empfehlugnen für eine Nickelausleitungstherapie (siehe Nickel)
- MSM am Ende der Ausleitungstherapie = ab dem 3. Monat
- Sauna
- Glutathion-Pflaster auf Akupunkturpunkte kleben

Homöopathie

Argentum metallicum ab D23 oder eine spagyrische Aufbereitung aus 100 % Destillat

- Schwache und überreizte Nerven
- Offenheit, Hektik, immer in Eile
- Impulsiv, hektisch, herzlich
- Gesellschaft liebend
- Durchfall vor Ereignissen
- Klaustrophobie
- Angst
- Lampenfieber
- Wacher Intellekt
- Schmerzliche Verstrickungen
- Weibliches Metall; Wirkung: Kühlend und besänftigend

4.22 Tantal (Ta)

Das seltene, grau glänzende, unedle, harte, aber auch dehnbare Metall ist sauerstoff- und somit korrosionsbeständig.

Sein Name stammt aus der griechischen Mythologie, und zwar beruht er auf dem Namen von König Tantalos (lat. Tantalus) aus Phrygien, einem Sohn des Zeus und der Pluto. Tantalos wurde von den Göttern zum Mahl eingeladen, stahl und tötete dort. Darauf fiel er in Ungnade und wurde in den Tartaros verbannt, um dort ewige Qualen zu erleiden. Seine Familie wurde über Generationen mit einem Fluch belegt (Homer).

1802 entdeckte der Chemiker Anders Gustav Ekeberg das Metall in Finnland. Tantal existiert nicht in Reinstform, sondern immer gebunden, z. B. als Tantalit. Rohstofflieferungen erfolgen aus Canada, dem Kongo, Madagaskar, Brasilien und Australien.

Vorkommen

- Kronen / Brücken aus Metall
- Modellguss-Prothesen
- Implantate, Nagelungen
- Medizinische Instrumente
- Elektrotechnik (Mobiltelefon-Platine)
- Computer
- Flachbildschirm
- Digitalkamera

- Hochtemperaturöfen
- Stahl
- Panzerbrechende Munition
- Glühfaden in Lampen
- Automobilbau
- Röntgenkontrastmittel
- Wärmeaustauscher und Pumpen
- Flugzeugturbinen, Triebwerke in der Raumfahrt
- Radioröhren

Erkrankungen durch Tantal-Belastungen
Elementares, gebundenes Tantal ist nicht toxisch!
- Das Metall reagiert nicht mit Körperflüssigkeiten und Geweben.

Nahrungsmittel
Es sind keine Nahrungsmittel-Beeinträchtigungen durch Tantal bekannt.

Therapie
- DMPS, DMSA (vor der Einnahme oder Infusion auf einen guten Mineralstoffhaushalt achten, Niere kontrollieren!)
- Natriumthiosulfat als Spülmittel bei der Amalgamausbohrung
- Zeolith
- Dolomit
- Algen (AFA-Klamath-Alge bei ADHS-Kindern) + Omega 3 + alle B-Vitamine
- Grammnegative Bakterien bilden ein Hg-regulierendes Protein
- Hefe (Schizosaccharomyces pombe) enthält metallbindende Peptide
- Reduziertes Glutathion und andere schwefelhaltige Aminosäuren
- Omega 3, Alpha-Linolensäure
- CAT-Kohlensäurehautbad als Begasung
- IHHT-Zelltraining
- Infrarot-Turmalin-Wärmemattentherapie zur Leistungssteigerung und Entgiftung der Mitochondrien
- MSM am Ende der Ausleitungstherapie = ab dem 3. Monat
- Sauna
- Glutathion-Pflaster auf Akupunkturpunkte kleben

Homöopathie
Tantalum metallicum ab D23
- Nystagmus der Augen
- Schlaflosigkeit

- Kopfschmerzen
- Geistesabwesend und verwirrt
- Angst vor Mord und Selbstmord
- Hochmütig, arrogant
- Verantwortung aus dem Weg gehend
- Starkes sexuelles Verlangen ohne Mut, es durchzuführen

4.23 Titan (Ti)

1795 erkannte der deutsche Chemiker Martin Klaproth ein Oxid im Werkstoff Rutil. Er benannte das Element Titaniu , in Anlehnung an die griechische Mythologie nach den ersten Kindern der Gaia (Erde) und des Uranos (Himmel): den Titanen.

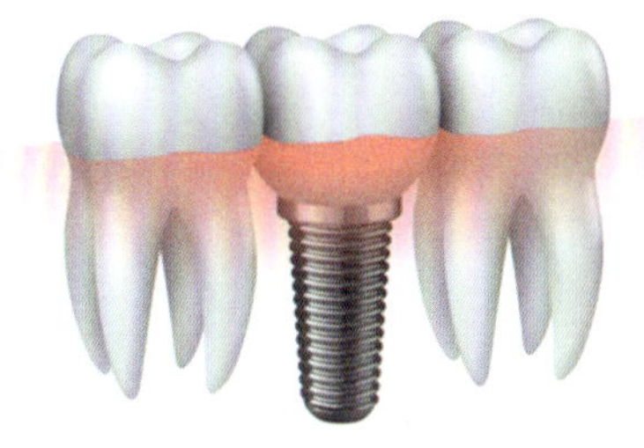

Titanschraube aus der Implantologie / Fotolia

Weltweit gibt es ca. 500 dentale Implantatsysteme, von denen sich die so genannten Schrauben- und Zylinderimplantate durchgesetzt haben.

Diese Implantate, die inzwischen allen internationalen Qualitätsnormen entsprechen, unterscheiden sich auch in Größe und Form, um der jeweiligen, individuellen Kiefersituation bestmöglich gerecht zu werden.

Titan ist elektrisch reaktionsunfreudig und erzeugt somit keinen Elektrosmog.

Vorkommen
- Zahnimplantate
- Luftfahrtbereich (1940)
- Weltraumraketen
- Schmuckindustrie / Uhren
- Brillengestelle
- Endoprothesen, z. B. Knie- oder Hüftgelenke; Knochenschrauben
- Golfschläger
- Verkehrstechnik
- Medizin (Auffüllmaterial von Kapselinhalten, E 171)
- Zahnpasta
- Farbpigmente (Tablettenweiß)

- Zahnprothesen
- Überall dort, wo Leichtmetall benötigt wird

Unverträglichkeitsmerkmale

- Rote, entzündete Implantatränder im Mund (Periimplantitis, Perigingivitis)
- Knochenrückgang und fehlende knöcherne Integration
- Depression
- Aggression
- Schlaf- und Wachrhythmusstörungen
- Entgleisung der Hormone Serotonin und Melatonin
- Vertigo (Schwindelattacken)
- Konzentrationsstörungen
- Haut- und Schleimhautreaktionen, Allergien, Nasennebenhöhlen-Affektionen
- Tränende Augen (Implantat im Oberkiefer)
- Chronisch laufende Nase
- Entzündungen im Kiefer- und Kopfbereich
- Neurologische Symptome
- Juckende Piercings
- Lungenschädigung bei Inhalation von Titanstäuben

Titan kann eine Unverträglichkeitsreaktion hervorrufen
(= überschießende pro-entzündliche Reaktivität der Gewebemakrophagen)
Titan reagiert nicht oder kaum allergisch und ist durch herkömmliche
Allergiediagnostik (Fehlsteuerung des Immunsystems) kaum nachweisbar!

Spezielle Testverfahren zur Verträglichkeitsüberprüfung

Titan-Stimulationstest

Der Titan-Stimulationstest wurde zur Abklärung der Verträglichkeit entwickelt und erstmals 2006 publiziert[40]. Bei diesem Vollblut-Stimulationstest wird untersucht, ob die Monozyten / Makrophagen des Patienten nach Kontakt mit Titanpartikeln mit einer gesteigerten Entzündungsantwort reagieren. Diese ist erkennbar an einer erhöhten Freisetzung der beiden proentzündlichen Schlüsselzytokine TNF-α und / oder IL1-β. Bei Patienten mit positiven Befunden ist eine verzögerte oder gestörte Einheilung von Titanimplantaten dadurch zu erklären, dass auch die Makrophagen im Implantationsgebiet auf frei werdende Titanoxidpartikel hyperaktiv reagieren und primär eine lokale, später auch eine systemische Entzündung induzieren. (Quelle: IMD-Berlin)

[40] Dörner, T. et al. 2006

Genetik

Für funktionell relevante Polymorphismen in den Genen der Zytokine IL-1, IL-1RN und TNF-α ist eine Vielzahl von Studien über den Zusammenhang zur Periimplantitis bzw. zum Implantatverlust durchgeführt worden. Ungefähr 15 bis 20 % der Bevölkerung haben genetisch determiniert eine ausgesprochen starke Entzündungsantwort. Die bekannten Polymorphismen in den Genen für TNF-α, IL-1 und IL1-RN können im Labor nachgewiesen werden. Dieses molekulargenetische Verfahren hat im Vergleich zum Titanstimulationstest den Vorteil, dass es nicht von aktuellen Entzündungsgeschehen oder immunsuppressiven Therapien beeinflusst wird. Die genetische Testung erlaubt anhand der gefundenen Allelkombination die Zuordnung zu einem Entzündungsgrad. Patienten mit dem Grad 3–4 gelten als High-Responder und somit als Risikopatienten für ein Titan-assoziiertes Entzündungsgeschehen und einen Implantatverlust. Die klinische Relevanz dieser Polymorphismen ist auch durch den Fakt gesichert, dass Patienten mit High-Responder-Polymorphismen eine erhöhte Empfindlichkeit für einen periprosthetischen Knochenverlust aufweisen. (Quelle: IMD-Berlin)

Es empfiehlt sich, beide Tests in Kombination durchzuführen, da in ca. 15 % der Fälle die Titanüberempfindlichkeit nur in dem einen oder dem anderen Test nachweisbar ist.

Ein erhöhter Entzündungsgrad und / oder ein positiver Titanstimulations-Test stellen signifikante, unabhängige und somit additive Risikofaktoren für Titan-induzierte Entzündungen dar.[41,42]

Redem-Speicheltest

Heiner Kastele stellte bereits vor 20 Jahren eine Unverträglichkeit von Titan-Piercings im gynäkologischen Schleimhautbereich fest.

---

41 Weitere Informationen, Veröffentlichung Frau Dr. Jacobi-Gresser, IMD-Labor Berlin

42 Weitere Informationen unter: http://www.imd-berlin.de/leistungsschwerpunkte/p-z/zahnmedizin/titan-unvertraeglichkeit.html

Im Mundraum zeigen sich Veränderungen des Speichels vor und nach Einlage eines Titanimplantates (durch die Resistor-Differenz-Enkoder-Messanalyse). Unterschiedliche Leitwerte weisen auf eine Unverträglichkeit hin.

Titan-Metalle-Bluttest

Eine zusätzliche Testung weiterer Metalle vor Implantierung ist notwendig, denn in einigen Titanimplantaten sind Spuren von:

- Nickel
- Vanadium oder
- Aluminium enthalten.

Diese Metalle, die häufig auch an der Implantatoberfläche verarbeitet sind, sollten mit einem LTT-Test auf Verträglichkeit vor Implantierung überprüft werden.

Titan und Fluorid reagieren mit Wasser hydrolytisch und bilden eine stark ätzende hydrochlorige Säure! Daher bitte keine fluoridhaltigen Zahnpastas und Mundspülungen bei Implantaten aus Titan verwenden!

Bei einem leicht sauren pH-Wert im Mund (unter 6,0) muss mit dem Freiwerden von Titan-Ionen gerechnet werden. Deshalb sind freiliegende Titanbrücken und -kronen ungeeignet für den Mundraum.

Die sehr seltenen positiven Reaktionen auf Titan im LTT unterscheiden sich immunologisch eindeutig von denen klassischer Kontaktallergene wie Nickel, Palladium und Gold. Die Ursache ist, dass ionisches Titan im mittleren pH-Bereich unmittelbar nach Freisetzung oxidiert. Oxidierte Titanpartikel sind im Gegensatz zu Metallionen nicht in der Lage, über die Modifikation von zelleigenen Proteinen zum Allergen zu werden. Die häufig getroffene Aussage, dass es „auf Titan keine Allergien gibt", ist aus streng immunologischer Sicht somit sehr wahrscheinlich richtig. Allergien sind jedoch nicht die einzige Ursache von immunologisch bedingten Unverträglichkeiten. Die häufigste Ursache der individuellen Überempfindlichkeit gegenüber Titan ist eine überschießende proentzündliche Reaktivität der Gewebemakrophagen auf Titanoxidpartikel.[43]

Es ist physiologisch, dass Makrophagen nach Kontakt mit Titanoxidpartikeln mit der Freisetzung proentzündlicher Zytokine, im Wesentlichen mit TNF-α und Interleukin-1, reagieren. Sehr individuell ist allerdings das Ausmaß dieser Immunantwort.

---

43 IMD-Labor Berlin

Die Intensität der Zytokinfreisetzung hängt von genetischen Varianten (Polymorphismen) der beteiligten proentzündlichen (IL-1 und TNF-α) und antientzündlichen (IL-1-Rezeptorantagonist IL-1RN) Mediatoren ab. Titan-spezifische Lymphozyten spielen wegen der ausgeprägten Oxidationstendenz des Titans im Unterschied zu allen anderen Metallen hier keine Rolle, was die negativen LTT- und Epikutantest-Ergebnisse erklärt.[44]

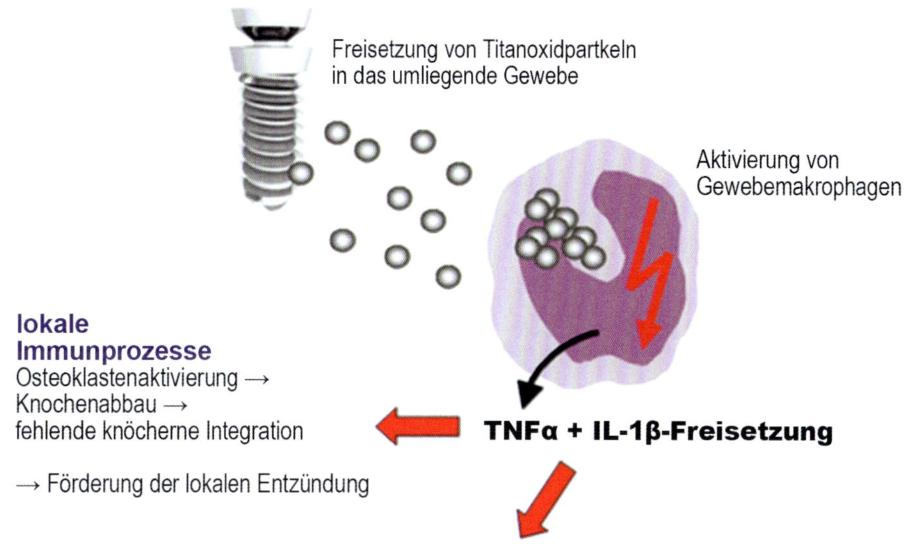

IMD-Labor Berlin / Dr. V. v. Baehr

Bei gesunder Darmwandbeschaffenheit ist eine intestinale Aufnahme von Titanoxidpartikel erschwert. Aufgrund der heutigen, von Umweltschadstoffen und Konservierungsmitteln belasteten Nahrung entstehen in der Darmwand allerdings häufig Durchlässigkeiten, die Metallpartikel diffundieren lassen (Leaky-Gut-Syndrom). Dadurch wird die zunehmende Allergie- / Unverträglichkeitsbereitschaft erklärt, da der Körper versucht, sich gegen die eindringenden Schadstoffe zur Wehr zu setzen.

In vitro-Studien bestätigen, dass Titanpartikel und nicht Titanionen für die Entzündungsinduktion verantwortlich sind.

[44] IMD-Labor Berlin

Auch wenn man Titan anders als früher heute nicht mehr als „immunologisch inert" und „100% biokompatibel" ansieht, wird der Mechanismus der Titan-induzierten Entzündung bei dentalen Implantaten bis heute kontrovers diskutiert. Unbestritten ist, dass die überwiegende Zahl der Fälle darüber zu erklären ist, dass bei prädisponierten Patienten nach Kontakt von Knochen- und Parodontalmakrophagen mit Titanoxidpartikeln proentzündliche Zytokine wie IL-1 und TNF-a induziert werden. Unklar war, ob auch Titanionen beteiligt sein können, ob also auch allergische Mechanismen von Bedeutung sind. Durch eine interessante Studie einer schwedischen Arbeitsgruppe wurde dieses kürzlich wiederlegt (Pettersson M. J Periodontal Res. 2016 Mar 14. doi: 10.1111/jre.123649). Sie zeigten, dass durch in physiologischem Medium gelöstes Titan das proentzündliche Zytokin IL1-beta in Makrophagen induziert wird. Wenn aber die Titanlösung vor der Zugabe zu den Zellen filtriert wird (0,22 µm Porenweite), verschwindet die IL-1 beta-Freisetzung. Das bestätigt, dass an dem Inflammationsprozess nur Partikel nicht aber Titanionen beteiligt sind. In Gewebebiopsien, die in der Umgebung von Titanimplantaten gewonnen wurden, wiesen sie Titanpartikel in Konzentrationen zwischen 7.3 to 38.9 µM nach. Diese Konzentrationen waren im Bereich derer, mit denen sich in vitro die besagten proentzündlichen Makrophagenaktivierungen hervorrufen lassen. (IMD Berlin 2016)

Wissenschaftliche Nachweise

1. Bei Titan(hüft)implantaten zeigte sich eine deutliche Erhöhung von Entzündungsmediatoren, und zwar des TNF um den Faktor 40 und der Interleukin-6-Werte um den Faktor 7.[45]

2. Titan bewirkt eine Erhöhung der Interleukin-10-Werte (latente Sensibilisierung!). Diese beruht nicht auf der Anwesenheit von titansensibilisierten Lymphozyten, sondern auf einer erhöhten Entzündungsbereitschaft unspezifischer Immunzellen (Makrophagen, Monozyten etc.[46]). Die Folge davon ist eine Erhöhung verschiedener Entzündungsmediatoren mit einem erhöhten Risiko für Rheuma, Arteriosklerose, Bluthochdruck, Herzkrankheiten, Kräfteverfall etc.

3. Metallionen wie Titan, Nickel, Cadmium, Chrom-IV, Beryllium und wahrscheinlich auch Quecksilber besitzen eine kanzerogene Aktivität durch Mutationen der replikativen DNA.[47]

---

[45] Nakashima 1999

[46] Wong et al. 2004

[47] Marquardt und Schäfer 1997

4. Inhalation von Titandioxid kann in der Lunge eine Reiz-Kanzerogenese hervorrufen.[48]

5. Schwer lösliche und gering zelltoxische Partikel, wie Titandioxid, Ruß aus Dieselmotoren oder Toner aus Kopiermaschinen, führen ab einer kritischen Dosis zu entzündlichen und fibrolytischen Veränderungen der Lunge.[49]

6. Bei Kunststoffen / Prothesen, die mit in der Polymermatrix eingeschlossenen Farbmitteln wie Titanoxid oder Ruß gefärbt sind, soll die Toxikologie dieser Stoffe ohne Bedeutung sein. Dieser Standpunkt missachtet, dass gerade Kunststoffe einem Verschleiß unterliegen, z. B. ausbleichen oder sich nach einer gewissen Zeit makroskopisch zersetzen. Von allen Titanverbindungen können vor allem die Titanhalogenide äußerst problematische biologische Wirkungen haben: z. B. reagiert Titantetrachlorid ebenso wie Titantetrafluorid mit Wasser hydrolytisch unter Bildung von stark ätzender hydrochloriger Säure. Deshalb wird bei Verwendung von Titanlegierungen im Mund von der Verwendung fluoridhaltiger Mundpflegemittel abgeraten. Bei einem pH-Abfall im Mund muss mit dem Freiwerden von reaktionsfähigen Titan-Ionen gerechnet werden, vor allem bei mechanischen Oberflächenbeschädigungen.[50]

7. In Anwesenheit von Bakterien muss auch mit der Entstehung von reaktionsfähigen organischen Titanverbindungen gerechnet werden, ebenso wie anorganisches Quecksilber zu organischen Hg-Verbindungen im Mund umgewandelt wird. Grundsätzlich muss bei anorganischen Titanverbindungen mit der Möglichkeit von Zellschäden infolge einer Hydrolyse, bei organischen Titanverbindungen mit neurologischen Symptomen, Herz-Kreislauf- sowie Leber- und Nierenfunktionsstörungen gerechnet werden.[51]

Die Kombination einer ungiftigen Menge von Nano-Titandioxidpartikeln mit Bisphenol A (Kunststoffbestandteil) führt zu toxischen Effekten und einer erhöhten Bildung von freien Radikalen, DNA-Doppelstrangbrüchen und Mikronuklein.[52]

---

[48] ebda.

[49] ebda.

[50] Strietzel u. Höch 1994 / Lenz 1997; www.fieke-dental.de/kap4.html

[51] zit. nach Reinhard Ludewig: Akute Vergiftungen

[52] Zheng et al. 2012

Der Grenzwert von Titan im Körper beträgt 15,6 µg bzw. 7,7 µg / Liter im Blutserum. (Medizinisches Labor Bremen)

Therapie / Ausleitung

- EDTA-Infusion
- Zeolith / Bentonit
- Darmwandüberprüfung und -aufbau über mindestens sechs Monate (Zonulin im Blut messen)
- Sauna
- Natriumthiosulfat-Infusion
- Hefe (Schizosaccharomyces pombe) enthält metallbindende Peptide
- Reduziertes Glutathion und weitere schwefelhaltige Aminosäuren
- CAT-Kohlensäurehautbad als Begasung
- IHHT-Zelltraining (Mitochondriopathie)
- Infrarot-Turmalin-Wärmemattentherapie zur Leistungssteigerung der Mitochondrien
- MSM am Ende der Ausleitungstherapie = ab dem 3. Monat
- Entsäuerung

4.24 Vanadium (V)

Das weiche, zähe, silber-bläulich, nicht magnetische Übergansmetall ist stoßfest und schimmert duch Erwärmung rötlich. Es hat seinen Namen von der Schönheitsgöttin der Germanen „Freya" vom nordischen Göttergeschlecht der Vanen.

Die Farbenvielfalt von Vanadium, auch Vanadin genannt, wurde 1801 entdeckt, 1831 von dem schwedischen Chemiker Nils Sefström ausführlich beschrieben und 1867 von Henry Enfield Roscoe ebenfalls benannt. Es zählt zu den Spurenelementen.

Vorkommen

- Titan-Implantate
- Farbstoffherstellung, auch in der Dentaltechnik (Verblendungen)
- Stahlindustrie
- Erdöl-Asche
- Müllverbrennungsanlagen
- Katalysatoren (Schwefelsäureherstellung)
- Fotochemie
- Atomenergie: Brennstäbe
- Werkzeuge

- Akkumulierung in Fliegenpilzen
- Im Zellkern und den Mitochondrien vorhanden als Mineralstoff

Vergiftung und Überdosierung
- Herz- und Gefäßerkrankungen (z. B. Herz-Rhythmus-Störungen)
- Kopfschmerzen
- Übelkeit
- Atemwegsreizungen, Bronchopneumonie
- Konjunctivitis
- Fettleber
- Arteriosklerose
- Hüftgelenksbeschwerden nach Einsatz von Prothesen mit Vanadium
- grüner Zungenbelag
- Hautekzem
- Chronische Magen-Darm-Störungen
- Schwindelanfälle
- Erschöpfung und Schwächeanfälle
- starkes Zittern
- Lähmungserscheinungen
- Nasenbluten
- Halsschmerzen
- Nervenschäden
- Infertilität
- Mitochondriopathie: Induktion allergischer Sensibilisierungen[53]

Vanadiummangel (Mineralstoff)
- Wachstumsstörungen: Knochen, Zähne
- Infertilität
- Alterungsbeschleunigung
- Diabetes in Diskussion! (Vanadium hat eine Insulin ähnliche Wirkung)
- Fettstoffwechselstörungen, Fettleber
- Metabolisches Syndrom
- Angina pectoris
- höheres Risiko für einen Apoplex (an Prophylaxe denken)
- Karies
- Eisenmangelanämie
- Verdauungsschwäche

---

[53] Hosseini et al., Metaalomics.2013;5:152-66

- Schwäche und Abmagerung
- Vanadium ist antiproliferativ und/oder zytotoxisch gegenüber tierischen und menschlichen Krebszellen (Untersuchung CA-Prävention läuft)

Vanadium in der Nahrung

- Petersilie, Dill
- Hülsenfrüchte
- Meeresfrüchte
- Pilze
- schwarzer Pfeffer
- Vollkornprodukte
- Pflanzenöle (Sonnenblumenöl, Olivenöl)
- Soja
- Spinat
- Austern
- Rettich
- Medizinalpilz: Coprinus comatus

Resorptionsrate 5–10%

Therapie

- Chelattherapie: EDTA + DMSA
- NTS
- Schwefelhaltige Aminosäuren (red. Glutathion)
- IHHT-Zelltraining
- Alpha-Liponsäure
- Ernährungsumstellung: Kalorienarme, mediterrane Kost
- Glutathion-Pflaster auf Akupunkturpunkte kleben

Die Vanadium-Freisetzung aus Hüftprothesen korreliert mit klinischen Beschwerden

Hüftprothesen aus zementfreien Titan-Aluminium-Vanadium-Legierungen können die Vanadium-Konzentration in Blut und Urin deutlich erhöhen. Dies zeigte eine Untersuchung an 129 Hüftprothesen-Trägern.[54] Patienten mit Schmerzen und/oder einer Lockerung oder Beschädigung des Implantats zeigten dabei die höchsten Vanadium-Konzentrationen in Serum, Vollblut und Urin ($p < 0{,}001$). Doch auch bei asymptomatischen Trägern lagen die durchschnittlichen Vanadium-Werte über dem Referenzwert, insbesondere im Urin. Diese Daten deuten darauf hin, dass auch gut eingeheilte Implantate

[54] Catalani et al., Clinical Toxicology, 11. Juli 2013, Online-Vorabpublikation

eine chronische geringgradige Vanadium-Belastung des Organismus bedingen können. Mögliche klinische Folgen sind jedoch noch nicht geklärt.[55]

Homöopathie
Als Schüßler-Salz und spagyrische Zubereitung
Vanadium metallicum ab D5 / 15–30

- Anorexie
- Hysterie
- TB
- Nervenerkrankungen
- Abmagerung
- Husten
- Sinusitis
- Kalte Hände und Füße
- Morbus Raynaud
- PMS
- Ischialgie
- Rheuma
- Morbus Addison
- Verlangen nach Zucker, Süßigkeit, Lakritze

4.25 Zink (Zn)

Zink ist ein Nichtedelmetall und essenzielles Spurenelement. Es wurde im Altertum zur Verwendung von Legierungen, z. B. mit Messing, verarbeitet. Aus dem Aachener Raum, sowie Westfalen und Ostdeutschland sind Zinkbergwerke bekannt.

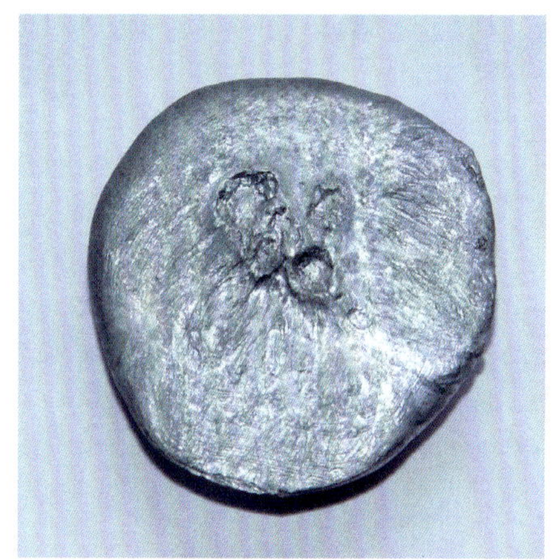

Zink / images-of-elements.com/pse/zink-2

Zink als Mineralstoff und Leichtmetall gehört zu den antioxidativen Schutzsystemen unseres Körpers. Zink konkurriert mit Schwermetallen wie Quecksilber, Cadmium, Blei, Zinn und Kupfer im Körper. Metalle mit einem höheren elektrischen Potenzial verdrängen Zink aus

[55] IMD-Labor Berlin, 2013

seinen Bindungsstellen. Deshalb ist zu Beginn einer Ausleitung von Schwermetallen ein Zinkanteil im Urin sichtbar, der nach und nach verschwindet (MK-Schwermetall-Urin-Test, siehe Seite 205). Hierdurch kann eine regelmäßige Kontrolle der Ausleitung erfolgen.

Die Zinkmenge in unserem Körper beträgt 3–4 g; es liegt intrazellulär vor, befindet sich also auch in den Organen. Mehr als 300 Enzyme im Körper sind in ihrer Funktion zinkabhängig.

Zinkmangel-Symptome entstehen durch die Anwesenheit von Schwermetallen!

Eigenschaften

- Verhinderung der Replikation von Rhinoviren (Erkältung)
- Förderung der Aufnahme von Vitamin A (Haut- und Augenvitamin); Zinkmangel stört den Stoffwechsel von Vitamin A
- Teil der RNS- und DNS-Synthese und Zellteilung
- Regulierung des Säure-Basen-Haushalts
- Beteiligung am Kohlenhydrat-, Eiweiß- und Fettsäurestoffwechsel
- Gedächtnis- und kognitive Funktionen werden unterstützt (Transmitterfunktion)
- Beeinflusst die Fortpflanzungsfähigkeit von Mann und Frau
- Osteoporosevorbeugung
- Regt Haar- und Nagelwachstum an
- Regt die Schilddrüsenfunktion an
- Unterstützung der Immunabwehr und des Zellschutzes
- Stoffwechsel der Aminosäure Cystein (Schwermetallentgifter; L-Cystein kann mit Zink Komplexe bilden, L-Histidin kann die Aufnahme von Zink verbessern)
- Stabilisierung der Zellmembranen der Schleimhäute (Barriere gegen Keime)
- Beteiligung am Alkoholabbau
- Unterstützung des Ammoniakabbaues durch Umwandlung in Harnstoff
- Förderung der Insulinspeicherung in der Pankreas
- Co-Faktor des Hormonstoffwechsels von Insulin, Glukagon, Schilddrüsen- und Wachstumshormonen, Testosteron- und Östrogenhormonsynthese
- Blei, Cadmium und Quecksilber verdrängen Zink aus seinen Bindungsstellen
- Vitamin B6 fördert die Zinkaufnahme
- Freisetzung von Histamin wird gehemmt

Vorkommen

- Amalgam
- Goldlegierungen (Kronen, Brücken, Teleskopkronen, Inlays)
- Dentalzemente

- Dosenblech
- Zinksalben (Hautmedizin, Zahnmedizin)
- Zinkwasserrohrleitungen, Sanitärbeschläge, Wasserhähne
- Verzinkung von Dächern
- Bauwesen: Außenfensterbänke, Regenrinnen, Dächer
- Beschläge im Elektrobereich, Feinmetallindustrie
- Tonerstaub
- Geld (US-Penny-Kern)

Zinkmangel-Symptome

- Proteinmangel
- Parodontitis
- Bruxismus
- Sinusitis (Nasennebenhöhlenaffektion)
- AMD (altersbedingte Makuladegeneration, Zink senkt das Fortschreiten um ca. 25 %) Zink + Vitamin C + Vitamin E + Carotin + Kupfer erzielen noch bessere Ergebnisse[56]
- Zittern (Tremor)
- Müdigkeit
- Aufwachprobleme
- Sexuelle Unlust / Potenzstörungen
- Erhöhter Bedarf in der Schwangerschaft
- Infektanfälligkeit, gestörte Rekonvaleszenz
- Probleme mit: Sehen, Riechen, Hören, Schmecken (Süßes schmeckt weniger süß, Bitteres schmeckt weniger bitter etc.)
- Wachstumsstörungen
- Gewichtsverlust
- Wundheilungsstörungen
- Fruchtbarkeitsprobleme, Kinderlosigkeit, höhere Kindersterblichkeit!
- Insulinsekretion beim Diabetiker, Schutz des Insulins vor Oxidation
- Immunschwäche – häufige Infekte (Inhibiert die Virusreplikation)
- Diabetes 1 und 2
- Fingernagelwachstum: quer verlaufende Rillen, Nagelbettablösung, weißfleckige Nägel
- Haarausfall – Kopf, Augenbrauen, Wimpern, Kraushaar, Alopecia areata
- Schwangerenneurodermitis
- Hautekzeme, schuppige Haut, Regulation der Verhornung der Haut, Akne, pustulöse Hautausschläge, Neurodermitis
- Acrodermatitis enteropathica

---

[56] Wörwag

- Krebs: Zink + Mg + Se + Vitamin A + Vitamin B Komplex + Vitamin B17 verhindern das Krebswachstum
- Veränderungen der Schleimhäute, orale und perorale Dermatitis, Lichen planus
- Durchfall
- Nachtblindheit – Störung der Dunkelanpassung
- Allergien
- Autoimmunerkrankungen
- Morbus Parkinson (Dopamintransport)
- Morbus Wilson (Kupferspeicherkrankheit)
- Kupferüberschuss
- Kohlenhydrate und Fette werden schlecht verstoffwechselt
- Durch Leberzirrhose und Nierenerkrankungen kann ein Zinkmangel entstehen
- Übersäuerung
- Alkohol wird nur schlecht abgebaut und vertragen
- Eisenüberschuss
- Anämie
- Appetitlosigkeit
- Fibromyalgie, Schmerzen
- Prostatavergrößerung gutartig
- Erhöhter Bedarf bei Leistungssportlern
- Vitamin-E-Mangel wird durch Zinkmangel gefördert
- Zuckerunverträglichkeit
- Starker Harndrang
- Hormonschwankungen
- Burn-out
- Hashimoto-Thyreoiditis (Schilddrüsenzerstörung)
- Restless-Legs-Syndrom (Unruhige Beine) + Eisen im Abstand geben!
- Stoffwechselträgheit, Untertemperatur
- Darmträgheit
- Abnahme der körperlichen und geistigen Leistungsfähigkeit (fälschlicherweise: „Altersschwäche")
- AD(H)S
- Depressionen (Studie: Jung, A; Steinhagen-Thiessen2016Oct27; DOL:10.1093/geronaglw/2018)
- Chronische myofasziale Schmerzen (wie z. B. Fibromyalgie) (Studie: barros-Neto; Souza Machado;PlosOne2016Oct18;11(10):e0164302

Psyche

- Wahnvorstellungen
- Magersucht, Bulimie
- Reizbarkeit
- Unruhe
- ADHS
- Angstattacken
- Depression
- Lethargie
- Aggressivität
- Niedergeschlagenheit, Trauer
- Stresstoleranzgrenze ist gesenkt
- Konzentrationsstörungen

Mineralisches Zink ist eine notwendige Substanz für den Körper, metallisches Zink (z. B. aus Rohrleitungen) erzeugt Störungen im Körper.
Zink als Mineralstoff abends einnehmen. Es darf nicht gleichzeitig mit Kaffee, schwarzem Tee, Alkohol, Abführmitteln, Östrogen (Pille), Tetracyclinen, Cortison, Eisen, Kupfer oder Hemicellulose und Lignin aus Weizenkleie eingenommen werden!
Veganer und Vegetarier, die sich hauptsächlich von Getreiden und Hülsenfrüchten ernähren, weisen häufig einen Zinkmangel auf.
Die gleichzeitige Einnahme oder ein Überschuss an Calcium, Phosphat und Selen im Blut, verdrängen Zink aus seinen Bindungsstellen, ein Mangel entsteht.

Natürliche Zinkquellen

- Meeresfrüchte, Austern
- Rote Fleischsorten, Innereien
- Leber
- Grüner Tee
- Linsen
- Pilze
- Hefe
- Soja
- Bohnen
- Emmentaler, Butterkäse, Gouda, Camembert, Tilsiter
- Erdnüsse, Paranüsse, Walnüsse
- Mais
- Sauerteigbrot
- Haferflocken, Hirse, Knäckebrot

Zink-Vergiftungssymptome (ab 100 mg / Tag)

Symptome treten erst nach Stunden bis Tagen nach Einnahme / Kontamination auf.

- Nervensystem-Reaktionen (fibrilläres Muskelzittern)
- Durchfall
- Übelkeit
- Metallgeschmack
- Erbrechen
- Bauchschmerzen
- Atembeschleunigung
- Metallischer Geschmack
- Grippeartige Symptome nach Inhalation
- Herz-Muskel-Schäden
- Zellentartungen
- Allergien
- Graue Hautfärbung
- Gichtähnliche Symptome
- Kopfschmerzen
- Fieber
- Vorsicht: Verdrängung von Kupfer, Eisen, Mangan und Calcium, Zink nicht gleichzeitig geben, Std.-Abstand
- Blutarmut, die häufig durch einen Kupfermangel bedingt ist
- Hypertonie
- Überfunktion der Schilddrüse (Hyperthyreose)
- Aktivierung der Leukotrien-B4-Synthese in Granulozyten[57]

Therapie bei Zinküberschuss

- Chelate
- Kupfer, Eisen, Magnesium und Calcium als Antagonisten
- Selen
- Glutathion-Pflaster auf Akupunkturpunkte kleben
- Curcumin-Kapseln fördern die Bildung von Metallchelaten und reduzieren das Schädigungspotenzial von Zink-Ionen
- IHHT-Zelltraining

Homöopathie

Zincum metallicum ab D3 oder als spagyrische Zubereitung aus 100 % Destillat

- Cerebrale Reizzustände

---

[57] Wetterholm et al.,Arch Biochem Biophys.1994;311:263-71

- Epilepsie
- Neuralgie
- Zähneknirschen
- Restless-Legs-Syndrom
- Taubheit in Armen oder Beinen
- Schleimhauttrockenheit

Beachte:
- Beginnender Zinkmangel ist im Blut zunächst nicht nachweisbar (Bio-Diagnostik!)
- Tierische Nahrungsmittel bieten Zink in einer besser verwertbaren Form an als Lebensmittel pflanzlichen Ursprungs.[58]
- Vor einer Chelat-Ausleitung sollte kein Zink gegeben werden, da das Chelat als Bindung Zink vor den Schwermetallen bevorzugt. Ein Tag später sollte vermehrt Zink gegeben werden, da ein Mangelzustand durch die Metallausleitung entstanden ist.
- Zinkgabe bei Tieren kann tödlich sein (Zinkkäfige bei Papageien!)
- **Kontraindikation: Niereninsuffizienz**
- Bei Zinkmangel kann die Eisenaufnahme beeinträchtigt werden, da es enzymatisch den Eisenstoffwechsel koordiniert / katalysiert
  Studie: AbdaSolimanJS.AmerAY.Cureus219Jan2;11:e3811-KöhlerPharma05/19)

Für Therapeuten

Das Zielgewebe für Zink ist GALT (gut associated lymphoid tissue). Ein Mangel an Zink fördert Infektionen und hemmt die Lymphogenese. Zink sorgt für eine Zytokin-Verschiebung, für eine Glukokortikoid vermittelnde T-Zell-Apoptose und für eine Zellmembran-Stabilisierung.

(Eine therapeutische Basis-Information über die von mir bevorzugten Zink-Aspartate können Sie über Köhler Pharma GmbH – Alsbach Hähnlein erhalten.)

Zink ist in den Vesikeln glutamaterger Synapsen gespeichert und wird zusammen mit Glutamat auch in den synaptischen Spalt abgegeben. Der NMDA-Rezeptor hat eine Zinkbindungsstelle. Die Zinkkonzentration hat deshalb einen modulierenden Effekt auf die Aktivität des Rezeptors. Auch der GABA-A-Rezeptor besitzt eine Zinkbindungsstelle, weshalb Zink auch die GABAerge Neurotransmission beeinflusst. Zink hat auch ebenso einen modulierenden Effekt auf die Glycinrezeptoren und wirkt positiv auf den Do-

[58] Köhler Pharma

pamintransporter. Bekanntlich hat eine Zinktherapie häufig einen günstigen Effekt bei ADHS, der wahrscheinlich auf einer Beeinflussung des Dopamintransporters beruht.

Zink kann bestimmte Molekülkomplexe der Synapsen beeinflussen, wodurch es hier zu Formveränderungen kommt. Über eine Interaktion mit NMDA-Rezeptoren scheint Zink auch bei der Verarbeitung von langsamen Schmerzreizen mitzuwirken.

Die Zinkbestimmung im Serum ist nur von eingeschränkter Bedeutung, da Zink zu 90 % intrazellulär vorkommt. Zink ist überwiegend (90 %) erythrozytär gebunden. Die hämatokrit-korrelierte Vollblutanalytik ermöglicht die korrekte Interpretation des Versorgungsstatus.

Erhöhte Zinkwerte bei

Hyperthyreose in Verbindung mit einer Hypophysendysfunktion, essenzieller Hypertonie, Eosinophilie, Polyglobulie, Polycythaemia vera und Überdosierung (mehr als 40 mg über mehrere Wochen). Erhöhte Werte sind häufig durch analytische Fehler verursacht. Bereits eine geringgradige Hämolyse verfälscht die Zinkwerte im Serum. Berufliche Belastung oder die Verwendung von Zinksalben können auch zu erhöhten Werten führen.

Zink in hohen Dosierungen stört die Aufnahme von Eisen, Kupfer, Calcium und Magnesium (Antagonisten). Deshalb ist eine zeitversetzte Aufnahme von Mineralstoffpräparaten im Abstand von mindestens zwei Stunden sinnvoll.

Interaktionen mit Arzneimitteln

Antazida, Antibiotika, ACE-Hemmer, Cortison, Diuretika, Östrogene, Diclofenac, Ibuprofen, Antidepressiva (SSRI), Cystein, Histidin, Vitamin B2 verhindern die Resorption von Zink.

Verbindungen

Bei der Wahl eines Zinkpräparates sollten Sie die Bioverfügbarkeit des Wirkstoffes berücksichtigen. Darunter versteht man die Menge, die tatsächlich vom Körper aufgenommen werden kann und für den Organismus verfügbar ist. Ohne „Verbindungspartner" kann der Körper das Spurenelement Zink nicht ausreichend nutzen. Aspartate werden bis zu 95 % aufgenommen.[59]

- Zink-DL-Aspartat, wasserfrei 19,8 % = gut bioverfügbar, da es an die Aminosäure Arginin gebunden ist. Arginin ist die dominierende Aminosäure in der Zelle[60], sie ist

[59] Köhler Pharma

[60] ebda.

z. B. zuständig für die NO-Gas-Regulation, die Neurotransmitterfunktion und den Muskelaufbau (ideal zur Therapie von Hypertonie, es wirkt vasodilatativ).

- Zink-D-Gluconat, wasserfrei 14,3 %
- Zink-D-Gluconat 3H_2O 12,8 %
- Zinkorotat, an Orotsäure gebunden (ATP-Vorstufe), wasserfrei 18,6 %

- Zinkhistidinat, wasserfrei 17,5 %
- Zinkhistidinat, 16,0 %
- Zinksulfat, 36,4 %Zinkpicolinat, wasserfrei 21,1%
- Zinkcitrat mit 31 % Zinkanteil
- Zinkoxid mit 80 % Zinkanteil

4.26 Zinn (Sn)

Zinn (Stannum metallicum) ist ein unedles Schwermetall.

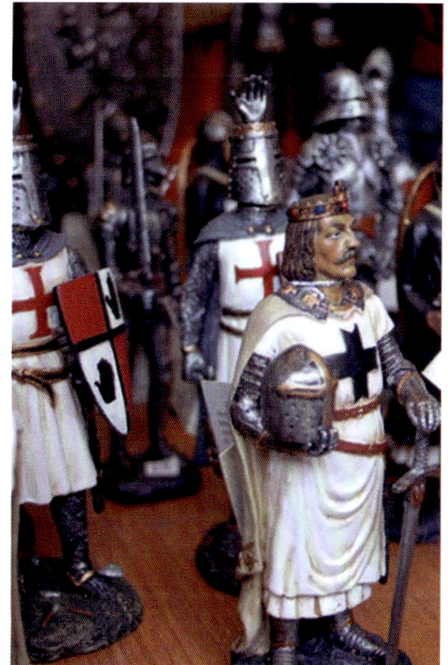

Zinnsoldaten / Fotolia

Aus dem 3. Jahrtausend v. Chr. stammen die ersten Funde von Bronze-Münzen. Bronze ist eine Legierung aus Kupfer und Zinn. Später kamen Spangen und Speerspitzen dazu.

Bereits in der Bibel wird Zinn als Grabbeigabe erwähnt, und aus der griechischen Mythologie ist überliefert, dass der trojanische Held, Achilles zinnerne Beinschienen, gewonnen aus dem Taurus-Gebirge, trug.

Ab dem 1. Jahrhundert n. Chr. stellte man meist in Klöstern Statuen und sakrale Gegenstände aus dem silber-weißen und weichen Metall her.

Zinn, das dem römischen Gott Jupiter zugeordnet ist, wird sogar als ein Grund für die römische Besetzung Britanniens angeführt. In Cornwall befanden sich damals bedeutende Erzvorkommen, die als Rohstoff für die Waffenindustrie wichtig waren.

Zinn hat eine Halbwertszeit von vier Monaten im Körper. Es gleicht die polaren Prozesse von Übermaß und Mangel aus, vermittelt zwischen Spannung und Erschlaffung (Leber und Lunge).

Vorkommen

- Amalgam-Füllungen (Non-Gamma-2)
- Verlötete Konservendosen
- Triphenylzinn (Anstrichfarbe für Schiffbug, hochtoxisch)
- Orgelmetall
- Weißblech (= verzinntes Eisenblech), Dosen
- Stanniolpapier
- Lötmaterial
- Elektronische Bauteile (Leiterplatten)
- Floatglasherstellung
- Kunststoff: PVC-Stabilisator
- Fungizide
- Desinfektionsmittel
- Bleigießen (anstelle von Blei)
- Metall- und Glockengießerei
- Zinnsoldaten
- Zahncreme
- Holzkonservierung

Zinn in Nahrungsmitteln

Nahrungsmittel, die einer Dose entnommen werden und in einer sauren Flüssigkeit liegen, können Zinn beinhalten: z. B. Tomaten, Früchte, Pilze. Auf beschichtete Dosen achten, sie schützen vor Zinn.

Tagelang offen stehende Konservendosen mit saurem Inhalt erhöhen die Zinnabgabe an das Nahrungsmittel.

Vergiftungssymptome

Anorganisches Zinn wird durch Darmbakterien und Candida-Pilze in organisch-toxisches Zinn umgewandelt. Es ist gehirn- und liquorgängig und potenziert die Wirkung des organischen Quecksilbers im Gehirn. Toxisches Zinn liegt immer in organischer Form oder Verbindung vor:

- Parodontose
- Ablagerung in Knochen, Leber und Niere
- Gallenentzündung

- Lipidlöslich mit Affinität zum ZNS
- Ausscheidung über Urin, Galle und Stuhl
- Starke Erschöpfung
- Lähmungen
- Nervenstörungen und -schmerzen
- Schmerzen im Magen-Darm-Trakt
- Kopfschmerzen
- Heiserkeit
- Husten, Bronchitis, Asthma
- Hemmung der Hämoglobinsynthese (Blutsauerstoffreduktion)
- Zinkmangelerzeugung (Immunschwäche)
- Hautläsionen mit Rötungen und Juckreiz
- Schleimhautreizungen
- Hirn- und Rückenmarksödem (Wassereinlagerung)
- Herz-Rhythmus-Störungen
- Anämie und Wachstumsstörungen
- Hodendegeneration
- Krebserzeugung (Adenocarcinom der Brust, Uterussarkom)
- Senkung des weißen Blutbildes
- Muskelzittern
- Hemmung der Mitochondrienaktivität
- Durch Inhalation Lungenerkrankung (Stannosis)
- Calcium-Senkung
- Augenentzündungen
- Hyperaktivität
- Schlaflosigkeit, Müdigkeit
- Erinnerungsschwäche, Konzentrationsschwäche
- Vigilanzverlust
- Desorientiertheit, Vergesslichkeit, Desinteresse
- Epileptische Anfälle
- Anorexie, Hirnödem mit Übelkeit, Erbrechen, Krampfanfälle
- Ödeme
- Fibromyalgie
- Trigeminusneuralgie
- Verstopfung (Obstipation) im Wechsel mit Diarrhoe (Durchfall)
- Sehnen-, Bänder-, Knorpel-Probleme bei Sportlern
- Depression

Therapie und Beseitigung

- Eisensubstitution
- Roticlean E (organische Zinnverbindungen lassen sich durch Wasser alleine nicht beseitigen!)
- Chelattherapie: DMPS, DMSA
- IHHT-Zelltraining
- Zink, auch i. v.
- Glutathion-Pflaster auf Akupunkturpunkte kleben
- Natriumthiosulfat als Mundspülung oder Infusion

Zinn reagiert erst ab dem siebten Tag (Spätallergie)!

Homöopathie

Stannum metallicum als homöopathische Potenz oder spagyrische Zubereitung als 100 % Destillat

- Erschöpfung mit „alleine sein wollen"
- Liebenswürdig, nicht fordernd
- Prioritäten können nicht mehr gesehen werden
- Ab- und zunehmende Schmerzen im Tagesverlauf
- Angst vor der Mensis
- Verschlimmerung durch geistige Anstrengung
- Schwäche / Leere, von der Brust ausgehend
- Gegen 17 Uhr stärkste Schmerzen
- Beeinflussung der Wasserverteilung (z. B. bei Ödemneigung)
- Suche nach dem Sinn des Lebens
- Unterdrückte Emotionen
- Mangelnder Gerechtigkeitssinn

4.27 Zirkonoxid (ZrO_2) in der Zahnmedizin

Zirkonoxid (Synonym: Zirkoniumdioxid, Zirconia, ZrO_2) ist ein lichtdurchlässiges, nicht chemisch reagierendes, nanostrukturiertes, elektrisch nicht leitendes, gegen Säure unempfindliches, biokompatibles Material. Es wird auch „weißer Stahl" genannt.

Der Name Zirkon (Mineralstein, $ZrSiO_4$) leitet sich wahrscheinlich vom arabischen Wort „Zargun" ab, was gold oder zinnoberfarben bedeutet. In dieser Farbe liegt Zirkon in der Natur vor.[61]

[61] Behr, M., Dt. Ärzte-Verlag/DZZ 2014;69,7

Im Periodensystem gehört es zur Titangruppe, zu den Schwermineralien.

Zirkonoxid liegt vom Härtegrad eine Stufe unter der Diamanthärte und ist vielfältig einsetzbar.

Das Ausgangsmaterial des in der Zahnmedizin verwendeten Zirkonoxids wurde 1989 aus mineralischen Rohstoffen (Zirkonsand) chemisch hergestellt, mit Yttrium teilstabilisiert und durch eine Keramikmischung zunächst als Aluminiumoxid und 1990 als medizinischer Werkstoff Zirkoniumdioxid auf den Markt gebracht. Das heutige Zirkonoxid ist die gereinigte, nahezu metallfreie Form der früheren Ausgangssituation, in der Implantatherstellung gesintert, gehippt oder heißisostatisch nachverdichtet (Quelle: Bio HIP, Fa. Dentalpoint-Zürich) und seit 2003 in mehreren unterschiedlichen Dichten auf dem Markt. Zirkonoxid für eine Brücke oder Krone ist deshalb nicht aus dem gleichen Zirkonoxid-Material wie Zirkonoxid-Implantate.

Zirkondioxid-Keramiken haben eine geringere Plaqueaffinität als Titan und andere Metalle. Weniger Plaque bedeutet auch eine verminderte Neigung zu Apoplex, Herzinfarkt und kardiovaskulären Erkrankungen bzw. weniger parodontale oder periimplantäre Komplikationen.[62]

Zahnmedizin

Zirkon-Implantate sollten nicht bei Bruxismus und therapieresistenten Parafunktionen in der Zahnmedizin eingesetzt werden. Reines Zirkon ist als Aufbisskontakt zu hart für einen optimalen, normalerweise leicht federnden Aufbiss; ein Abrieb der Zahnmaterialien des Gegenkiefers ist hierdurch möglich.

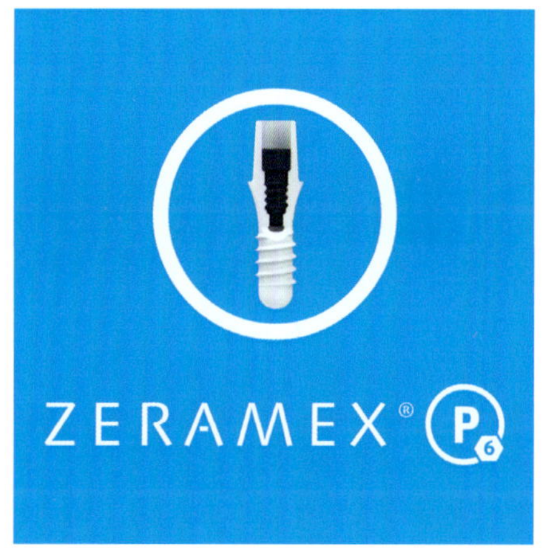

Zweiteilges Zirkonimplantat / Fa. Dentalpoint AG, Schweiz

Zirkonoxid, welches in der Zahnmedizin Verwendung findet, hat eine chemische Löslichkeit von bis zu 25 µg/cm², wird aber häufig durch Keramiken oder andere Oberflächen (z. B. Implantat: hydrophil) umschlossen.[63]

---

[62] Nelson, R.F.A. Silva: „Performance of Zirconia for Dental Healthcare" Materials 2010,3,863-896

[63] Fa. Dentalpoint: Hydrophile Oberfläche

Bei den zu 99 % reinen Zirkonoxid-Arbeiten sind es häufig die Einfärbungen der Zirkonoxidmaterialien, die Unverträglichkeiten oder Allergien hervorrufen (z. B. Kobaltblau). Aluminium sollte zusätzlich bei jeder Allergietestung mit einbezogen werden (siehe unter Al).

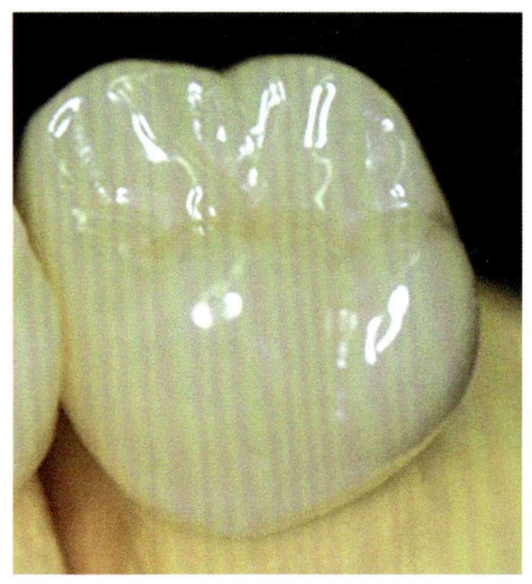

Zirkonkrone, ästhetisch zahnfarben / Behm-Dental, Heddesheim

Zirkonoxid kann als Brücken-, Kronen- oder Inlay-Ausführung mit Zement eingesetzt werden. Zemente sind in unseren Testreihen als verträglicher einzustufen als Kunststoffkleber, der im Bereich Keramik Verwendung findet.

Vorkommen

- Zahnmedizin (Gerüstkeramikkronen / -brücken mit bis zu sieben Gliedern, Implantate – ein- und zweiteilig, Inlays, Onlays, Primärteleskope, Wurzelstifte, Brackets)
- Bremsscheiben
- Orthopädie: Kugelköpfe und Pfanneneinsätze für Hüftprothesen
- Hitzeschutz: Weltraumraketen
- Röntgenkontrastmittel
- Katalysator
- Reaktortechnik
- Textil-Imprägnierung
- Farben
- Ledergerbung
- Glas- und Keramikindustrie
- Ablagerungen in Gehirn, Niere, Leber, Lunge, Muskeln, Lymphe[64]
- Parkettlack
- Tintenstrahldrucker (Farbe)

Unverträglichkeit / Allergie auf Zirkonoxid

- Zungenschwellung
- Schleimhautrötung und -schwellung
- Mundbrennen

[64] Merian 1994

- Übelkeit
- Brechreiz
- Magenschmerzen
- Diarrhoe
- Leberschädigung
- Grippeähnliche Symptome
- Hautreaktionen: Papeln und Granulome, die ca. nach vier Wochen Kontakt entstehen
- Einatmung: Kopfschmerzen, Unruhe, systolischer Blutdruckanstieg[65]
- Belastungsgrenze: 12–28 µg / l im EDTA-Blut (Labor)

Strahlenexposition / Radioaktivität von ZrO_2

Die Herstellung von Zirkonoxid erfolg durch chemische Behandlung von Zirkonsand ($ZrSiO_4$). Die Materialen werden chemisch aufgelöst und in mehreren Schritten so gereinigt, dass daraus ein hochreines Produkt entsteht. Dieses wird mit 1-4 mol% Yttriumoxid (Y_2O_3) legiert, anschließend wärmebehandelt (calciniert) und gemahlen. Der resultierende Rohstoff gilt als praktisch frei von allen störenden Verunreinigungen, einschließlich strahlender Anteile (Metoxid).

Hochreine, von alpha-Emissionen vollkommen unbelastete ZrO_2-Keramik ist technisch realisierbar.

Proben zeigen Organdosen unter 3,78 mSv / Jahr mm^2.

Aufbrennkeramiken, wie sie in der Zahnheilkunde zur Verblendung von Metallkronen verwendet werden, zeigen im Vergleich eine höhere Organstrahlendosis von 4,2 mSv / Jahr mm^2.

Die Strahlenexposition in Westeuropa beläuft sich im Mittel auf 1,1 bis 3,7 mSv. Eine zahnärztliche Brücke aus Zirkonoxid steigert die Autoradioaktivität eines Erwachsenenskeletts um circa 0,1 %. Die Belastung durch Zirkonoxid ist somit vernachlässigbar, da sie unter der körpereigenen Strahlung von 2,17 mSv pro Jahr durch körpereigenes Kalium liegt.

Yttrium wird unter anderem in Titan- und Zirkonoxidimplantaten zur Verbesserung der Oxidationsbeständigkeit verwendet.
Das radioaktive Isotop Strontium zerfällt unter Abgabe von Beta-Strahlung in das metastabile Yttrium, das wiederum zu stabilem Zirkonium zerfällt.
Es hat eine Halbwertszeit von 64 Stunden.

---

[65] Schröder und Balassa 1966

Therapie bei Unverträglichkeit / Überschuss / Allergie:
siehe unter „Aluminium", Seite 25

Homöopathie
Zirconium metallicum, muriaticum u. a. ab C10
- Kreativität kann nicht ausgedrückt werden
- Ovarien-Entzündung
- Gelenkerkrankungen

Yttrium bromatum, silicicum, metallicum u. a. ab C12
- Kreativität ohne Selbstbewusstsein
- Heiserkeit
- Rezidivierende Halsentzündungen

5 Kunststoffe in der Zahnmedizin und ihre Auswirkungen

Die Verträglichkeit von Kunststoffen ist abhängig von der Aushärtung der Kunststoffschichten. Häufig werden einzelne Schichten (Restmonomere) nicht ausreichend auspolymerisiert.[66] Eine ständige Schadstoffbelastung ist die Folge. Das andauernde Schlucken von Restmonomeren erzeugt Entzündungen und Ablagerungen, insbesondere in den Nieren. Bakterien auf den Schleimhäuten (Speichel-Kunststoff Analyse IMD-Labor) verstoffwechseln nicht umgesetzte Restmonomere zu hochtoxischen Epoxiden und Formaldehyden, die genetische Veränderungen hervorrufen können.[67] Formaldehyd kann mehrere Monate aus dem Kunststoff entweichen.

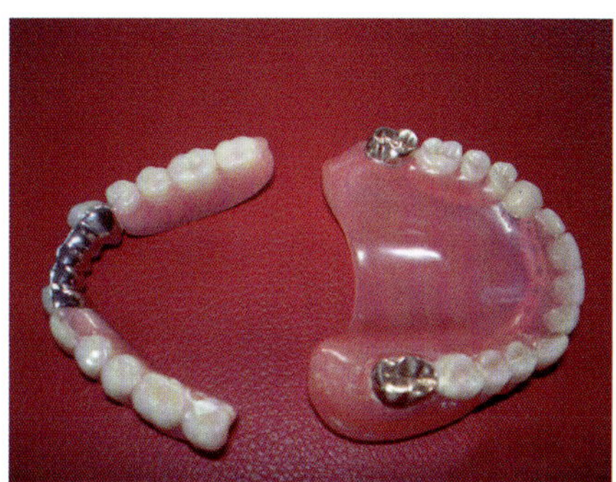

Kunststoff-Teilprothesen mit verschiedenen Metallen / eigenes Bild

Wenn eine einzelne Acrylat-Allergie vorliegt, ist es möglich, innerhalb weniger Wochen auf weitere Acrylatformen allergisch zu reagieren. Leider haben wir bei unseren Patienten häufig diese Erfahrung machen müssen.

Testvorgang:
Ein kombinierter Zahnersatz z. B. bei einer Teleskop-Prothese kann durch die Kunststoffe bis zu 70 verschiedene Komponenten beinhalten (Thumfarts Zahntechnik / Doris Thumfart 2019).

Die Kunststoffe werden zunächste einzeln mit einem LTT + BDT Test getestet (ein Allergie-Pass kann bei Auffälligkeiten ausgestellt werden). Danach werden die zukünftigen Zahnmaterial-Proben im Endverarbeitungszustand, genauso wie sie später in den Mund eingesetzt werden nochmals getestet (LTT+BDT). Wenn alle Proben allergiefrei getestet wurden folgt der SRT-Speicheltest mit allen Proben zusammen im Mund, damit wird eine allergische neue Reaktion der Materialien untereinander ausgeschlossen.

---

66 Neiss, Dr. Just, Heidelberg

67 Gentest: GST M1, P1, T1 = Schadstofferkennungs-Nachweis (IMD-Labor, Berlin)

Wichtig: Vor dem gesamten Testvorgang sollte der Patient die Proben zu Hause einzeln 5 min lutschen (keine Flüssigkeiten) um einen Erstkontakt zu den Stoffen herzustellen. Allergische Reaktionen machen sich erst bei einem Zweitkontakt bemerkbar, somit optimalerweise zum Zeitpunkt der Blutabnahme und des nachfolgenden Speicheltestes in der Praxis (Info: Zentrum für Zahnmaterialtestung – MA)

„Aus Kunststoff-Füllungen können chemische Verbindungen wie Formaldehyd freigesetzt werden."[68]

Kunststoff-Verwendung in der Zahnmedizin:

- Fissurenversiegelung um Karies vorzubeugen
- Füllungstherapie
- Kieferorthopädie als Befestigung von Multibandapparaturen bei Spangen
- Prothesen
- Verblendungen von Zahnkronen
- Kleber (Bondern) von Keramik-Kronen / Inlays und Implantaten aus Zirkonoxid (zweiteilge Varianten)
- Aufbissschienen

Kunststoffe werden im Mund freigesetzt durch

- Erwärmung
- Alkohol (je hochprozentiger, desto mehr)
- Abrasion (Verschleiß, Aufbiss, gegenüberliegende Materialien)
- Speichel (saures Milieu)
- Einwirkung von Nahrung und Getränken
- Bakterien (bei Restmonomeren), deshalb auch häufig ein unangenehmer Geschmack oder Geruch (bitter oder schwefliger Geschmack und übel riechender Mundgeruch) als Folge eines Zersetzungsvorgangs von Kunststoffen, oder aber auch aufgrund einer weichen Kunststoffoberfläche, die Bakterien eine optimale Einnistungsmöglichkeit mit Zersetzungsgeruch bietet.

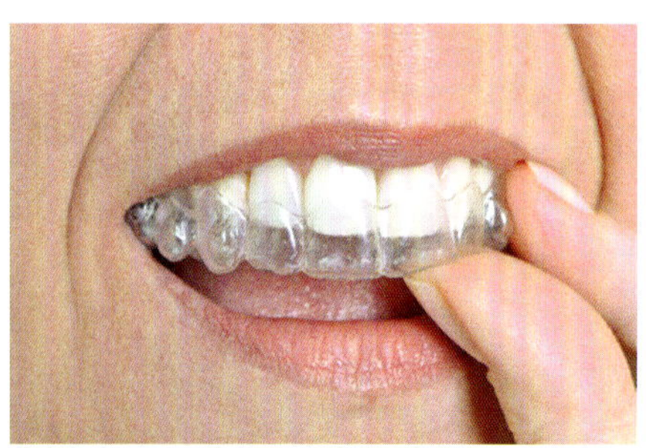

Verwendung als Schiene: Kunststoffschiene / Fotolia

[68] Wolf, Dr. Thomas, Uni Mainz, Bundesvorstand Dt. ZÄ, Zeitschrift „Guter Rat" 2014

Kunststoffe bestehen z. B. aus
- TEGDMA (Triethylenglycoldimethacrylat)
- BISGMA (Bisphenol-A-(di)-methacrylat)
- HEMA (Hydroxyethylmethacrylat)
- MMA (Methylmethacrylat)
- DUDMC (Diurethandimethacrylat)
- EGDMA (Ethylenglycoldimethacrylat)
- BDMMA (Buthandiol-1-4Methacrylat)
- N-D4TDimethacrylester,
- Nylon (Valplast),
- PEEK (Plyetheretherketone),
- DMPT (Dimethyl-para-toluidin)
- Hydrochinon, Phthalate, Campherchinon, Benzoylperoxid, Formaldehyd
- Eugenol (meist in prov. Zementen, zum Einsetzen von Kst.-Provisorien)

Pulpentoxizität (kann Zahn-Nervenschädigungen verursachen) durch: EGDMA, DEGT-MA, TEGDMA

Kunststoffe wirken mutagen, allergisch, toxisch und hormonell.
Symptome (Schmalz / Geurtsen / Arenholt-Bindslev2006)
- Urticaria bis anaphylaktischer Schock (Allergie Typ I)
- Schleimhautrötungen und Schwellungen Praxiserfahrungen:
- Darmprobleme, Nahrung kann auf Dauer nur schwer verarbeitet werden (Leaky gut)
- Gewichtsabnahme
- Appetitlosigkeit
- Schwindel
- Konzentrationsstörungen
- Psychische Veränderungen

Wechselwirkungen:
Toxikologische Wirkungen von Fluoriden auf Kunststoffen wurden bewiesen (Trempetic, Engelmann, Geuertsen, Leyhausen 2006). Fluoride sind in Zahnpasten vorhanden. Niedermolekulare Kunststoffe (TEGDMA, HEMA) können sich an aktive Zentren von Enzymenandocken und sie somit inaktivieren. Auch Co-Enzyme, wie ATP, Biotin, Häm, Ubichinon ... sind betroffen, eine Blockierung ihrer Tätrigkeit ist die Folge.

5.1 Bisphenol-A (BPA)

Brackets mit Kunststoffklebern / Fotolia

Vorkommen

Bisphenol-A ist ein Abbauprodukt im Stoffwechsel von BisGMA und ist nahezu in allen dentalen Kunststoffen standardmäßig enthalten. BPA gilt als toxische Substanz (Prof. Dr. Dr. F.X. Reichel LMU München)

- Bisphenol-A-(di)-methacrylat (BISGMA) ist nahezu in allen dentalen Kunststoffen standardmäßig enthalten (z. B. Composites)
- Kleber für Keramikkronen
- Kleber für Veneers
- Wurzelfüllmaterialmix
- Brackets werden mit Kunststoffklebern am Zahn befestigt
- Kunststoff-Füllungen
- Kunststoffverblendungen, z. B. bei Teleskopkronen

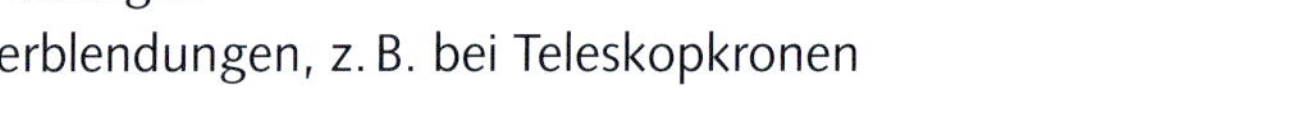

Der menschliche Speichel löst BPA aus den Bindungsstellen.

Nano-Titandioxid mit Bisphenol A führt zu toxischen Effekten und einer erhöhten Bildung von freien Radikalen, DNA-Doppelstrangbrüchen und Mikronuklei.[69]

BPA ist östrogenhaltig und kann folgende Symptome hervorrufen:

- Mundtrockenheit
- Empfindlichkeit der Schleimhäute
- Rötung der Schleimhäute
- Magen-Darmprobleme
- Halstrockenheit
- Schwindelattacken bis Gehunfähigkeit
- Ständiges Räuspern
- Hautrötungen am ganzen Körper, beginnend an Armen und Beinen
- Spermienproduktions-Störung
- Zyklusstörungen
- Prostata-Volumenzunahme
- Brennen des Mundraumes bis Magen-Darm
- Rötungen und Schwellungen der Schleimhaut

---

[69] Zheng et al. 2012 / DEGUZ-Fachinfo

- Übergewicht am Anfang (Wassereinlagerung durch Histamin)
- Untergewicht nach langer Verweildauer des Allergens, da der Darm nichts mehr aufnehmen kann (Schleimhautdefekte)

Die toxischen Eigenschaften von BPA wurden durch 138 öffentlich finanzierte Studien einwandfrei nachgewiesen, von 11 durch die Industrie gesponserten Studien aber nicht! Letztere waren 2007 offensichtlich ausschlaggebend für die Entscheidung der EU-Lebensmittelbehörde (EFSA), den Tages-Toleranzwert (TDI) für BPA sogar noch zu erhöhen: von 10 auf 50 µg![70]

Dieser Weichmacher ist in Baby-Schnullern verboten, aber in Zahnfüllungen noch erlaubt.

5.2 HEMA, TEGDMA, BISGMA – die häufigsten Allergene im Kunststoffbereich

Vorkommen
- Prothesen
- Füllungen
- Verblendungen

Symptome bei Unverträglichkeit
- Rötungen oder Entzündungen an Zahnfleisch, Zunge, Lippen und Gesichtshaut
- Kontaktekzem der Haut, insbesondere bei Kontakt mit den nicht ausgehärteten (auspolymerisierten) Kunststoffen
- Asthma
- Allergien
- Hypertonie

Die Polymerisation von Kunststoffen
Sie wird durch das schmerzstillende Eugenol-Nelkenöl (Zahnmedizin) gestört.

Studien- und Beobachtungen über HEMA, TEGDMA, BISGMA
- Es kommt zu einer Schädigung des Zahnnervs durch gelöste Kunststoffbestandteile und chemische Kunststoffzusätze.[71]

---

[70] Willems, W.: Ergebnisse nach Wunsch, SZ 3. Nov. 2007

[71] Buchmann 1992, Berkiten 2000

- Bakterien und Pilze nutzen Kunststoffe als Kohlenstoffquelle für ihren Stoffwechsel.[72]
- Kunststoffe können von Bakterien zu hochtoxischen Epoxiden und Formaldehyd umgebaut werden.[73]
- Bestimmte Kunststoffbestandteile (HEMA, TEGDMA und BISGMA) wirken in hoher Konzentration genverändernd.[74] Ein bestimmter Kunststoffbasisstoff (BISGMA) zeigt in Laborversuchen eine hormonähnliche (Östrogene) und krebserzeugende Wirkung.[75]
- Nach einer einzelnen Kunststoffallergie folgen häufig weitere Allergien auf andere Kunststoffgemische mit einem Abstand von zwei bis sechs Wochen, da man nicht ausschließen kann, dass ein Restmonomer des Grundlagenstoffes MMA (Methylmethacrylat) vorhanden ist.
- Bonder haben eine höhere Freisetzungsrate als die eigentlichen Kunststoffe für z. B. Füllungen und sind Haut-unverträglich.
- Kunststoffe können den Stoffwechsel von Frauen und Männern sowie die Entwicklung der Geschlechtsorgane beeinträchtigen. Frühgeburten sind möglich.[76]

Umweltmedizinisch sind Kunststoffe somit – und zwar wissenschaftlich mehrfach gesichert – als allergen, toxisch, mutagen und östrogenartig einzustufen. Für umweltkranke Patienten ist der Gebrauch dieser zahnärztlichen Werkstoffe somit eher ungeeignet[77]. Der Grad der Toxizität steigt, je kleiner die Molekülgröße ist. **Fluoride** (z. B. aus Zahnpasta) und **Peroxide** (Zahnbleichmittel) stellen einen Potenzierungsfaktor der toxischen Wirkung bei Kunststoffen dar.[78]

BISGMA weist die geringste zelluläre Verträglichkeit auf.[79]

Bonder (Verbindungskleber Zahn-Füllung / Krone / Inlay) sind die am schlechtesten verträglichen Kunststoffvarianten. Häufig wird der Zahnnerv (Pulpa) überreizt. Die Folge sind: Absterben der Pulpa und nachfolgende Wurzelfüllungen oder Extraktionen der betroffenen Zähne.[80]

---

[72] Friedl 1992

[73] Reichl 2002 und 2003

[74] Reichl 2003

[75] Olea 1996, Reichl 2003

[76] Umweltbundesamt Berlin

[77] Schmals et al. 2006

[78] Graf 2004 / Janda 2007 / Reichel 2003+8 / Schmals und Ahrenhold, Bindsley 2005 / Schmals et al. 2006

[79] Dr. Lechner, ZA, München

[80] Graf 2008a, 2010

Allergie-Testung
- Epicutantest (Vorsicht: Kontaminierungsgefahr mit Allergieschub)
- LTT-Bluttest (Lymphozytentransformations-Test)
- BDT-Bluttest (Basophiler Degranulations-Test)
- SRT-Redem-Speicheltest

Alternativen
Thermoplasten und Nylonmaterialien oder, wenn möglich, Zirkonoxid oder Keramik mit EM (effektiven Mikroorganismen).

Filamentdrucker, Nanokohlefasern-G-CamGraphenano (Dentaltechnik Wichnalek 2019)

Kunststoff-Vermeidung in der Umwelt
Wenn eine Kunststoffallergie besteht, sollten folgende Faktoren zusätzlich berücksichtigt werden
- Fetthaltige Lebensmittel nicht in Kunststofffolien oder Behältern kaufen
- Kunststoffflaschen meiden
- Wasser aus Kunststoffrohren vor der Erstbenutzung etwas herauslaufen lassen
- Kunststoffspielzeug und Geräte, die älter als zehn Jahre sind, entfernen. Es sind sehr oft mittlerweile verbotene Stoffe in diesen alten Gegenständen enthalten. Aufgrund der strengen Bestimmungen am besten „Made in Germany" bevorzugen.
- Essen nicht in Kunststoffdosen aufbewahren
- Immer frisch kochen, keine Fertigprodukte verwenden
- Haushalt: zweimal täglich stoßlüften und feucht Staub wischen
- Natürliche Stoffe auf der Haut wählen (Baumwolle, Seide o. ä.)

Ausleitung:
Grobe Ausleitung: Leber-Galle-Lymphe-Darm
- Kohle
- Betonit / Zeolith setzen Blei frei und Aluminium, Silicium = Kieselsäure dazunehmen
- Heilerde
- Chlorella indoor nicht outdoor!
- Leinsamen biologisch
- Glutathion
- Rosmarin
- Propolis

Gehirnentgiftung:

- Melatonin 20mg
- Asthaxantin
- Alpha-Liponsäure
- Kein Koriander (ist sehr belastet) 2 Trpf. Können einen MS-Schub auslösen (Dr. Mutter Buch Amalgam)

Aminosäuren:

- Glycin
- Taurin
- kein Glutamin! Kein Methionin!

6 Prima Vital Keramik – Dentalkeramik mit effektiven Mikroorganismen

Effektive Mikroorganismen sind eine spezielle Mischung von Mikroorganismen, die regenerative Prozesse unterstützen und fäulnisbildende Prozesse unterdrücken.

Die wichtigsten Mikroorganismen sind Milchsäurebakterien, Hefen, Photosynthesebakterien und Actinomyceten.

Verschiedene Arten von diesen nützlichen Mikroorganismen können im Zusammenspiel die Mundflora günstig beeinflussen und sie wieder ins Gleichgewicht bringen.

Die Mikrobenmischung verliert unter bestimmten Voraussetzungen wie z. B. bei hohen Temperaturen (1000°–1200° Celsius), die beim Brennvorgang von Dentalkeramik und speziell der Prima Vital Keramik benötigt werden, ihre Lebensinformation nicht[81].

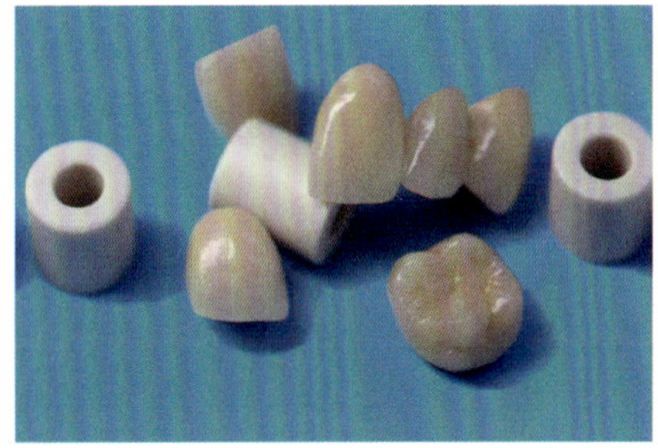

primadenta Zahntechnik GmbH

Diese Erkenntnis war für die Prima Denta Zahntechnik richtungsweisend auf dem Weg zur Entwicklung eines gut verträglichen Zahnersatzes.

Mit der weiter bestehenden Lebensinformation bleiben ebenfalls alle positiven Eigenschaften erhalten. Die effektiven Mikroorganismen sind im Vollbesitz all ihrer Funktionen, aber dennoch mit dem Zahnersatz fest verbunden und können nach der Eingliederung aktiv dessen Verträglichkeit fördern.

Das Besondere an der Prima Vital Keramik ist die positive Beeinflussung der Mundgesundheit in dem so sensiblen Zahn-, Mund- und Kieferbereich, was sich positiv auf den gesamten Organismus auswirkt.

---

[81] Higa, T.: Eine Revolution zur Rettung der Erde, Kapitel 7

Patienten schildern die besonderen Fähigkeiten der Prima Vital Keramik so:

- Gute Regulierung des pH-Wertes im Mund
- Schnellere Beruhigung der beschliffenen Zähne nach dem Einsetzen des Zahnersatzes
- Reduzierte Warm-Kalt-Empfindlichkeit der Zähne
- Guter Tragekomfort (kein Fremdkörpergefühl)
- Harmonisierende Wirkung beim Zusammentreffen verschiedener Zahnmaterialien im Mund
- Verbesserung des Mundbakterienmilieus

7 Aminosäuren – wichtige Zell-Multitalente

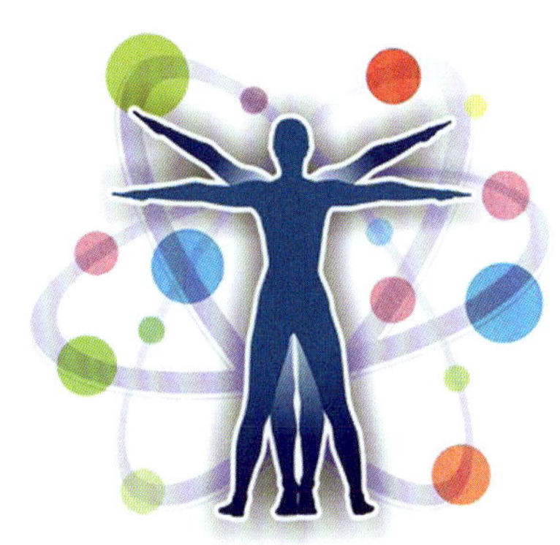

Fiedels / Fotolia

Eiweiße (Proteine) erzeugen gemeinsam mit Fetten, Zucker, Vitaminen und Mineralstoffen eine Vielzahl weiterer wichtiger Substanzen im Bereich der Zellmembran, des Blutes und der Körpersekrete. In Zeiten höherer Belastungen wie Krankheit, Stresssituationen, Schwermetall- oder Toxinüberflutung, im Alter, in der Schwangerschaft und in der Wachstumsphase bei Kindern kann der Körper eine höhere Dosis spezieller diätetischer Zugaben benötigen. Durch Blutuntersuchungen in meiner Praxis habe ich in den letzten 20 Jahren viele Vitamin- und Aminosäuren-Profile gesehen und kann sagen: Man ist trotz guter biologischer Ernährung in der Regel nicht ausreichend mit Vitaminen und Aminosäuren versorgt.

Insbesondere entsteht häufig ein Leaky-Gut-Syndrom durch den gehäuften Gebrauch von Konservierungsmitteln, chemischen Medikamenten, minderwertigen Nahrungsmitteln und durch allergische Reaktionen auf Nahrungsmittel, Metalle und Kunststoffe an der Darmwand, welche die Vitamine und wichtigen Proteine an der Aufnahme behindern.

Proteine bestehen aus Aminosäuren. Diese tragen zur Regulation des Darmmilieus bei, denn Aminosäuren haben eine besondere Bedeutung in der Verwertung wichtiger zur Heilung beitragender Stoffe. (Eine Regeneration der Darmflora kann durch die Zugabe von Darmbakterien beschleunigt werden.)

Bei der Ernährung im Sport und den typischen Eiweiß orientierten Diäten wie Montignac, Low-Carb, Atkins, Steinzeit und bei der ketogenen Ernährungsform fallen vermehrt Stickstoffabfälle an wie Ammoniak und Harnstoff. Diese können auf Dauer den Körper schädigen. In der oralen Substitution ist insbesondere ein bestimmtes Verhältnis der Proteine zueinander wichtig, um diese Problematik zu umgehen[82]. Auf eine hohe

[82] Empfehlung der Nat. Academy of Science / USA

Nettostickstoff-Verwertbarkeit (= NNU / Net Utilization) sollte dabei geachtet werden. Bei Eiweißkonzentraten sollte ebenfalls auf hohe biologische Herkunft geachtet werden.

Aminosäure-Funktionen

- Aminosäuren helfen, Infektionen zu behandlen.
- Aminosäuren enthalten antibiotische Peptide, die bestimmte Erreger angreifen können, indem sie in deren Zellwände eindringen.
- Aminosäuren werden gegen Hefe und Schimmelpilze sowie Streptococcus mutans, der Karies auslöst, eingesetzt.
- Aminosäuren helfen, das Wachstum von methicillinresistenten Staphylokokken zu hemmen.
- Aminosäuren wirken schneller als ein Antibiotikum und greifen gesunde Zellen nicht an.
- (siehe Ausführungen zu den einzelnen Aminosäuren im Anschluss)

Essenziell = muss mit der Nahrung zugeführt werden, weil sie vom menschlichen Stoffwechsel nicht selbst gebildet werden kann.

Nicht essenziell = Aminosäuren werden vom Organismus selbst hergestellt.

Bedingt essenziell = bei bestimmten Krankheiten und auch im Säuglingsalter kann die körpereigene Synthese dieser Aminosäuren gestört sein kann.

Essenzielle Aminosäuren: L-Histidin, L-Leucin, L-Methionin, L-Cystein, L-Threonin, L-Valin, L-Isoleucin, L-Lysin, L-Phenylalanin, L-Tyrosin und L-Tryptophan

Nicht essenzielle Aminosäuren: L-Alanin, L-Asparagin, L-Glutamat, L-Glycin, L-Serin, L-Arginin, L-Aspartat, L-Glutamin und L-Prolin

Zu den basischen Aminosäuren gehören

L-Lysin
L-Arginin
L- Histidin

Zu den sauren Aminosäuren gehören

L-Cystein
L-Asparaginsäure (Aspartat)
L-Glutaminsäure (Glutamat)

Aminosäuren-Status durch Blutabnahme

Eine Aminosäure-Dysbalance gibt Information über Herz-Kreislauf-, Nervensystem-, Muskelstoffwechsel-, Hormonsystem-, Knochen- und Bindegewebe-Störungen.

Das Aminosäuren-Verhältnis im Blut hat einen starken Einfluss auf die zelluläre Aufnahme der einzelnen Aminosäuren, sodass eine gezielte Verabreichung bei einem Mangelzustand eine schnelle Regulation und Verbesserung des Gesundheitszustandes bedeuten kann. So können sich bei optimaler Einstellung der Aminosäuren z. B. eine Arteriosklerose oder eine Blutzuckerproblematik regulieren.

Eine Überdosierung einzelner Aminosäuren kann eine schlechtere Aufnahme anderer Aminosäuren bedeuten und dadurch ein Ungleichgewicht erzeugen.

Ein Aminosäuren-Mangel lässt sich nicht nur im Blut feststellen. Die ersten äußeren, sichtbaren Mängel zeigt uns der Körper:

- Haarausfall
- Faltenbildung
- Muskelschwäche
- Augenränder und Tränensäcke
- Ödeme (Wassereinlagerungen; sichtbare Sockenränder!)
- Wundheilungsstörungen uvm.

Jede Aminosäure hat ihr eigenes Betätigungsfeld in unserem Körper, was die folgende Auflistung zeigt.

7.1 L-Alanin – der Glukose- und Stressregler

L-Alanin ist eine nicht essenzielle Aminosäure. Sie entsteht durch die Abspaltung von L-Asparaginsäure.

Eigenschaften

- Bakterien-Zellwandbaustein
- Kohlenhydratstoffwechsel: Endprodukt des Glukoseabbaus
- Alanin + Histidin = L-Carnosin

Wird eingesetzt (bei)

- Zur parenteralen Ernährung von Diätetika (Bestandteil von Infusionslösungen)
- Diabetes Typ I und II
- Prostata-Beschwerden: L-Alanin + L-Glutamin + L-Glycin senken die Beschwerden bei erschwertem, schmerzhaftem Wasserlassen
- Prostatavergrößerung und Zellentartung
- Rascher Energielieferer, wird in Zucker umgewandelt
- Blutzuckerspiegel-Anhebung (Glukagonausscheidung = Gegenspieler des Insulins)
- Fördert die Glukoseherstellung und reguliert den Blutzuckerspiegel
- Unterzuckerung (Zuckerschock)
- Blutgefäßerweiterung
- Muskelaufbau (Bodybuilding)
- Steigerung der Kraft und Ausdauer (mit Beta-Alanin und Kreatin)
- Verbesserung der Tiefschlafphasen
- Verminderung von Erschöpfungszuständen
- Stabilisierung des Testosteronhaushaltes (= männliches Hormon)
- Stärkung der Immunfunktion
- Verzögerung von Säurebildung des Muskels bei körperlicher Tätigkeit
- Verhinderung von Nierensteinen
- Stärkung des Herz-Kreislauf-Systems und Verbesserung der Fitness
- Auge: Bei Glaukom und Katarakt, L-Carnosin 3 x tgl. 1.000 mg als Kapseln.[83]

Vorkommen

- Gelatine
- Rindfleisch
- Fisch
- Soja
- Molkeprodukte
- Hefe
- Rebhühner
- Getrocknete Champignons
- Sonnenblumenkerne
- Weizenkeime
- Petersilie

---

[83] Dr. Klinghardt

Produkte nicht lange kochen oder waschen, da L-Alanin durch Wasser ausgelöst werden kann und somit verloren geht!

Einnahme: Bitte lassen Sie sich von einem Therapeuten beraten!

7.2 L-Arginin – ein potenter NO- und Gefäßaktivator

L-Arginin ist eine semi-essenzielle, basische, wasserlösliche, bittere Aminosäure. Sie ist essenziell für Kinder!

Eigenschaften

- Erhöht Aktivität von natürlichen Killerzellen
- Erhöht die Makrophagen-Leistung
- Stimuliert die Neubildung von Abwehrzellen
- Knochenstoffwechsel (Kollagensynthese)
- Setzt Wachstumshormone aus der Hypophyse frei
- Stärkt Abwehrkräfte (erhöhter Bedarf bei Infekten)
- Schützt vor Muskelabbau (= kataboler Zustand)
- Insulinstimulierende Wirkung
- Verbessert die Durchblutung von Herz und Kreislauf
- Verbessert erektile Dysfunktionen (Potenzerhöhung)
- Reduziert Lipidperoxidation (= Zell-Schädigung durch aggressive Fett-Sauerstoff-verbindungen)
- Ist die Vorstufe von Stickstoffmonoxid (NO)

Wird eingesetzt (bei)

- Arteriosklerose / Cholesterinämie (Vorstufe: NO-Gas)+ Vit K und Magnesium
- Bluthochdruck (Blutdrucksenkung durch Senkung des Nitritoxid-Spiegels)
- Immunschwäche durch Verletzungen und Operationen / Unfälle
- Blutvergiftung
- Mangelernährung
- Diabetes mellitus (Insulinverminderung d. Glukosetoleranzerhöhung und Insulinsensibilisierung)
- Osteoporose
- Leberentgiftung + Ornithin
- Durchblutungsstörungen
- Leberentlastung + Schlaflosigkeit – Ammoniakumwandlung in Harnstoff-Ammoniak ist ein Nervengift!

- Erschlaffung der glatten Muskulatur
- Thromboseschutz
- Schlaganfallvorbeugung (Senkung des Homocysteinspiegels)
- Wachstumsphase, Minderwuchs, Haarwachstumsförderung durch Öffnung der Kaliumkanäle der Zellen
- Hyperammonämie (Ammoniaksenkung im Blut bei Ammoniaküberschuss)
- Sport – Bodybuilding Muskelaufbau (nach dem Training einnehmen!)
- Potenzmittel + Ornithin
- Darmwandschutz (Leaky-Gut-Schließung)
- Als Stimmungsaufheller
- Diäten – Gewichtsreduzierung
- Osetoporose insbesondere bei älteren Frauen, entsteht durch Argininmangel (Studie Labor Dr. Miller-Hamburg)

Gefäßpflege: Ideale Kombination mit Folsäure, Vitamin B6 und Vitamin B12

Vorkommen

- Kürbiskerne, Walnüsse, Erdnüsse
- Wassermelonensamen
- Knoblauch, Ginseng

Einnahme

3000mg Einmaldosierung und bis zu 4000mg über den Tag verteilt, 30 min vor dem Essen, oder 2 Stunden nach dem Essen!
Infusionsgeschwindigkeit: ca. 1,0 mmol Argininhydrochlorid / kg Körpermasse / Stunde Maximale Tagesdosis: entsprechend dem Korrekturbedarf bis zu 1 mmol Argininhydrochlorid / kg Körpermasse / Tag (Labor Dr. Miller-Hamburg)

Nicht bei viralen Infekten (z. B. grippaler Infekt mit Nasenbeteiligung, Herpes labialis = Lippenbläschen, Herpes zoster = Gürtelrose) einnehmen, da sich die Viren durch diese Aminosäure ernähren.

7.3 L-Carnitin – das Muskel- und Nervenschutzmittel

L-Carnitin wird aus den zwei essenziellen Aminosäuren L-Lysin und L-Methionin gebildet, ist wasserlöslich und antioxidativ wirksam. Diese vitaminähnliche Substanz mit Biocarrier-Funktion leitet Fettsäuren zum Ort der Energieproduktion innerhalb der Mitochondrienmembran. 70 % der vom Herz benötigten Energie werden über L-Carnitin generiert.

Es sollte zusätzlich mit der Nahrung aufgenommen werden. Vegetarier leiden häufig unter einem Mangel.

Eigenschaften

- Fettstoffwechsel: Steuerung und Transport von Fettsäuren in die Mitochondrien
- Nervenzellschutz (Schutz vor Abbau)
- Unterstützt den Neurotransmitterstoffwechsel
- Verbessert das emotionale Wohlbefinden
- Verbessert die Gedächtnisfunktion und andere kognitive Funktionen
- Zellmembranschutz
- Energiegewinnung
- Unterstützt die Spermienbildung
- Unterstützt die Nieren- und Leberentgiftung (Schadstoff-Abtransport)
- Unterstützt den Herzmuskel, Infarktvorbeugung
- Prävention von Alzheimer und Parkinson

Wird eingesetzt bei

- Dialyse
- Diabetes
- Adipositas: zur Fettverbrennung (in der Schwangerschaft bei zu starker Gewichtszunahme)
- Hoher Infektionsneigung
- Herzinfarktgefährdung
- Degenerativen Nervenerkrankungen als Nervenzellmembranschutz (ALS, MS u. a.)
- CFS (Chronisches Fatigue-Syndrom)
- Müdigkeit
- Erschöpfung
- Depression
- Morbus Alzheimer
- Sportlern zum Aufbau von Muskelmasse
- Angina pectoris
- Koronarsklerose (Arterienverkalkung)
- Herzinsuffizienz, Herz-Rhythmus-Störungen
- Stress
- Chronischen Erkrankungen
- Vegetarier (Ausgleich von Mangelerscheinungen)
- Infertilität (in Kombination mit Maca)
- Schwangerschaft ab der 20. Woche, da der L-Carnitin-Gehalt dann abnimmt
- Embryo: Lungenfunktionsstärkung, Herzschutz, Wachstum und Steigerung der Muskelmasse

- Alkoholikern als Leberschutz
- Leber: zur Reduktion des Fettanteils
- Post-Polio-Syndrom: Kinderlähmung-Spätfolge

Vorkommen

- Fleisch
- Pilze
- Käse, Milch

Therapeuten-Tipp

Acetyl-L-Carnitin, die acetylierte Form von L-Carnitin , ist ein sogenannter „mitochondrialer Entgifter“ (ATP- und Acetylcholin-Synthese).

Wenn die Aminosäuren Methionin und Lysin sowie Eisen und die Vitamine B6, C und Niacin nicht ausreichend im Körper vorhanden sind, entsteht ein L-Carnitin-Mangel.

Überdosierung

Übelkeit, Diarrhoe und Erbrechen und fischiger Atemgeruch!

Einnahme

Immer zu den Mahlzeiten einnehmen, ab 17 Uhr keine L-Carnitin Einnahme mehr (sonst Schlaflosigkeit).

7.4 L-Cystein – der Schleimhaut und Metallentgifter

L-Cystein ist eine semi-essenzielle, schwefelhaltige, neutrale, wasserlösliche Aminosäure. Sie wird z. T. durch die Nahrung aufgenommen oder aus dem ebenfalls schwefelhaltigen Methionin gebildet. L-Cystein ist die biochemisch aktivere Form der schwefelhaltigen Aminosäure L-Cystin. Im Alter nimmt die Menge des L-Cysteins im Körper ab.

Vor allem die Schwermetalle Blei, Cadmium und Quecksilber können mit Cystein reagieren. Hierdurch werden Proteine und Peptide wie auch das Insulin blockiert und können nur eingeschränkt tätig werden. Es findet eine Ausleitung von Schwermetallen statt, die auch gleichzeitig den Insulinspiegel bei Diabetikern senkt. Die Bedingung ist ein stetiges Vorhandensein von ungebundenem Cystein. In Verbindung mit der Aminosäure Glutamin und dem chromhaltigen Glukosetoleranzfaktor (GTF) verhindert Cystein eine Glukoseverwertungsstörung.

L-Cystein wird meist in Form von N-Acetyl-Cystein verabreicht.

Eigenschaften

- Bremst die Zellalterung
- Verflüssigt zähen Schleim (z. B. bei trockenem Husten)
- Strahlenschutz
- Funktioneller Bestandteil des Glutathion
- Erhöht die intrazelluläre Glutathion-Konzentration = Zellenergieschutz
- Immunfunktionsmittel (CD4-Zell-Erhöhung)
- Knorpelbildung (Kollagensynthese)
- Entzündungshemmung
- Bildung von Haut, Haaren (Glatzenbildung) und Nägeln
- Bindet Schwermetalle wie Quecksilber, Blei, Cadmium, Kobalt (Entgiftung)
- Hilfe bei Lungenerkrankungen
- Unterstützt die Arbeit der Enzyme
- Entgiftung von chemischen Medikamenten und Chemikalien
- Myelinschutz (z. B. bei Parkinson, ALS und MS): + ACC-Cystein und Vitamin B5 = Fettsäurenherstellung für die Zellmembran der Nervenzellwände (Myelin)
- Bindegewebsfestigkeit
- Umwandlung zu Taurin für die Verdauung, das Herz und das Nervensystem
- Leberentgiftung
- Schleimhaut-Schutz im Magen-Darm-Trakt
- Prostataschutz
- Verbindet sich mit löslichem Eisen (= Unterstützung der Eisenaufnahme, z. B. bei Eisenmangel)
- Vorbeugung von Alzheimer, MS (Multiple Sklerose) und Krebs durch Schadstoffbindung
- Senkt die Insulinkonzentration im Blut. Achtung bei Diabetikern: Erneute Einstellung der Antidiabetika erforderlich! Einnahme: N-Acetyl-Cystein (ACC) und Chrom

Insbesondere Patienten mit folgenden Erkrankungen leiden unter einem sehr niedrigen Cystein-Spiegel

- Vergiftungen (z. B. Schwermetall- und Medikamentenvergiftung)
- HIV-Infektionen (AIDS)
- Sepsis (Blutvergiftung)
- Lungenerkrankungen (z. B. chronische Bronchitis / Mukoviszidose)
- Morbus Crohn (Darm)
- Colitis ulzerosa (Darm)
- Darmerkrankungen allgemein

- Exzessive körperliche Belastung
- Rheumatische Arthritis
- Arterienverhärtung (Sklerose)
- CFS (chronisches Müdigkeits-Syndrom)
- Bulimie
- Auszehrende Erkrankungen (Kachexie), nach Strahlentherapie (z. B. bei Krebs)
- Morbus Parkinson
- Herz-Kreislauferkrankungen
- Haarausfall, Hauterkrankungen
- Verbrennungen
- Wundheilung nach Operationen
- Nach oder zur Vorbeugung von Strahlenschäden durch Radioaktivität
- Lebererkrankungen
- Reduktionsdiät
- Raucher und Smoggefährdete (Acetaldehydbindung)
- Parasitenbefall (z. B. Bandwurm, Ascariden u. a. nach Dr. Clark)
- Alkoholiker

Vorkommen

- Roher Lachs
- Eiklar
- Hafer
- Mais
- Molke
- Sonnenblumenkerne
- Walnüsse
- Sojabohnen
- Rind
- Huhn
- Cashewkerne
- Weizenkeime

Beachte:

- Wochenlanger Gebrauch reduziert die Mineralstoffe Mangan (Zellenergie) und Kupfer (Immunsystem).
- Nierensteinerzeugung
- Nicht bei Asthma, Magen-Darm-Geschwüren und Histaminintoleranz verwenden (nicht gemeinsam mit Antitussiva = Hustenblocker)
- Bei hoher Dosierung: Müdigkeit, Übelkeit, Reizungen im Magen-Darm-Bereich und Schwindel, Kopfschmerzen, Fließschnupfen, Juckreiz (Histaminbeeinflussung)
- Bitte Hochdosistherapien über 600 mg nur unter therapeutischer Aufsicht durchführen!

7.5 L-Glutamin – das Darmwand-Schutzmittel

L-Glutamin ist die wichtigste semi-essenzielle, Aminosäure. Sie ist licht- und hitzeempfindlich und liegt frei vor. Im Blutplasma und der Darmwand stellt sie mit 60 % den größten Anteil aller Proteine.

Sie ist ein Energiesubstrat für alle sich schnell teilenden Zellen (z. B. die der Schleimhäute).

L-Glutamin regeneriert die Schleimhäute und verhindert, dass schädliche Keime, Toxine und Metalle durch die Darmwand in das Blut und dadurch in den Körper eindringen. Somit wirkt es einem Leaky-Gut-Syndrom entgegen. Weiter fördert die Aminosäure die Wiederansiedlung von physiologischen Bakterienstämmen.

Glutamin hat die dominierende Neurotransmitterfunktion im Gehirn, es erzeugt einen Calciumeinstrom in die Nervenzellen, steigert somit die Erregbarkeit des Neurons und verbessert hierdurch die Reizweiterleitung.

Weiter entfernt es im Zentralnervensystem (Gehirn und Rückenmark) neurotoxisch wirksame Substanzen (wie z. B. Ammoniak) und sorgt für eine bessere Durchblutung des Gehirns.

Glutamin unterstützt in der Zelle den Zitronensäurezyklus und fördert die Endoxidation von Zucker. Hierdurch werden Antrieb und Leistungsfähigkeit gesteigert.

L-Glutaminsäure ist schließlich ein Bestandteil von reduziertem Glutathion , das intrazellulär Schutz vor freien Radikalen bietet.

Eigenschaften

- Darmwandaufbau (wichtigster Energielieferant für die Darmepithelzellen)
- Zellteilung
- Muskelaufbau beim Sport
- Stoffwechsel
- Immunstärkung
- Glukosestoffwechsel (Glucosamin entsteht im Glukosestoffwechsel aus Glutamin).
- Nervensystem: Erregungsdämpfung und Neurotransmitterbildung
- Steigerung von Konzentration und Aufmerksamkeit, Förderung der geistigen Fitness im Alter
- Ammoniakabbau (Gehirnstoffwechsel)
- Säure-Basen-Regulation
- Schutz vor DNA-Schäden
- Fördert die Leukozytenbildung
- DAO-Erhöhung um 50 % (die Diaminooxidase DAO sorgt für den Histaminabbau im Darm)
- Abends eingenommen verbessert L-Glutamin die Regeneration der Muskeln im Schlaf.
- Appetit hemmend (z. B. bei Diäten: eine Messerspitze Pulver tgl. oral einnehmen)

Wird eingesetzt bei

- Morbus Crohn (Autoimmunerkrankung: 0,5 g L-Glutamin / kg Körpergewicht)
- Colitis ulcerosa
- Gastritis
- Entzündlichen Darmerkrankungen mit Durchfall (z. B. Cholera)
- Infektanfälligkeit
- Nach Kraft- und Ausdauersport
- Einseitiger, strenger Diät
- Hypoglykämie (Unterzuckerung)
- Übersäuerung
- Schilddrüsenerkrankungen
- Hormonstörungen
- Vor und nach Operationen (verkürzt die Rekonvaleszenz, reduziert die Infektions-rate)
- Für die Gewichtszunahme nach Krankheit / Diät
- Muskelschwund
- Nach Chemo- oder Strahlentherapie (Geweberegeneration)

- Knochenmarkstransplantation
- Zur Schadstoffausleitung über den Darm
- Allergien, Pseudoallergien, Nahrungsmittelunverträglichkeiten
- Frühgeborenen unter 800 g Gewicht
- Verbrennungen
- Krebs: Tumorwachstumshemmung, Erhöhung der Apoptoserate
- HIV-Infektion
- Alkoholikern
- Leberstoffwechselstörungen
- Im Leistungssport: Energiebereitstellung zur Muskelregeneration (4 g Glutamin und Vitamin B6 nüchtern nach dem Training, nicht länger als acht Wochen einnehmen! Danach eine Pause einlegen!)
- Histamin-Intoleranz
- Depression
- Konzentrationsstörung, Prüfungsstress / -angst, Lernschwäche
- Intensiver Beanspruchung z. B. im Beruf
- Müdigkeit
- Stress
- Prostata-Erkrankungen
- Verlangen nach Süßigkeiten und Kohlenhydraten (wird gebremst)
- Verzögerter Wundheilung
- Zur Verhinderung von Alzheimer und Parkinson (Prävention!)

Überdosierung
- leichte Ödeme (Wassereinlagerungen)
- Gelenkschmerzen durch verminderten Abbau von Ammoniak

Glutamin-Verbot bei folgenden Erkrankungen
- Alzheimer
- Fortgeschrittene Leberzirrhose
- Ammoniak-Belastungen (Verminderung der Ammoniakentgiftung bei Glutamin-Gabe)

Glutaminhaltige Nahrungsmittel
- Eier
- Kakao
- Geflügel
- Käse
- Schinken
- Milch (Casein)

- Fisch
- Karotten
- Rettich
- Gliadin (Weizenprotein)
- Mais
- Sojaprotein

L-Glutamin und Glutamat
Glutamat, ein Salz der Glutaminsäure, aus dem auch L-Glutamin hergestellt wird, kommt ebenso als Geschmacksverstärker in der Lebensmittelindustrie zum Einsatz. Es gibt häufig allergische Reaktionen auf diesen Zusatzstoff (Erkennung: E621, E625, Würze, Hefeextrakt), jedoch sind 10 g Glutamat pro 10 kg Lebensmittel leider zugelassen.

Hinweis für Therapeuten
L-Glutamin führt in der Darmwand

- Zur Verstärkung der T-Zell-Antwort und IGA-Produktion.
- Zur Förderung der TH2-Antwort.

7.6 L-Glycin – das Magen-, Galle-, Leber- und Krampfmittel

L-Glycin ist eine Aminoessigsäure oder Aminoethansäure. Sie ist nicht essenziell, schmeckt süßlich, ist neutral, wasserlöslich und geruchlos. Sie ist die leichteste und kleinste Aminosäure, aber als Bestandteil des Glutathions eine der am wichtigsten antioxidativ wirkenden Aminosäuren.

Eigenschaften

- Wirkt entzündungshemmend
- Baut Immunglobuline und Antikörper auf (abwehrsystemsteigernd)
- Fördert die Hämoglobinbildung (Sauerstofftransport)
- Wird zu Kreatin umgewandelt (Muskelaktivität)
- Gibt Glykogen aus der Leber frei (Blutzuckerregulation)
- Schutz vor oxidativem Stress durch freie Radikale
- Leberregeneration nach Alkoholgenuss
- Schlaf fördernd
- Nervenimpulsübertragung – Herabsetzung der Muskelaktivität
- Aufbau der RNS und DNS
- Beteiligt an der Produktion von Gallenflüssigkeit
- Steigert die Magensäureproduktion

- Wirkt beruhigend
- Wird zur Herstellung von Nitroglycerin benötigt (Dynamit und Herzmittel)

Wird eingesetzt bei
- Schlaflosigkeit (Länge und Intensität)
- Lern- und Erinnerungsschwächen
- Entzündungen
- Immunschwächen
- Wundstarrkrampf und andere Krämpfe
- Prostataproblemen
- Magensäuremangel
- Manische Depression
- Sonnendermatosen / Allergie (Arnika Apotheke 06 / 15)
- Elektrolytentgleisungen
- Herzjagen, Herzschmerzen
- Nächtliche Wadenkrämpfe

Glycinhaltige Nahrungsmittel
- Kollagen / Gelatine
- Ungeschälter Reis
- Getrocknete Sojabohnen
- Kürbiskerne
- Walnüsse
- Weizen-Vollkornmehl
- Mais-Vollkornmehl
- Erbsen getrocknet
- Lachs, roh
- Kuhmilch
- Hähnchenbrust, roh

Glycin wird als Geschmacksverstärker und Süßstoff E 640 eingesetzt.
Glycinmangel erzeugt Krämpfe!

Überdosierung

Ab 50 ml: Rauschzustand mit Kopf- und Nierenschmerzen; bei Hautkontakt: Reizungen

7.7 L-Histidin – das Allergie- und Rheumamittel

L-Histidin ist eine semi-essenzielle, basische, antioxidativwirksame Aminosäure. Für Kinder ist sie essenziell!

Eigenschaften

- Metallionen-Bindung in den Mitochondrien
- Unterstützt den Kohlenhydrat- und Eiweißstoffwechsel
- Hämoglobin-Aufbau (roter Blutfarbstoff) und mit dem damit verbundenen Sauerstofftransport
- Verhindert die Verklebung der Blutkörperchen
- Pufferung des Blut-pH-Wertes
- Unterstützt die Aktivität der weißen Blutkörperchen
- Vorstufe des Histamins (Schlüsselrolle bei allergischen Vorgängen)
- Hilft bei der Schlaf-Wachrhythmus-Regulierung
- Enzymbestandteil
- Zellschutz
- Kann zu Histamin oder zu L-Glutamin abgebaut werden
- Eisenbindung
- Regulation der Magensäure
- Übelkeit: Erzeugung von Brechreiz
- Erweiterung der Gefäße

Wird benötigt bei

- Schlafrhythmusstörungen, Jetlag
- Allergien
- Stress
- Muskelabbau durch Eiweißabbau
- Immunschwäche
- Gelenk-Rheuma
- Wundheilung
- Libidoverlust
- Anämie
- HIV (Aids)
- Entzündungen
- Chronischem Nierenversagen / Blutverlust der Niere

Histidinhaltige Nahrungsmittel

- Junge Grünpflanzen
- Thunfisch
- Schweinefleisch
- Rinderfilet
- Sojabohnen
- Hühnerbrust
- Linsen
- Erdnüsse
- Lachs
- Weizenkeime
- Mais-Vollkornmehl
- Emmentaler Käse
- Hühnerei
- Kuhmilch
- Getrocknete Erbsen
- Eiklar

Sonstiges Vorkommen

- Parenterale Infusionen (künstliche Ernährung)
- Als Bindestoff in Medikamenten / Vitaminpräparaten
- Zink-Histidin Tabletten

Die Aminosäure Histidin ist Ausgangsstoff für die Bildung von Histamin. Sie ist in allen tierischen und pflanzlichen Proteinen enthalten. Durch die Einwirkung des Enzyms Histidin-Decarboxylase wird Histamin gebildet. Histamin in Lebensmitteln ist hitzestabil und löst sich auch nicht durch einfrieren auf.

Erhöhter Histaminspiegel im Blut bei

- Schizophrenie
- Angststörungen
- Depressionen
- Anderen psychischen Erkrankungen
- Fischvergiftung
- Kopfschmerzen / Migräne
- Herz-Rhythmus-Störungen
- Regelbeschwerden
- Magen-Darm-Beschwerden, Diarrhoe
- Asthma und anderen Atembeschwerden

- Blutdruckschwankungen
- Urtikaria (Nesselsucht), Mastozytose
- Histaminose (= gestörter Histaminabbau durch DAO-Mangel, genetisch, Darmschleimhautdefekt, Überlastung durch andere biogene Amine = konkurrierende Substrate, Vergiftung, DAO-Blocker: Schwermetalle, Alkohol und Nikotin)

Histamin-Intoleranz-Atemgasanalyse beim Internisten / Gastroenterologen oder Bluttests auf Histamin, DAO oder DAO-Genetik.[84] Da Histamin im Blut nach wenigen Minuten zu Methylhistamin metabolisiert wird, ist eine Urinbestimmung am Besten geeignet, um eine Histaminbelastung des Organismus festzustellen.

Therapie der Histaminose: Kupfer, Vitamin B6, Calcium, Vitamin C und Zink sind nötig, damit DAO gebildet werden kann. Bitte Mängel beseitigen. Eine histaminarme Diät über mindestens sechs Wochen ist empfehlenswert.

Die Überdosierung von Histidin kann psychische Veränderungen erzeugen.

Bei psychischen Erkrankungen
keine Histidin- oder Histamin-haltigen Produkte verabreichen!
Histaminreiche Nahrungsmittel, wie z. B. Sauerkraut, Rotkraut, lange gelagerten Wein, Bier, Essig oder Käse meiden.

7.8 L-Isoleucin – der Muskel- und Psycho-Regulator

L-Isoleucin ist eine essenzielle, neutrale Aminosäure.

Eigenschaften
- Ermöglicht den Muskelaufbau und die Muskelregeneration
- Glukoseneubildung
- Energiebereitstellung
- Stimuliert die Insulin-Ausschüttung (Blutzuckerregulation)

Wird eingesetzt bei
- Sportlern (Iso-Drinks)
- Diäten: Schutz vor Muskelabbau
- Fettabbau: Isoleucin, Valin und Leucin zusammen einnehmen

[84] IMD-Labor Berlin

- Wundheilung
- Lebererkrankungen
- Stress
- ALS (Nervenerkrankung)
- Kachexie (Muskelabbau bei Krebs)
- Schizophrenie
- Trauma
- Blutvergiftungen
- Entzündungen

Isoleucinhaltige Nahrungsmittel
- Erdnüsse
- Thunfisch
- Rinderfilet
- Weizenkeime

Mangel
- Muskelschwäche und Abbau
- Antriebslosigkeit
- Wachstumsstillstand

Überdosierung
- Alleinige Gaben von BCAA-Aminosäuren (= Isoleucin + Valin + Leucin) können zur vermehrten Harnsäurebildung und zur Ablagerung in den Gelenken mit nachfolgenden Schmerzen führen.
  Lösung: eine ausgewogene Ernährung, die Aufnahme von weiteren Aminosäuren und viel Wasser trinken.
- Isoleucin + viele Nahrungsfette = Insulinresistenz – Vorsicht bei Diabetikern!

Wenn ein Isoleucinmangel vorhanden ist, verhindert das den Durchtritt durch die Blut-Hirn-Schranke von L-Tryptophan und L-Tyrosin. Depressionen können die Folge sein.

7.9 L-Lysin – das Antivirus- und Bindegewebemittel

L-Lysin ist eine essenzielle, basische Aminosäure. Sie ist der Antagonist zu L-Arginin.

Eigenschaften

- Antivirale Wirkung (z. B. bei Herpes simplex = Lippenherpes)
- Gegenspieler ist Arginin, welches bei einer viralen Infektion nicht gegeben werden darf; genauso wie Arginin-reiche Lebensmittel: Schokolade, Thunfisch, Nüsse und Hühnereier sollten bei einer Gürtelrose (Herpes zoster) oder bei Lippenbläschen (Herpes labialis) und generell bei viralen Infekten gemieden werden.
- Neubildung von Bindegewebe und Knochen (Gewebereparatur)
- Calcium-Aufnahme im Darm, Baustein des Kollagens (L-Lysin + L-Prolin)
- Sorgt für die Aussscheidung eines Calcium-Überschusses über die Niere
- Gesundes und stabiles Bindegewebe
- Zellschutz vor freien Radikalen
- Elastische Blutgefäße
- Immunschutz
- Entfaltet Serotonin-Rezeptoren im Gehirn
- Fettstoffwechsel: reguliert erhöhte Blutfettwerte
- Ausgangsstoff für L-Carnitin
- Enzymbildung
- Hormonbildung
- Antikörperbildung

Wird eingesetzt bei / als

- Parodontitis / Parodontose
- Rachitis
- Herpes simplex (3 x tgl. 500 mg tgl. bis zur Abheilung, dann 1 x 400 mg)
- Herpes zoster (= Gürtelrose)
- Allgemein bei viralen Infekten
- Herpes labialis
- Calciumverwertungsstörungen
- Morbus Dupuytren
- Ulcus cruris (offenes Bein)
- Schmerzmittel zur Wirkungsbeschleunigung (z. B. mit Ibuprofen)
- Vorbeugung und Behandlung von Osteoporose: Calcium + Vitamin D + L-Lysin
- Herz-Kreislauf-Erkrankungen / Arteriosklerose / Gefäßerkrankungen
- Hypertonie (= Blutdruckerhöhung)
- Stressabhängiger Bluthochdruck: L-Lysin + Pantothensäure = Vitamin B5

- Immunschwäche
- Bindegewebsschwäche, Besenreiser, Hämorrhoiden, Cellulite, Inkontinenz
- Sehnenverkürzung oder Schmerzen
- Depressionen
- Wundheilungsstörung oder -unterstützung, Operations-Nachbehandlung
- Stress
- Knochenwachstum, insbesondere bei Kindern
- Cholesterin-Erhöhung im Blut
- Vegetariern
- Magensäuremangel, insbesondere bei älteren Menschen, vermehrt bei Männern
- Sportlern
- Mikro-Hauteinblutungen durch brüchige Kapillargefäße im Alter (plötzliche blaue Flecken, ohne sich gestoßen zu haben)
- Zell-Degeneration (Schutz: Beta Carotin + Vitamin E + NAC = N-Acetyl-Cystein + Zink)
- Allergien
- Hirn-Schranken-Schädigung, z. B. durch Schadstoffe wie Schwermetalle / Toxine (L-Lysin + Vitamin C schließen die Hirnschranke)

Deutschland ist ein L-Lysin Mangelgebiet. Es muss durch die Nahrung zugeführt werden und ist dort leider kaum vorhanden!
L-Lysin nüchtern und nicht mit proteinhaltigen Lebensmitteln (Milch, Schokolade o. ä.) zusammen einnehmen.

Vorkommen
- Soja
- Alfalfa
- Grünes Gemüse
- Petersilie
- Sellerie
- Rüben
- Orange-farbene Früchte (z. B. Aprikosen)
- Birnen
- Trauben
- Milch
- Eier
- Fleisch
- Fisch

Sonstiges
- Lysin armes Getreide: Weizen, Mais
- L-Lysin wird beim Rösten oder Toasten zerstört

Mangel
- Verzögertes Knochenwachstum
- Verzögerte Wundheilung
- Konzentrationsschwäche
- Gerötete Augen
- Schwindel
- Müdigkeit
- Übelkeit
- Gestörte Stickstoffbalance

Nebenwirkung
Bei einer Nahrungsmittel-Allergie auf Milch, Weizen oder Eier sollte Lysin gemieden werden.

7.10 L-Methionin – das Antihistamin- und Metallbindemittel

L-Methionin ist eine essenzielle, schwefelhaltige, saure Aminosäure. Sie ist die Vorstufe der Aminosäuren L-Cystein und L-Taurin.

Das wichtigste Zwischenprodukt des Methionin-Stoffwechsels ist S-Adenosylmethionin (SAM). Es dient dem Körper als Ausgangssubstanz für die Bildung von Adrenalin, Acetylcholin sowie Cholin. Durch weitere Stoffwechselaktivitäten entsteht Homocystein, welches an der Entstehung von Alzheimer und Arteriosklerose beteiligt ist.

Eigenschaften
- Entzündungshemmend
- Schmerzstillend
- Entgiftung von Schwermetallen durch seine Schwefelanteile
- Knorpelaufbauend
- Leber entgiftend
- „Gehirn-Nahrung"
- Senkung der Allergie-Bereitschaft (= Histaminsenkung)
- Beteiligung an der Herstellung von L-Carnitin, Adrenalin, Melatonin, Coezym Q10
- Unterstützung der Bereitstellung von Selen

- Harn ansäuernd
- Schutz vor freien Radikalen
- Stimmungsaufhellend (regt die Bildung von Serotonin an)
- Wirksamkeitssteigerung von Penicillin und Antibiotika

Wird eingesetzt bei
- Haarausfall
- Schwermetall-Belastung
- Arteriosklerose
- Ödemen, Urin-Ausscheidungsstörungen
- Allergien
- Blasenentzündungen (bakteriostatisch)
- Infektionen
- Knorpelschäden
- M. Parkinson: Das Zittern wird reduziert
- Depressionen
- Schlafstörungen
- Neurologischen Erkrankungen
- Nierensteinen (Phosphatsteinen, Struvit, Brushit, Carbonatapatit)

Methioninhaltige Nahrungsmittel
- Paranüsse
- Sesamkörner
- Lachs, roh
- Getrocknete Sojabohnen
- Rindfleisch
- Hähnchenbrustfilet
- Brokkoli
- Rosenkohl
- Spinat
- Parenterale Ernährung (Bestandteil von Infusionslösungen)

Mangel
- Urin: Ausscheidungs-Störung
- Anfälligkeit für Infektionen
- Neigung zur Arteriosklerose

Überdosierung

- Ab 5 g täglich kann es zu einem Ungleichgewicht des Aminosäurestoffwechsels kommen.
- Anstieg des Homocysteinwertes
- Bildung von Schwefelsäure: Belastung des Säure-Basen-Haushaltes

Nicht bei schwerwiegenden Lebererkrankungen verabreichen.
Nur in Zusammenhang mit Vitamin B6, B12 und Folsäure kann Methionin aktiv werden.
Anwendung nur in Rücksprache mit einem Therapeuten!

7.11 L-Ornithin – der Ammoniakentgifter

L-Ornithin ist eine semi-essenzielle, basische, nichtproteinogene Aminosäure, die aus L-Arginin durch die Hydrolyse von Wasser unter Abspaltung von Harnstoff gebildet wird.

Eigenschaften

- Beschleunigung der Wundheilung
- Verbesserung der Leberfunktion
- Anregung der Bildung von Wachstumshormonen
- Anregung des Muskelaufbaus
- Fettgewebeabbau
- Immunstimulation
- Aktivierung der Arginin-Reserven
- Ammoniakabbau (Leberentgiftung)
- Stimulation von Insulin, Glukagon, Prolaktin

Wird eingesetzt bei / zur

- Infertilität
- Erektiler Dysfunktion
- Spermienqualitätsverlust
- Hormonregulation: Wachstumshormon, Insulin, Prolaktin, Glukagon
- Infektanfälligkeit, Immunschwäche
- Leberzirrhose, insbesondere mit Gehirnbeteiligung
- Leberentgiftung (3 x 3–6 g tgl. i.v. oder oral 9–18 g tgl.)
- Ammoniakentgiftung, nur in Gegenwart von Magnesium möglich
- Haut- und Haarproblemen = Wachstumshormonmangel (5–18 g / Tag)
- Schlaflosigkeit (5–8 g vor dem Schlafengehen)

Ornithinhaltige Nahrungsmittel
- Fleisch
- Fisch
- Eier
- Milch

Überdosierung
- Kopfschmerzen

7.12 L / D-Phenylalanin (L-PA) – das Schmerz- und Stimmungsmittel

L / D-Phenylalanin ist eine essenzielle, süße bis bittere schmeckende, isoelektrische, wasserlösliche rechts- und linksdrehende Aminosäure (D und L).

Eigenschaften
- Wichtig für den Stickstoffwechsel
- Beteiligt am Aufbau von: Adrenalin, Noradrenalin, Dopamin, Melanin
- Schmerzmittelbestandteil
- Hauptbestandteil von Neurotransmittern im Gehirn
- Stimmungsaufhellend
- Energiesteigernd
- Normalisierung des Endorphinspiegels (= Glückshormon)

Wird eingesetzt bei
- Müdigkeit (CFS)
- Depression
- Reduziert das Hungergefühl (1 Stunde vor dem Essen eingenommen)
- Schmerzen, Migräne
- Reizbarkeit
- Abgeschlagenheit (Vitamin C + Vitamin B6 + L-Phenylalanin)
- Schmerzmittelreduzierung bei Neuralgien (z. B. Ischialgie, Trigeminusneuralgie), Operationen
- Schmerzen im LWS-Bereich
- Bein- und Muskelkrämpfen
- Rheumatischer Arthritis, Gelenkschmerzen
- Verletzung, Unfall
- Vitiligo (= Weißfleckenkrankheit)
- Morbus Parkinson

- Leberentgiftung
- Digitalisentgiftung (Herzmedikament)
- Schüchternheit
- Diabetes
- Autismus
- Gehirnfunktionsstörungen
- Grauem Star (Katarakt)
- Jetlag
- Übergewicht
- Stress
- Schlaf-Wach-Rhythmusstörungen

Phenylalaninhaltige Nahrungsmittel

- Hähnchenbrustfilet
- Hühnerei
- Schweinefleisch
- Lachs, roh
- Reis, ungeschält
- Mais- und Weizenvollkorn
- Sojabohnen, getrocknet
- Erbsen, getrocknet
- Kuhmilch mit 3,7 % Fett und mehr
- Kürbiskerne und Walnüsse

Mangel

- Bei Vegetariern
- Einhergehend mit Eiweißmangel
- Bei vermehrtem Fast Food-Konsum

Überdosierung

- Hypertonie
- Übelkeit
- Sodbrennen
- Kopfschmerzen
- Nervenschädigungen

Kontraindikationen

- Nicht in der Schwangerschaft anwenden
- Nicht bei der Fölling-Krankheit anwenden (= Stoffwechselerkrankung)
- Nicht mit Alkohol einnehmen!
- Herzpatienten sollten kein L-PA erhalten
- Nicht zusammen mit Antidepressiva einnehmen

Tipp

Mehr als 1.500 mg / Tag sollten nur unter therapeutischer Aufsicht eingenommen werden. 6 x 375 mg / Tag, 15 Minuten vor dem Essen eingenommen, sollten Schmerzen innerhalb einer Woche, reduzieren – ansonsten abbrechen. 15 % der Menschen reagieren nicht auf L-PA.

L-PA ist vergleichbar mit den Schmerzmitteln Morphin und anderen Opiumderivaten; es macht nicht abhängig. Die Schmerzlinderung wird trotz gleicher Dosis auf Dauer stärker. Es kann mit anderen Medikamenten zusammen gegeben werden.

7.13 L-Prolin – das Gefäß- und Altersmittel

L-Prolin ist eine nicht essenzielle, aus zwei chemischen Elementen bestehende Aminosäure.

Eigenschaften

- Kollagenbildung durch die Verbindung mit Vitamin C
- Muskel- und Sehnenbildung und -festigung
- Biomarker in der Ökotoxikologie
- Regulation des Wasserhaushalts
- Schutz vor dem Eindringen von Schwermetallen in das Cytoplasma (Enzymtätigkeit)
- Wird in der Leber in Hydroxiprolin umgebaut und über die Niere ausgeschieden (= Marker für erhöhten Knochenabbau)
- Energiegewinnung und Leistungserhaltung der Muskulatur, wenn zu wenig Blutglukose vorhanden ist
- Geweberegeneration

Wird eingesetzt bei

- Bindegewebsschwäche oder -verlust
- Brüchigen Arterienwänden, Elastizitätsverlust
- Nach anhaltenden körperlichen Belastungen
- Muskelschwund im Alter
- Herzarterienverengung (KHK); Vitamin C + L-Prolin + L-Lysin zur Vorbeugung und bei akuter KHK
- Schlaffer und faltiger Haut (Vitamin C + L-Prolin = Faltenreduzierung)
- Zahnfleischbluten
- Blaue Flecken ohne ersichtlichen Grund
- Wundheilungsstörungen
- Neigung zu Knochenbrüchen, Sehneninstabilität, Osteoporose

Vorkommen

- Milchprodukte
- Fleisch
- Gelatine
- Knorpel

Mangel

- Bindegewebsschwund
- Instabilen Arterienwände
- Gelenkschmerzen
- Leistungsabfall

Überdosierung nicht bekannt

Einnahme: 30 Minuten vor oder 2 Stunden nach einer Mahlzeit.

Wenn L-Prolin im Blutserum erhöht ist, ist dies ein Hinweis auf eine Leberzirrhose oder erhöhten Alkoholkonsum. L-Prolin wirkt nur in Verbindung mit Vitamin C!

7.14 L-Taurin – das Herz- und Schadstoffbindemittel

Die Funktion

Das schwefelhaltige Taurin entsteht beim Abbau von Cystein und ist selbst Baustein für andere Aminosäuren. Der Körper bildet schätzungsweise 50–125 mg Taurin täglich. Es ist Bestandteil der Gallensäure im Darm und spielt bei der Fettverdauung eine Rolle.

Taurin ist erheblich an der Entwicklung des zentralen Nervensystems beteiligt und stabilisiert die Nervenzellen. Es unterstützt die Insulinwirkung und senkt den Blutzuckerspiegel. Teilweise wird eine blutdrucksenkende Wirkung angenommen.

Es beeinflusst die Transportvorgänge von Kalzium, Magnesium und Zink und reguliert außerdem den Flüssigkeitshaushalt der Zellen. Taurin verfügt über zellmembranschützende und antioxidative Eigenschaften und fördert die Bildung und Wirksamkeit von Gallensaft als Emulgator bei der Fettverbrennung.

Die Aminosäure Taurin besitzt starke antioxidative, entzündungshemmende und zellmembran-schützende Eigenschaften. Die Verklumpungsneigung der Blutplättchen wird durch Taurin verringert und die Herzleistung optimiert. Die größten Mengen finden sich im zentralen Nervensystem, in der Netzhaut der Augen und in den Blutplättchen. Taurin ist Bestandteil einer Reihe kleinerer Proteine und von Neurotransmittern, die für Nervenfunktionen wichtig sind. Es kann auch leicht erregbare Zellmembranen im Herzen, in den Nerven und Blutplättchen beruhigen und stärken. Es kann freie Radikale unschädlich machen und beispielsweise Chemikalien, Umweltschadstoffe etc. in der Leber binden und entgiften. Taurin fördert weiter die ausgeglichene Funktion der Gallensäuren und trägt zu einem gesunden Fettstoffwechsel bei.

Anwendungen

Angewendet wird es hauptsächlich zur Stärkung der Sehkraft, bei Epilepsie und Angstzuständen, Herzrhythmusstörungen, Herzinsuffizienz, Bluthochdruck (in Verbindung mit Kalzium) und zur Entgiftung.

Der Bedarf an Taurin kann bei folgenden Bedingungen, Beschwerden und Krankheiten erhöht sein

- bei Mangel an den Aminosäuren Methionin, Cystein und an Vitamin B6
- bei gestörter Fettverdauung (z. B. bei Erkrankung von Leber, Gallenblase oder Bauchspeicheldrüse)
- bei erhöhter oxidativer Belastung (Schadstoffe etc.)

- beim Risiko für Netzhautkrankheiten (grauer Star)
- bei erhöhtem Blutdruck oder Risiko für Herz- und Gefäßkrankheiten
- bei Arteriosklerose
- bei chronisch-degenerativen Krankheiten
- bei chronischen Leberkrankheiten
- bei Epilepsie

Taurin ist an einer Reihe von physiologischen Prozessen beteiligt, z. B. der Konjugation von Gallensäuren, der Osmoregulation, der Detoxifikation von Xenobiotika, der Stabilisierung von Zellmembranen, der Steuerung des zellulären Kalziumstroms und der Modulation der neuronalen Erregbarkeit. Erniedrigte Taurinspiegel werden mit Netzhautdegeneration, retardiertem Wachstum und Kardiomyopathie in Verbindung gebracht.

Physiologische Funktionen

Konjugation von Gallensäuren: Gallensäuren, insbesondere Cholsäure und Chenodesoxycholsäure, sind Produkte des Cholesterinstoffwechsels in der Leber. Sie sind an der Emulgierung und Resorption von Lipiden und fettlöslichen Vitaminen beteiligt. Damit diese Prozesse stattfinden können, müssen die Gallensäuren entweder an Glycin oder an Taurin gebunden werden und mit diesen Gallensalzkonjugate bilden. Die Konjugation von Gallensäuren mit Taurin erhöht sowohl die Cholesterinlöslichkeit als auch die Cholesterinausscheidung.

Entgiftung: In wissenschaftlichen Untersuchungen konnte nachgewiesen werden, dass Taurin mit der bei einer starken Oxidation entstehenden Hypochlorigen Säure (gelöstes Chlor) reagiert und diese neutralisiert. Das Ergebnis ist eine stabile Taurochloraminverbindung im Gegensatz zu den instabilen Aldehydverbindungen, die bei Taurinmangel gebildet werden. Personen mit Taurindefiziten sind anfälliger für Gewebeschädigungen durch Umweltgifte wie z. B. Aldehyde, Chlor und bestimmte Amine. In Tierstudien konnte zudem gezeigt werden, dass Taurin in der Lage ist, mit Tetrachlorkohlenstoff und Retinol Komplexe zu bilden und deren schädliche Wirkungen zu neutralisieren. Darüber hinaus liegen Forschungsergebnisse vor, die darauf schließen lassen, dass eine Translokation bakterieller Endotoxine die Reaktion des Organismus auf bestimmte Umweltschadstoffe beeinflussen könnte. Bereits geringe Endotoxinmengen verstärken deutlich die hepatotoxische Wirkung von Substanzen wie Tetrachlorkohlenstoff, Ethanol oder Kadmium. In diesem Zusammenhang konnte gezeigt werden, dass Taurin die intestinale Translokation von Endotoxinen signifikant vermindert und somit den durch diese Substanzen hervorgerufenen Leberschäden entgegenwirkt.

Membranstabilisierung: Die Fähigkeit von Taurin zur Stabilisierung von Zellmembranen hat verschiedene mögliche Ursachen. So konnte nachgewiesen werden, dass Taurin den osmotischen Druck in der Zelle reguliert, die Homöostase der intrazellulären Ionen aufrechterhält, die Phosphorylierung der Membranproteine inhibiert und die Lipidperoxidation verhindert. Auch wird vermutet, dass Taurin in seiner Eigenschaft als Osmoregulator zusammen mit Glutaminsäure am Abtransport von im Stoffwechsel anfallendem Wasser aus dem Gehirn beteiligt ist.

Kalziumstrom: Taurin reguliert die intra- und extrazellulären Kalziumspiegel. Eine übermäßige Akkumulation von Kalzium in der Zelle führt letztlich zum Zelltod. Bei Myokardschäden unterschiedlicher Ätiologie sowie bei Migräne und bei längeren epileptischen Episoden wurde ein exzessiver Kalziumeinstrom in die Zelle beobachtet. Dabei konnte gezeigt werden, dass eine Taurin-Supplementation kardioprotektiv wirkt und bei Patienten mit Prädisposition für Epilepsie oder Migräne von Nutzen ist.

Klinische Indikationen

Herz-Kreislauf-Erkrankungen: In mehreren Studien erwies sich Taurin als sicheres und wirksames Therapeutikum zur Behandlung verschiedener kardiovaskulärer Erkrankungen. In klinischen Untersuchungen ließ sich durch eine Taurin-Supplementation mit 3–6 g täglich über zwei bis drei Wochen der Cholesterinspiegel im Serum im Vergleich zu Plazebo senken. Darüber hinaus trägt Taurin zur Regulation des intrazellulären Kalziumspiegels bei und schützt so auch den Herzmuskel vor Störungen der intrazellulären Kalziumhomöostase, die ihrerseits das Absterben von Zellen und daraus resultierende Herzmuskelschädigungen hervorrufen können. Die vorbeugende Wirkung von Taurin gegen Herzrhythmusstörungen ist gut dokumentiert. Es wird vermutet, dass der zugrunde liegende Mechanismus in einer Modulation des Kaliumstroms in die Herzmuskelzelle und aus der Herzmuskelzelle besteht. Weitere Studien belegen, dass Taurin aufgrund seiner positiv inotropen Wirkung in der Lage ist, den Blutdruck zu senken.

Die antioxidativen Eigenschaften von Taurin äußern sich in seiner Fähigkeit, „neutrophil bursts" und den daraus folgenden oxidativen Stress zu verhindern, der zu Reperfusionsschäden des Herzgewebes führen kann. Taurin wirkt sich auch positiv auf die klinischen Manifestationen der dekompensierten Herzinsuffizienz aus. Eine japanische Studie ergab, dass Taurin bei Patienten mit Stauungsinsuffizienz signifikant wirksamer als Plazebo den Schweregrad von Dyspnoe, Palpitationen, pulmonalem Rasseln und Ödemen vermindert und die physische Belastbarkeit der Patienten erhöht.

Netzhautdegeneration: Die Netzhaut von Wirbeltieren enthält große Mengen an Taurin. Bei Katzen konnte nachgewiesen werden, dass ein Taurinmangel die lichtempfindlichen Zapfen der Retina schädigt. Die Folge ist eine dauerhafte Retinadegeneration. Beim

Menschen wird ein Zusammenhang zwischen der Retinitis pigmentosa und Störungen des Taurinstoffwechsels vermutet. Das in der Netzhaut enthaltene Taurin reguliert den osmotischen Druck, stabilisiert die Zellmembranen und die Kalziumionenkonzentration, hemmt die Lipidperoxidation nach Exposition gegenüber Oxidantien und verfügt zudem über antioxidative Eigenschaften als Radikalfänger.

Wachstum und Entwicklung: Die Untersuchungen zur Netzhautdegeneration bei jungen Katzen mit Taurinmangel gaben Anlass zu weiteren Studien, in denen Taurindefizite bei flaschenernährten frühgeborenen und termingerecht geborenen Säuglingen untersucht wurden. In der Muttermilch ist Taurin in hohen Konzentrationen enthalten; diese nehmen jedoch während der ersten Lebensmonate des Säuglings beträchtlich ab. Da der Mensch Taurin nur in begrenztem Umfang selbst synthetisieren kann und die Fähigkeit zur Speicherung von Taurin beim Säugling eingeschränkt ist, ist die Taurinzufuhr mit der Nahrung für eine normale Entwicklung während der Neonatalphase unerlässlich. Untersuchungsergebnisse zu den Wirkungen von Taurin auf Wachstum und Entwicklung des Menschen deuten darauf hin, dass Taurin als Wachstumsmodulator wirkt und dass ein Taurinmangel neurologische Defekte wie z. B. Störungen der Motorik und der Hirntätigkeit, Wachstumsverzögerungen und Netzhautdegenerationen nach sich ziehen kann. Auch Tiermodelle und In-vitro-Studien stützen die These, dass Taurin für einen normalen Wachstums- und Entwicklungsprozess unverzichtbar ist. Infolgedessen wird mittlerweile den meisten kommerziell erhältlichen Säuglingsnahrungen Taurin zugesetzt.

Diabetes mellitus: Tierexperimentelle und klinische Studien belegen, dass die Taurin-Supplementation bei Patienten mit insulinabhängigem Diabetes mellitus (Typ-I-Diabetes) eine Besserung verschiedener diabetischer Komplikationen bewirkt. Es wurde festgestellt, dass Taurin den Blutzuckerspiegel und den Insulinspiegel günstig beeinflusst und die Glykogensynthese steigert. Darüber hinaus spielt es möglicherweise eine Rolle für die Funktion und die Integrität der Betazellen des Pankreas. Bei insulinpflichtigen Diabetikern war der Taurinspiegel sowohl im Plasma als auch in den Thrombozyten erniedrigt, konnte aber durch eine orale Supplementierung normalisiert werden.

Leberfunktionsstörungen: In einer randomisierten Doppelblindstudie erhielten Patienten mit akuter Hepatitis und signifikant erhöhten Bilirubinspiegeln orale Gaben von 4g Taurin dreimal täglich nach den Mahlzeiten. Im Vergleich zur Kontrollgruppe gingen bei den mit Taurin behandelten Patienten die Werte für Bilirubin und Gesamtgallensäuren sowie die biliären Glycin / Taurin-Quotienten innerhalb einer Woche deutlich zurück. Auch die Dauer der ikterischen Phase nahm ab. Bei Patienten, die zur Behandlung von Cholesteringallensteinen Ursodesoxycholsäure (UDC) erhalten, ist eine zusätzliche Taurintherapie ebenfalls von Nutzen. Das Taurinkonjugat von UDC ist besser als das Glycinkonjugat in der Lage, Cholesterin in seine lösliche Form zu überführen, d. h. es bewirkt auch eine stärkere Reduzierung des Gallensäurenpools.

Alkoholismus: Studienergebnisse belegen, dass Taurin ebenso wie das synthetische Taurinanalogon Acamprosat zur Behandlung von alkoholkranken Patienten von Nutzen ist. Während des Alkoholentzugs bewirkte eine siebentägige Behandlung mit Taurin in einer Dosierung von 1g dreimal täglich eine signifikante Abnahme der psychotischen Episoden im Vergleich zu den Kontrollprobanden. Eine gepoolte Auswertung von elf Studien an insgesamt mehr als 3000 Patienten unter oralem Acamprosat in ähnlicher Dosierung ergab, dass sich Rückfälle unter Taurin wirksamer verhindern ließen als unter Plazebo. Die Wirksamkeit war dosisabhängig und wurde durch die zusätzliche Gabe von Disulfiram erhöht.

Sicherheit
Von wenigen Ausnahmen abgesehen, ergaben tierexperimentelle und klinische Studien, dass die Verabreichung von Taurin auch in höheren Dosen sicher ist. Patienten mit Psoriasis litten bei Gabe von 2 g / Tag Taurin vorübergehend unter intensivem Juckreiz. Einige Epilepsie-Patienten klagten unter 1,5 g / Tag über Übelkeit, Kopfschmerzen, Schwindel und Gangstörungen. Einer einzelnen Studie zufolge kann Taurin bei Patienten mit nicht kompensierter Nebennierenrindeninsuffizienz unter Umständen zu Hypothermie und Hyperkaliämie führen.

Dosierung und Art der Verabreichung
Taurin wird in der Regel oral verabreicht. Bei Erwachsenen liegt die Dosis zwischen 500 mg und 3 g täglich, verteilt auf mehrere Teildosen. Kinder erhalten, je nach Alter und Größe, 250 mg bis 1 g täglich in mehreren Teildosen. Die Überwachung der Patienten im Hinblick auf eventuelle Nebenwirkungen ist sinnvoll. Beim Auftreten gravierender Nebenwirkungen sollte die Taurin-Supplementierung abgebrochen werden."[85]

L-Taurin ist nicht essenziell, gehirngängig, bis 100 g / l wasserlöslich, schwefelhaltig und auch keine „echte" Aminosäure. Sie wird aus Cystein, Methionin und Vitamin B6 gebildet und gehört zu den organischen Säuren. L-Taurin wurde 1827 aus Ochsengalle isoliert , daher kennt man es auch unter dem Namen Stiergalle (fel tauri). Es ist unter anderem Bestandteil der Muttermilch, da Babys noch kein eigenes Taurin erzeugen.

Eigenschaften
- Antioxidans
- Entzündungshemmend

[85] Quelle: http://www.diegesundheitsseite.de/versorgung/aminosuren/taurin

- Führt zur Freisetzung von Interleukinen (= körpereigene Botenstoffe des = Immunsystems)
- Signalübertragung in Gehirn und Herz (+ L-Glutamin zur Signalübertragung)
- Stimulation des Einstroms von Calcium, Natrium und Kalium in die Zelle (antiarrhythmische Wirkung)
- Zellmembranschutz (Neuronen)
- Bildung von Gallensaft
- Emulgator bei der Fettverdauung
- Senkt Nahrungsfette (z. B. Cholesterin)
- Entwicklung des Nervensystems, der Augen und des Gehirns
- Verstärkt die Wirkung von Coffein
- Beteiligung an der Wärmeregulation
- Schadstoffbindend
- Hypophysen-Aktivator (Hirnanhangdrüse = übergeordnete Hormondrüse)
- Entgiftet Chemikalien, Medikamente und andere Gifte in der Leber
- Verhinderung der Glykosylierung (= Anheftung von Zucker an Zellstrukturen, Gefäße, Niere…)

Wird eingesetzt bei / zur
- HRS (Herz-Rhythmus-Störungen)
- Erhöhung des Herzschlags bei Sportlern (normal 60–90 Schläge / min.)
- Herzschwäche
- Gallensäuremangel
- Lungenentzündung
- Niereninsuffizienz
- Muskelschwund
- Gewichtsreduktion (L-Taurin + L-Carnitin + Q10 + Vitamin C)
- Krebs
- Arthritis
- Arteriosklerose
- Beruhigung übererregter Menschen
- Chronischen Leber- und Bauchspeicheldrüsen-Erkrankungen
- Grauem Star
- Epilepsie
- Diabetes Typ I und Typ II
- Angstzuständen
- Allgemein bei chronisch degenerativen Erkrankungen und parenteraler Ernährung

Vorkommen
- Muscheln
- Fisch
- Geflügel
- Babynahrung

Mangel
- Immunschwäche (z.B. häufige Infekte)
- Nierenversagen
- Bei Vegetariern (da Taurin in pflanzlicher Nahrung nur in geringen Mengen vorkommt)

Überdosierung / Nebenwirkungen
- Schläfrigkeit
- Magenprobleme

Kontraindikationen
- Nicht bei viralen Infektionen (Herpes labiales= Lippenbläschen, Herpes zoster = Gürtelrose) einnehmen, da sie sich von der Aminosäure ernähren
- Nicht bei Nierenerkrankungen einsetzen

Der L-Taurin-Gehalt bei einm 70 kg schweren Menschen liegt bei ca. 70g!

7.15 L-Threonin – das Blutdruck- und Magenmittel

L-Threonin ist eine essenzielle, entgiftende Aminosäure. Sie kann zu L-Glycin umgebaut werden.

Eigenschaften
- Thymusdrüsenschutz, Abwehr durch T-Lymphozytenbildung
- Energiegewinnung bei starker körperlicher Belastung
- Magenschleimhautschutz und Magensäurebilder
- Bildung von Enzymen, Hormonen und Immunglobulinen (Antikörpern)
- Weitstellung der Blutgefäße
- Fördert die Durchblutung von Herz, Gehirn und Körper
- Leberentgiftung
- Beteiligung an der Bildung von Knochen, Zähnen, Sehnen und Bänder
- Fördert die Harnsäureausscheidung über die Niere
- Optimale Aufnahme durch die Kombination: Magnesium + Vitamin B3 + Vitamin B6

Wird eingesetzt bei

- Stress
- Müdigkeit, Abgeschlagenheit
- Hormon- und Enzymmangelerkrankungen
- Hypertonie (Bluthochdruck)
- Häufige Infekte / Immunschwäche
- Schleimhauterkrankungen
- Gicht
- ALS
- MS-Spasmen bei Multipler Sklerose (= Nervenerkrankung)
- Reizbarkeit, Angstzuständen, Schizophrenie
- Lebererkrankungen
- Nervenerkrankungen

Vorkommen

- Milchprodukte
- Erbsen
- Eier
- Fleisch
- Fisch
- Soja

Mangel

- Müdigkeit
- Abgeschlagenheit
- Immunschwäche
- Enzym-, Hormonmangel
- Appetitlosigkeit
- Gewichtsverlust
- Fettleber
- Retardiertes Knochenwachstum (Kindheit)

Überdosierung

- Gichtanfall, aber nur bei gleichzeitigem Flüssigkeitsverlust, wenn Threonin nicht über die Niere abgebaut werden kann.

Viel trinken, wenn L-Threonin als Nahrungsergänzung eingenommen wird!
Einnahme: eine halbe Stunde vor oder zwei Stunden nach einer Mahlzeit!

7.16 L-Tryptophan – das Schlafrhythmus- und Antidepressivamittel

L-Tryptophan ist eine essenzielle, wasserbeständige, hitze- und säureempfindliche Aminosäure und die Vorstufe von Melatonin. Letzteres wird über einen Zwischenschritt, das 5-HTP (= 5-Hydroxytryptophan = nicht proteinogene Aminosäure) aus L-Tryptophan gebildet. Zur Umwandlung von 5-HTP in Serotonin wird Vitamin C benötigt. Die biosynthetische Herstellung erfolgt aus L-Serin + Indol + einer Wildtypmutation aus Escherichia coli Bakterien.

Eigenschaften

- Stimmungsaufhellend
- Beruhigend
- Gewichtsreduzierend
- Melatonin: Regulation des Schlaf-Wach-Rhythmus
- Für einen erholsamen Schlaf
- Regelung der Schmerzempfindung
- Unterstützung des Leberstoffwechsels → Umwandlung zu Niacin (Vitamin B3)
- Gewebeaufbau von Struktureiweißen
- Energieerzeugung
- Erhöhung der Zinkaufnahme

Wird eingesetzt bei

- Depressionen
- Fruktosemalabsorption
- Appetithemmung: Gewichtsreduktion
- Angstzuständen
- Leistungssportlern zur Steigerung der Leistungsfähigkeit
- Erhöhtem Triglyceridspiegel
- Lebererkrankungen (Steatohepatitis)
- Reizdarmsyndrom
- Vitamin-B3-Mangel
- In der prämenstruellen Phase
- Kohlenhydratarmer Diät
- Pellagra (= Vitamin-B3-Mangelerkrankung = mit rauer Haut an Gesicht, Hals und Extremitäten, Diarrhoe, Demenz)

Tryptophanhaltige Nahrungsmittel

- Eiweißhaltige Nahrung pflanzlicher und tierischer Herkunft
- Walnüsse

- Schweinefleisch
- Kakao (Schokolade)
- Eier
- Soja
- Reis, ungeschält
- Haferflocken
- Cashewkerne
- Kuhmilchprodukte
- Lachs, roh
- Getrocknete Erbsen
- Hähnchenbrustfilet
- Parenterale Ernährung (Infusionen)
- Camembert-Käse
- Erdnüsse
- Kalbfleisch
- Thunfisch
- Haselnüsse
- Sonnenblumenkerne

Mangel

- Bei Fruktosemalabsorption: Reizbarkeit, innere Unruhe, Folsäure- und Zinkmangel, Infekanfälligkeit und weitere unspezifische Symptome
- Depression
- Ängste
- Schlafstörungen (Einschlafprobleme, Schlaflosigkeit)
- Wut
- Stimmungsschwankungen
- Zinkmangel (L-Tryptophan + Vitamin B6 = Erzeugung von Picolinsäure zur Zinkaufnahme)
- Hartnup-Syndrom (fehlende Zellmembrandurchlässigkeit für Aminosäuren, Aminosäurenausscheidung im Urin erhöht)
- Lichtdermatosen (Aufnahmestörung von L-Tryptophan oder angeboren)
- Hauterkrankungen
- ZNS-Störungen

Ursachen für einen Mangel

- Erhöhter Cortisol-Spiegel: verminderter Umsatz von L-Tryptophan
- Leberschäden
- Magen-Darm-Entzündungen
- Fruktosemalabsorption (= Störung der Fruktoseverwertung z. B. aus Früchten)

Überdosierung / Nebenwirkungen

- Tagesmüdigkeit
- Schwindel
- Kopfschmerzen
- Muskelschmerzen (EMS)
- Ödeme (= Wassereinlagerungen)
- Kurzatmigkeit
- Fieber
- Blutbildveränderungen (u. a. Erhöhung der Granulozyten)

Überdosierung

Kaum möglich, da keine toxischen Substanzen freigesetzt werden

Sonstiges

- Es konkurriert mit anderen Aminosäuren bei der Einnahme und Aufnahme in den Körper, deshalb **keine** eiweißreiche Nahrung gleichzeitig oder in der Stunde nach der Zufuhr zu sich nehmen!
- Normalwerte im Blut: 1,2–1,8 mg / dl
- 60 mg L-Tryptophan = 1 mg Nikotinsäure (= Vitamin B3)
- Die Wirkung von L-Tryptophan wird durch die gleichzeitige Einnahme von Kohlenhydraten, Alkohol und Carbamazepin (= Antiepileptikum) verstärkt

Therapeuten-Info

- **Kein L-Tryptophan: bei gleichzeitiger Gabe von Antidepressiva wie MAO-Hemmern (= Monoaminooxidase) und SSRIs (Selektive Serotonin Wiederaufnahme-Hemmer). Folgen: Diarrhoe (Durchfall), Tremor (Zittern), Verwirrtheit und Unruhe!**
- **Kein L-Tryptophan bei gleichzeitiger IDO-Erhöhung** (Indolamin-2,3-Dioxygenase / Blutuntersuchung). **L-Tryptophan wird zu Kynurenin umgebaut und steht nicht mehr für die Serotonin-Synthese zur Verfügung**. Eine erhöhte IDO-Aktivität ist Ausdruck einer neuro-endokrino-immunologischen Fehlregulation, die häufig auch mit einer depressiven Symptomatik einhergeht! Eine erhöhte IDO-Aktivität führt zu Tryptophan-Mangelzuständen, die aufgrund der dadurch verminderten Serotonin-Synthese im ZNS depressive Symptome hervorrufen kann (Quelle: IMD-Labor, Berlin)

  Zu den Ursachen einer dauerhaft erhöhten IDO-Aktivität zählen
  - Chronische TH1-dominante Entzündungen (= intrazelluläre Abwehr / Viren + MS, Diabetes Typ I u. a.)
  - Behandlung mit Interferonen (z. B. bei HCV-Infektion = Hepatitis C)
  - IFNγ-Polymorphismus 874T / A

Die gleichzeitige Einnahme von eisen- oder kupferhaltigen Medikamenten oder Nahrungsmitteln verhindert die Aufnahme von L-Tryptophan! Der Transport von Tryptophan in das zentrale Nervensystem kann durch Stress (Cortisol-Anstieg), Vitamin B6-Mangel, zu hohe Dosierungen der Aminosäuren Tyrosin, Phenylalanin, Valin, Isoleucin und Leucin behindert werden. Eine verbesserte Aufnahme erfolgt durch L 5 Hydroxytryptophan!

7.17 L-Tyrosin – das Tagesstimmungs- und ADS-Mittel

L-Tyrosin ist eine nicht essenzielle, schwach in Wasser lösliche Aminosäure. Die Aminosäure L-Phenylalanin kann bei intakter Leberfunktion in L-Tyrosin umgebaut werden. Sie ist der Gegenspieler der Aminosäure L-Tryptophan und sollte deshalb nicht gleichzeitig gegeben werden, da sie an der Blut-Hirn-Schranke miteinander um den Zugang konkurrieren.

Eigenschaften

- Nervenbotenstoff (Anregung / Regulierung von Gehirnaktivitäten)
- Ausgangssubstanz für Adrenalin, Dopamin, Tyramin und Noradrenalin (= Katecholamine)
- Vorläufer des Hautfarbstoffes Melanin
- Beteiligung an der Produktion des Schilddrüsenhormons
- Unterstützt die Funktion der Hirnanhangdrüse (Hypophyse)
- Unterstützt die Funktion der Nebennierenrinde (Cortisol, Adrenalin)
- Appetithemmung durch Bildung von Noradrenalin
- Stimmungsverbesserung
- Energieerhöhung
- Erhöht den Sexualtrieb
- Erhöhung der Aufmerksamkeit
- Durch Darmbakterien wird L-Tyrosin in Amin umgewandelt, welches auch im Käse zu finden ist und Hypertonie erzeugt.

Wird eingesetzt bei / zur

- Alzheimer
- M. Parkinson (100 mg L-Tyrosin / kg Körpergewicht (Quelle: Uni Michigan, USA) + Vitamin C + B2 + B3 + B6 nüchtern morgens einnehmen)
- Depressionen, Angstzuständen (wenn Antidepressiva nicht anschlagen)
- Appetitzügler bei Diäten
- Drogen-Abusus und Entzugstherapie
- Nierenerkrankungen
- Prämenstruellem Syndrom: Reduzierung von Gereiztheit, Depression und Müdigkeit

- Schilddrüsen-Unterfunktion (L-Tyrosin + Thyroxin + Jod)
- Sportlern: gesunder Spannungszustand vor dem Wettkampf
- Störung des Wach-Schlafzustandes
- Tagesschläfrigkeit
- Verhinderung des Einschlafens (z. B. bei Nachtarbeit)
- Stress, Leistungssteigerung
- Mangelndem Sexualtrieb
- ADS (Aufmerksamkeits-Defizit-Syndrom)

Tyrosinhaltige Nahrungsmittel
- Milchprodukte
- Gemüse
- Weizenkeime
- Sesam
- Kürbiskerne
- Mandeln
- Limabohnen
- Avocados
- Bananen

Mangel
- Depressionen
- In Folge einer Phenylketonurie kann es zu einem L-Tyrosin Mangel kommen

Überdosierungen (ab 10 g tgl.)
- Kopfschmerzen
- Angstzustände
- Bluthochdruck

Kontraindikationen
- Nicht bei Lebererkrankungen geben
- Nicht gleichzeitig mit MAO-Hemmern (Antidepressiva) einnehmen: Übelkeit, Schwitzen und Hypertonie
- Nicht bei einer Schizophrenie-Erkrankung einnehmen!
- Nicht bei hohem Dopamin-Spiegel anwenden!
- Nicht bei Krebspatienten verabreichen!
- Nicht gemeinsam mit Koffein einnehmen: Hypertonie

Eine therapeutische Überwachung der Substitution ist dringend notwendig.

7.18 L-Valin – das Reizdarm- und Nervenmittel

L-Valin ist eine essenzielle Aminosäure aus dem Milcheiweiß Casein. Sie ist Vorläufer der Aminosäuren L-Phenylalanin, L-Tryptophan und L-Tyrosin.

Eigenschaften

- Energiegewinnung
- Muskelernährung
- Steigerung der Wirkung von Penicillin
- Bestandteil von Energy Drinks
- Bestandteil von Infusionslösungen (parenterale Ernährung)
- Nervenschutz
- Unterstützung der Bildung von Gewebe
- Schutz vor Stress und Infektionen
- Unterstützung der Genesungsphase / Wundheilung
- Bei Mädchen Förderung der Bildung von Brüsten und Eierstöcken
- Ausgleich von Stimmungsschwankungen
- Ausgleich von nervösen und Verdauungsstörungen

Wird eingesetzt bei / zur

- Schlaflosigkeit
- Nervosität
- Gewichtsreduktion
- Nach Operationen
- PMS (zum Stimmungsausgleich)
- Körperlichen Belastungen und im Sport (L-Valin + L-Leucin + L-Isoleucin = BCAA)
- Reizdarm
- Sport (L-Valin + L-Isoleucin = BCAA)
- Nervenerkrankungen (MS, ALS u. a.)

Valinhaltige Nahrungsmittel

- Geflügel
- Milchprodukte
- Pfirsiche
- Pistazien
- Weiße Bohnen
- Fingerhirse
- Blattgemüse
- Reis

- Rohes Rindfleisch
- Walnüsse
- Weizen
- Maisvollkornmehl
- Getrocknete Erbsen

Mangel

- Ahornsirupkrankheit (MSUD), Leuzinose = Schädigung der Myelinscheidewand der Nerven

7.19. Weitere wichtige Aminosäuren-Kombinationen

7.19.1 GABA – das Nerven- und Schlafmittel

Gamma-Amino-Buttersäure (GABA) ist eine nicht essenzielle Aminosäure und ein Neurotransmitter.

Eigenschaften

- Wird aus Glutaminsäure im Körper hergestellt
- Wichtigster hemmender Botenstoff des Gehirns: Nervenendungen übertragen Signale nicht oder langsamer (ähnlich wie Valium oder Alkohol)
- Schütz vor Reizüberflutung
- Wirkt beruhigend, entspannend und entkrampfend
- Abnehmender Spiegel im Alter
- Erhöht den Muskelaufbau[86]
- Fördert den Fettabbau (Training)
- Erhöht die Schmerztoleranzschwelle
- Hemmt die Glukagonbildung

Wird eingesetzt bei

- Tinnitus
- Schlafmangel, oberflächlichem Schlaf
- Nächtlichem Schwitzen
- Stress, Burnout
- PMS
- innerer Unruhe
- Krämpfen, Muskelverspannungen

[86] Uni Mailand, First Med. Clinic

- Angstzuständen
- Depression (kann zusätzlich zu Antidepressiva verabreicht werden, kein Suchtpotenzial)
- Pulsbeschleunigung, Atembeschleunigung, Atemnot
- Sensibilitätsabnahme
- Veränderter Geruchsempfindung
- Impulsivität, Ungeduld
- Heißhunger auf Süßes
- Gedächtnisstörungen
- Diabetes Typ I und II
- Alzheimer
- Apoplex (erst ab dem 4. Tag verabreichen, da der Körper es vom 1.–3. Tag selbst hoch dosiert produziert, danach sinkt der Spiegel wieder)

Vor dem Zubettgehen einnehmen. Nicht mit anderen Aminosäuren einnehmen, da sie in Konkurrenz treten könnten. Ideal zu kombinieren mit Vitamin B6.[87]

7.19.2 Glutathion (GSH) – das „Rostschutzmittel" unseres Körpers

Gluthation ist eine schwefelhaltige Eiweißverbindung. Es besteht aus den Aminosäuren L-Glycin, L-Cystein und L-Glutaminsäure.

Die wirksamste Form ist reduziertes Glutathion. Es kann durch seine Fähigkeit, Elektronen aufzunehmen, freie schädigende Radikale entschärfen. Es existiert in jeder gesunden Körperzelle und wirkt dort als Antioxidans. Ohne diesen Schutz wäre jede Zelle dem Zerfall preisgegeben und würden der Leber Schaden zufügen.

Große Vorkommen von Glutathion finden wir u. a. auch in der Gallenflüssigkeit, der Surfactant-Flüssigkeit der Lungenbläschen und in geringen Konzentrationen im Blut. Glutathion hilft neben seiner Funktion als zelluläre Abwehr gegen die Folgen von oxidativem Stress auch dabei, Säuren und andere Giftstoffe abzubauen.

Reduziertes Glutathion hat die Fähigkeit durch die vorhandenen Schwefelanteile der drei Aminosäuren Schwermetalle an sich zu binden. Während einer umweltmedizinischen

Ausleitungstherapie wird mehr reduziertes Glutathion verbraucht und sollte deshalb immer substituiert (oral + i.v.) werden.

[87] Info: Glattes, Thomas, ProVNutraceutical 2014

Eine intravenöse Gabe (Ridutox/Tationil Amp.) von reduziertem Glutathion wirkt wesentlich nachhaltiger als die orale Einnahme einer eine Tablette. Oral kann auch die Kombination Glycin + Cystein + Glutaminsäure gegeben werden. Hieraus bildet der Körper selbst das wichtige reduzierte Glutathion in der Leber.

Dr. Gerhard Ohlenschäger hat das unmaskierte reduzierte Glutathion mit einer Reaktionszeit von 1,6 min in S-Acetyl-L-Glutathion umgewandelt um eine bessere Haltbarkeit auch über die Magensäure hinweg als orale Gabe zu ermöglichen, die auch über eine längere Zeit dem Körper zur Verfügung steht.

Eigenschaften

- Wehrt Viren und Bakterien ab
- Unterstützt die Leber bei der Eliminierung und Entgiftung von Schwermetallen, Stoffwechselschlacken, Xenobiotikas und anderen Schadstoffen
- Sichert und erhält die Zellteilung, die Zelldifferenzierung und den intrazellulären Stoffwechsel
- DNA-Schäden/Gendefekte werden repariert und geschützt
- Verstärkt die Produktion von Leukotrienen (wichtig bei Entzündungen und Allergien)
- Stärkt das Immunsystem
- Transport von Aminosäuren in den Zellen. Insbesondere ist es wichtig für die Eiweißsynthese, die abhängig von der Aminosäure Cystein ist.
- Cysteinspeicher (Notreserve)
- Säuren-Abbau
- Brennstoff für das Gehirn, Intelligenzförderung
- Verhindert die Oxidation von Fettsäuren
- Recycling von Vitamin E, Q10, Vitamin A, Selen und Vitamin C
- Verhindert den Abbau und Zerfall von schwefelhaltigen Proteinen in der Membranhülle von Erythrozyten und schützt somit den Sauerstofftransport

Wird eingesetzt bei/zur

- Erschöpfung
- Stress (psychisch/physisch)
- Sport
- Übersäuerung (z. B. durch säurereiche, künstlich hergestellte und erhitzte Nahrung)
- Verletzungen, Verbrennungen, Entzündungen
- Schwermetallbelastung (z. B. Amalgam, Gold)
- Unfällen
- Umweltschadstoffbelastung (z. B. Reinigungsmittel)
- Blutvergiftung

- Suchttherapie, Nikotinabusus (Zigarettenrauch), Drogen / Medikamentenmissbrauch
- Elektrosmogbelastung
- Depression
- Impotenz
- Krebstherapie (ein Tag Abstand zu Vitamin-C-Infusionen / Vitamin-C-Einnahme, da Vitamin C sonst seine Antitumor-Eigenschaft verliert)
- HIV / AIDS
- Strahlenschutz für das Erbgut (Strahlenbehandlung, UV- und Röntgenbestrahlung)
- Mukoviszidose (= Stoffwechselkerkrankung)
- Rheuma
- MS, ALS, MCS, CFS
- Fibromyalgie
- Herz-Kreislauf-Erkrankungen
- Chronischen Herpesinfekten
- Stoffwechselerkrankungen (z. B. Diabetes)
- Vorzeitiges Altern / ab dem 40. Lebensjahr
- Hochleistungssport / erhöhter Sauerstoffverbrauch

Selen ist ein wesentlicher Faktor zur Bildung von reduziertem Glutathion. Da wir in einem Selenmangelgebiet in Deutschland leben, ist sehr häufig auch der Glutathion-Spiegel im Blut erniedrigt. Selen im Blut testen lassen! Vitamin B2 wandelt oxidiertes Glutathion (GSSG = unwirksames Glutathion) wieder in reduziertes Glutathion (GSH) um!

Mangel

- Durch Vitamin-B12-Mangel
- Durch Selenmangel
- Durch Vitamin-C-Mangel
- Durch den Mangel der Aminosäuren L-Glycin, L-Cystein und L-Glutaminsäure
- Durch Schwermetallbelastungen, die die Glutathionreserven aufbrauchen[88]

Mangelerscheinungen mit bisher unklarem GSH-Abfall

- Verstärkte Hämolyse
- Katarakt
- Pathogenese von Reperfusionsschäden (Myokardinfarkt, apoplektischer Insult)
- Tumorerkrankungen
- Toxische Lebererkrankung

[88] MK-naturpharma

Überdosierung
Siehe unter Glycin, Cystein und Glutaminsäure

Blut-Referenzwerte
Glutathion gesamt: 783-1346 µmol/l, Glutathion reduziert: 639-1146 µmol/l, Glutathion oxidiert (GSSG): < 72,0 µmol/l (Quelle: Ganzimmun Diagnostic AG)

7.19.3 L-Carnosin – das Augen- und Allroundantioxidans

Das Antioxidans L-Carnosin ist ein Dipeptid aus den Aminosäuren Beta-Alanin und L-Histidin. L-Carnosin wirkt u. a. als Neurotransmitter.

Eigenschaften
- Blutgefäßschutz (Schutz vor Lipidperoxidation)
- Verhindert Verzuckerung (Glykation) der Gefäße[89]
- Beschleunigt Wundheilung und Genesung
- Unterstützt Bindegewebs- und Hautzellerneuerung und trägt damit zur Hautverjüngung bei
- Fibroplasten-Lebenszeitverlängerung
- Schutz vor Zellalterung um 20%
- Schützt Gehirnzellen vor Schadstoffen
- Verhindert beta-Amyloidablagerungen (Demenz / Alzheimer)
- Proteasom-Schutz
- Bindung und Abbau von Schwermetallen, auch im Gehirn (Blei, Quecksilber, Nickel, Cadmium)[90]
- Arsenbindung
- Stärkt die Muskulatur
- Stärkt die Abwehrkräfte
- Antitumor-Aktivität
- Regulation des pH-Gleichgewichtes
- Milchsäureregulator in den Muskeln (Sport, Muskelkater)
- Verbessert Enzymaktivität

---

89 Aldini 2002, Yeargan u. Seidler 2003

90 Miller und O'Dowd 2002, Chez u. a. 2002

- Proteinschutz (schützt vor Carbonylierung = Schädigung der Proteine während des Alterungsprozesses)
- Verbesserung der O_2-Aufnahme in den Zellen
- L-Carnosin-Spiegel sinkt mit zunehmendem Alter!
- Es optimiert und verlängert die Verbrauchsphase von Vitamin E, C, Zink und Selen

Wird eingesetzt bei
- Alzheimer, Demenz, Parkinson
- Autismus
- ADHS (Aufmerksamkeitsdefizitsyndrom mit Hyperaktivität)
- Asperger-Syndrom
- Legasthenie
- Dyspraxie (Koordinations- und Entwicklungsstörung)
- Tourette-Syndrom (Ticstörung)
- Epilepsie
- Schizophrenie
- Diabetes
- Auge: Katarakt, Glaukom
- Muskelatrophie / Duchenne-Syndrom (Muskelerkrankungen)
- Polymyositis (Skelettmuskelerkrankung)
- Schlaganfall
- Herz-Kreislauf-Erkrankungen / Arteriosklerose: Verbesserung der Elastizität der Gefäße, Verkalkungsreduzierung
- Bluthochdruck
- Schmerzen in den Gliedmaßen
- Vor dem Jahr 2009: Impfstoffe mit Quecksilber-Thiomersal
- Neuropathie
- Nierenerkrankungen
- Sport und Bodybuilding
- Myasthenia gravis (Muskel-Nerven-Übertragungserkrankung)
- Potenzproblemen
- Cholesterinerhöhung
- Hautalterung

(Herzlichen Dank für die Informationsüberlassung von proV Nutriaceutical BV, Vortrag Thomas Glattes)

8 Darmtherapie und Schwermetalle

8.1 Der Darm und seine Funktionen

Unser Darm ist neben seiner klassischen Funktion als Verdauungsorgan auch das wichtigste Immunorgan, 70 % der Abwehrzellen sind dort beherbergt. Die Leistung unserer Abwehrzellen hängt allerdings von der bakteriellen Besiedlung unseres Darmes ab. Normalerweise leben dort 120 Billionen Bakterien, die unsere Schleimhaut von innen stabilisieren, einzelne Bestandteile unserer Nahrung aufspalten und diese verfügbar machen. Sie sind unerlässlich für zahlreiche physiologische Prozesse im Verdauungstrakt.

Funktionsfähigkeit des Darmes

Bei den meisten Menschen, die chronisch erkrankt sind, ist dieses Ökosystem jedoch stark gestört, und der Darm wird durch falsch oder nicht verdaute Nahrungsbestandteile und folgender Fäulnis- und Gärungsprozesse zum Ort der permanenten Selbstvergiftung. Damit man einen Überblick über die Vergiftung und Ansatzpunkte für die nachfolgende Therapie erhält, wenden wir die Urindiagnostik der organischen Säuren (Biovis-Labor) an. Die Bestimmung der organischen Säuren im Urin ermöglicht einen Überblick darüber, inwieweit mit der Nahrung aufgenommenen Nährstoffe verwertet und in Energie (ATP) umgewandelt werden können. Diese Umwandlung erfolgt mit Hilfe von Enzymen und deren Co-Faktoren. Fehlen diese Co-Faktoren oder arbeiten die Enzyme nicht optimal, kann es zur Anreicherung von Stoffwechsel-Zwischenprodukten kommen. Über sich anreichernde Zwischenprodukte lassen sich Rückschlüsse auf Vitalstoffmängel oder nitrosativen Stress ziehen. (Biovis) Mit dem Nachweis von organischen Säuren im Urin kann man sich Erkenntnisse über die Stoffwechselsituation des Patienten verschaffen und eine Ursachen orientierte Therapie beginnen. Mehr Info unter: www.biovis-diagnostik.eu/wp-content/uploads/biovis-Org-Saeuren-DE.pdf

8.2 Durchlässigkeit der Darmschleimhaut (Leaky Gut)

Die Zerstörung und somit zunehmende Durchlässigkeit der ansonsten zum Blutkreislauf hin dichten Darmschleimhaut wird Leaky-Gut Syndrom genannt. Es kommt zum Eindringen von Stoffen in den Körper, die dort nichts zu suchen haben und pathologische Prozesse in Gang setzen.

Krankheiten die auf Grund von Fehlbesiedelungen der Darmwand entstehen können:

- Autoimmunerkrankungen
- Diabetes mellitus II
- MS
- Rheumatoide Arthritis
- Adipositas
- Insulinresistenz
- RDS (Reizdarmsyndrom)
- Autismus
- Nekrotisiernde Colitis
- Depression
- Morbus Parkinson
- Nahrungsmittel Allergie / Unverträglichkeit

Die Folgen einer Darmdurchlässigkeit können unter anderem sein

- Muskel-, Wirbelsäulen- und Gelenkschmerzen
- Fibromyalgie, Rheuma
- Kopfschmerzen, Migräne
- Schwindelanfälle (z. B. durch Histamin)
- Erschöpfung, Antriebslosigkeit
- Blutdruckerhöhung, Herzrasen, Herz-Rhythmus-Störungen
- Hauterkrankungen
- Allergien

Eine erhöhte Darmpermeabilität steigert natürlich auch die Aufnahme von Metallen aus Zahnersatz!

Häufig verursachen Schwermetalle und Kunststoffe nicht im Mund allergische Reaktionen, sondern erst im geschädigten, häufig dann sauren Milieu des Darmes. Oxidationen der Metalle, die durch Zahnmaterialien und Nahrungsmittel verschluckt werden, verschlechtern die Situation der Schleimhäute. Die von der Leber produzierte und in den Darm abgegebene Gallenfüssigkeit kann als Trägermedium für Metalle und Toxine fungieren. So erreichen die Schwermetalle und Schadstoffe die Dünndarmwand, werden dort durch deren Darmdurchlässigkeit rückresorbiert. So beginnt ein nicht endender Kreislauf von im Körper zirkulierenden Schadstoffen, die sich im Fettgewebe, im Gehirn und in den Organen ablagern. Die Schleimhaut des Darmes schwillt bei diesem Prozess an, reagiert entzündlich und Keime, wie z. B. Candida-Pilze und pathogene Bakterien, besiedeln häufig die Oberfläche.

Nehmen wir die Schwermetalle und Allergene aus dem Darm, verschwinden auch die Fehlbesiedelungen krankmachender Keime und die Schleimhaut gesundet.

8.3 Candida und Schwermetalle

Candida-Pilze wachsen nur an einer geschädigten Darmwand, die häufig durch Antibiotikagaben, Medikamente u. a. geschwächt wurde. Nach einer gut gelungenen Darmregeneration ist in der Regel das Milieu für den Pilz ungeeignet.

Eine Candida-Therapie, die mit einer Vernichtung der Pilze einhergeht, erzeugt durch den Candida-Zelluntergang allerdings sehr viele Toxine, die über die Leber abgebaut werden müssen und diese belasten können. Diesen Vorgang kann man dann sehr gut über Leber Blutparameter (GOT, GPT, GGT) beobachten.

Candida-Therapie bei Leaky-Gut-Syndrom
Verdrängung des Candida-Pilzes durch prä- und probiotische Keime sowie Phytotherapie.

Empfehlung
Eine 6- bis 18-monatige Neubesiedelung durch ausgesuchte Bakterienmischungen, die Stück für Stück die pathologische Darmflora / Pilze verdrängen, sowie eine kohlenhydratreduzierte Ernährung.

Schwermetalle hemmen mitochondriale Atmungsprozesse der Darmschleimhautzellen und verursachen in der Folge ein energiearmes Milieu, in dem sich Candida-Hefen sehr gut vermehren können. Bestimmte Peptide (in den Candida-Pilzen), genannt „Phytochelatine", können jedoch eine Verbindung mit Schwermetallen eingehen, sodass diese aus dem Körper ausgeleitet werden können.[91]

Phytochelatine, bestehend aus bis zu elf Aminosäuren, gibt es nicht nur in Candida-Pilzen, sondern man findet sie auch in Algen, Flechten, Bärlauch, Knoblauch, Grapefruit, Kohl und anderen schwefelhaltigen Pflanzen, die zur Ausleitung von Schwermetallen Anwendung finden. Wenn Candida-Pilze verdrängt und ausgeschieden werden, nehmen sie automatisch Metalle mit aus dem Körper, die Umgebung wird somit nicht nur schadstofffrei, sondern auch Pilz-frei. Die Darmschleimhaut kann gesunden, Entzündungen werden abgebaut. Nach einer nachfolgenden Darmreinigung und einem bakterio-

---

[91] SANUM, Veröffentlichung Schneider, Dr. Dr. Peter, Zitat von Dr. Rau 1998, Thema „Cellwandfreie Formen von Candida", http://www.semmelweis.de/pdf/55_schneider_candida.pdf

logischen Darmaufbau steht der Darm, insbesondere der Dünndarm, wieder als Immunsystem zur Verfügung.

Cave
Eine systemische Candidiasis ist nicht zu unterschätzen und sollte mit hohen Antimykotikagaben behandelt werden (Leberwerterhöhung durch frei werdende Toxine). Ein höheres Risiko dafür haben Patienten mit bestimmten Erkrankungen (Diabetes, HIV, Immunsystemerkrankungen u. a.), dies muss berücksichtigt werden. Eine gleichzeitige Therapie mit Prä- und Probiotika wirkt aber auch hier immununterstützend.

8.4 Bakteriologischer Schleimhaut-Aufbau – das Mikrobiom

Ein Aufbau der Darmflora sollte nach einer Darmreinigung erfolgen. Vor einer Darmreinigung sollten Allergene (Nahrungsmittel, Schadstoffe etc.) diagnostiziert und gemieden werden, damit die Darmschleimhaut abschwellen kann. Schwermetall- und Schadstoff bindende Substanzen sind angezeigt und bereits beschrieben worden.

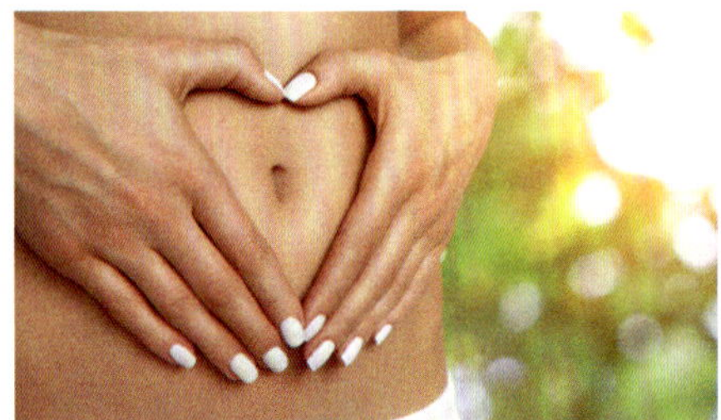

rangizz / Fotolia

Für die Darmreinigung selbst gibt es verschiedene Phytotherapeutika auf dem Markt. Sie sollten vor dem Einsatz am Patienten vom Therapeuten auf Verträglichkeit und Notwendigkeit getestet werden.

Nach Darmreinigung und / oder Entfernung der allergischen Zahnmaterialien sollten positive Keime, wie effektive Mikroorganismen, Lactobazillen und Bifidusbakterien, für eine Dauer von 6–18 Monaten verabreicht werden. Die frische Besiedelung erfolgt nur langsam. Bakteriengaben sollten begleitet werden von Mitteln, die deren Ansiedlung unterstützen, wie z. B. Glutamin, Quercetin, Inulin, Aloe Vera, Milchsäure, Olivenölextrakt u. a.

Das Bakteriengleichgewicht (Symbiose) ist wichtig für die Funktion der Schleimhäute:
Wertlose Kost, Stress, Medikamente, chemisch konservierte Nahrung, Teerstoffe, Röststoffe, Insektizide, Allergien u. a. schaden den Symbionten. Mit ihrer Zerstörung geht der Verfall der Gesundheit Hand in Hand.

8.5 Das Mikrobiom (Gesamtheit der Darmbakterien) und Funktionen

Ureinwohner haben eine wesentlich vielfältigere Artenvielfalt aus verschiedenen Bakterien, als Menschen aus Industrieländern (Scholter 2015.)

Das Mikrobiom beeinflusst nachweislich:

- KHK (koronare Herzerkrankung)
- Psoriasis (Schuppenflechte)
- MS (Multiple Sklerose)
- Demenz
- Krebs
- Diabetes
- Parkinson
- Depression (Darm-Hirn-Achse)
- Morbus Crohn + Colitis ulzerosa
- Toxische Hirnschädigungen (Linksdrehende Milchsäure)
- Autismus, Asperger Syndrom
- Migräne
- Reizdarmsyndrom (RDS)
- Fiebererzeugung eingeschränkt: Darmbakterien sind fähig den Vitamin D-Rezeptor zu blockieren und dadurch das Immunsystem zu schwächen und die Fiebererzeugung damit zu hemmen, oder das Hormon Progesteron zu erzeugen (Vit D =Prohormon)

Insbesondere für schwere, chronische Darmpatienten steht folgende Therapie zur Verfügung:

Mikrobiota-Transplantation – Stuhl-Kapsel die neue Darm-Therapie![92]

Die Funktionen der Mikrobiota sind vielfältig. Sie schaffen ein gesundheitsförderndes Milieu, verdrängen pathogene Keime, bauen schwer verdauliche Kohlenhydrate ab und produzieren gleichzeitig für den Körper wichtige Stoffe wie z.B. kurzkettige Fettsäuren. Selbst Autoimmunerkrankungen und neurologische Erkrankungen können mit einer Störung in der Darmmikrobiota, einer sogenannten Dysbiose, in Zusammenhang stehen. So wurde unlängst die sogenannte Darm-Hirn Achse um die Mikrobiota-Darm-Hirn-Achse erweitertet.

[92] Studien Mikrobiota Stuhltransplantation im Anhang

Dysbiosen können über Mikrobiomanalysen festgestellt werden. Das Darmmikrobiom beschreibt die Gesamtheit aller Gene der Bakterien, Viren und Pilze im Darm. Über Next-Generation Sequenzierungen (NGS-Verfahren) können spezielle Labore das Mikrobiom einer Stuhlprobe analysieren und darüber die Zusammensetzung der Mikrobiota ermitteln.

Eine gesunde Darmflora bietet Schutz vor vielen Krankheiten. Beispielsweise bietet sie Kolonieresistenz vor dem Clostridium difficile-Erreger. Ein Hauptrisikofaktor zur Entstehung von Infektionen mit Clostridium difficile sind aus diesem Grund auch Antibiotikabehandlungen und die damit einhergehende Störung in der Darmmikrobiota.

In diesen Fällen verzeichnet die Stuhltransplantation (Fäkale Mikrobiota Transplantation = FMT) als Behandlungsmethode sehr gute Erfolgsraten von 92 %.

Hierbei wird der Darm nicht, wie bei Probiotika, mit einzelnen Bakterienstämmen besiedelt. Stattdessen wird das gesamte Ökosystem des Darms eines gesunden Spenders auf den Darm eines Empfängers übertragen. Es gibt zwischenzeitlich immer mehr Studien zu anderen gastrointestinalen Erkrankungen. Dazu gehören das Reizdarmsyndrom und die chronisch entzündlichen Darmerkrankungen wie Morbus Crohn und Colitis Ulcerosa. Einzelfallberichte gibt es zudem zur symptomatischen Erleichterung bei Multipler Sklerose, Parkinson sowie dem metabolischen Syndrom nach einer FMT.

Die Applikation des Stuhls kann über Koloskopie, rektalen Einlauf oder Nasalsonde erfolgen. Dabei sind hohe Sicherheitsanforderungen an den Spenderstuhl zu stellen. Spender müssen gesund und normalgewichtig sein. Der Gesundheitszustand der Spender wird durch Blut- und Stuhluntersuchung überprüft. Stuhlbanken bieten eine einfache Möglichkeit an getesteten Spenderstuhl zu gelangen. Hier werden die Stuhlproben von gesunden Spendern tiefgekühlt gelagert. Die Stuhlproben-Datenbank heißt ANTHEMI, sie ist für medizinische Zwecke frei zugänglich.

Auch eine orale Applikation der FMT über Kapseln ist mittlerweile möglich. Hierbei wird der Spenderstuhl gereinigt, aufgearbeitet und in Kapseln überführt. Diese Methode stellt für Patienten einen deutlich schonenderen Applikationsweg dar und erleichtert niedergelassenen Ärzten und Heilpraktikern die Durchführung einer FMT. (Tina Lang M.Sc. – Fa. Homo Novus).
Studien im Anhang

Lactobazillen
Lactobazillen, auch Milchsäurebakterien genannt, sind eine spezielle Bakteriengattung, die sich typischerweise im menschlichen Atmungs-, Magen-, Darm- und Vaginaltrakt sowie

in verschiedenen fermentierten Lebensmitteln befinden. Während des Geburtsvorganges kommt es zur oralen Erstkontamination mit Keimen der mütterlichen Vaginalflora, welche physiologisch vorwiegend aus Lactobazillen und Bifidusbakterien bestehen. Eine Fehlbesiedelung der Dünndarmschleimhaut durch Fremdkeime führt stets zu krankmachenden Veränderungen, insbesondere des Bürstensaumepithels der Dünndarmschleimhaut. Durch die damit verbundene mangelnde Enzymaktivität erfolgt auch eine Störung der Aufnahme von Vitaminen, Kohlenhydraten, Aminosäuren und Mineralstoffen.

Lactobazillen bauen Zucker zu Milchsäure ab und senken so z. B. den pH-Wert des Darms. Für Lebensmittel ist ihre Funktion als Starterkultur zur Herstellung fermentierter Milchprodukte (Joghurt) bedeutend. Es gibt zahlreiche Studien, die eine positive Wirkung von Lactobazillen auf die menschliche Gesundheit bestätigen. Allerdings unterscheidet sich die Wirkung der einzelnen Lactobacillus-Stämme stark. So wurde nachgewiesen, dass einige Stämme eine positive Wirkung auf das Immunsystem haben, andere Stämme auf die Darm- und Vaginalflora. Daher ist es besonders wichtig, die richtigen Bakterienstämme zu verabreichen, um die gewünschte Wirkung zu erreichen.

Die Lactobazillen-Stämme werden bei folgenden Befindlichkeitsstörungen eingesetzt:

- Diarrhoe (Durchfall) und Obstipation (Verstopfung)
- Fettstühle
- Zwerchfellhochstand (sofern keine anderweitige Ursache erkennbar ist)
- Völlegefühl, welches sehr schnell nach den Mahlzeiten einsetzt
- häufige Blähungen
- neurologische Symptome (Lähmungen, Sensibilitätsstörungen, Zuckungen, Zittern u. a.)
- Schwächegefühl
- Koordinationsstörungen, Schwindel
- Leaky-Gut-Syndrom (Darmwanddurchlässigkeit)

Lactobazillen wirken keimtötend gegen pathogene Clostridien-Stämme und dämmen Candida albicans ein. Lactobacillus reuteri wird erfolgreich eingesetzt bei Osteoporose, Helicobacter pylori und der allgemeinen Allergiebereitschaft. Sie wirken antibakteriell gegen Helicobacter pylori, einen unangenehmen Magenkeim, der zu Geschwürbildungen neigt. Sie können den Magen mit seiner Säureflut gut überstehen, ohne Schaden zu nehmen, sodass sie im Dünndarm ansiedeln können. Sie sind Gegenspieler des Staphylococcus aureus, einem sehr resistenten Krankenhauskeim. Lactobazillen fördern die Schleimbildung im Dünndarmbereich, sodass sich pathogene Keime schlechter ansiedeln können.[93]

---

[93] ARKTIS BioPharma, Hoffmann, Frank

Lactobazillen-Stämme im Darm verhindern die Aufnahme folgender Substanzen in den Organismus: Arsen, Cadmium und Blei.[94]

Hierdurch wird klar, dass nicht nur die Darmpermeabilität (Leaky gut) wichtig ist, sondern auch die Darmbesiedelung die Aufnahme von toxischen Metallen in den Organismus beeinflusst.[95]

Bifidusbakterien
Bifidusbakterien gehören einer speziellen Bakeriengattung an, die sich typischerweise in der Mikroflora des menschlichen und tierischen Verdauungstrakts befindet. Sie sind nach den Lactobazillen die zweitwichtigsten probiotischen Mikroorganismen. Bei einer Verminderung der Bifidusbakterien um die Hälfte können die Folge Fettleibigkeit, Reizdarm, Abwehrkraftminderung gegen Rotaviren und Pseudomonas sein. Sie unterstützen die Ausleitung von Giftstoffen (z. B. Bisphenol A), beugen Entzündungen und Diarrhoen (Durchfällen) vor, hemmen das Wachstum schädlicher Bakterien und stärken gleichzeitig das Immunsystem. Als anaerobe Keime können sie Kohlenhydrate zu Essigsäure und Ameisensäure vergären. Sie wirken Krebs-vorbeugend und schützen die Darmschleimhaut im Dünn- und Dickdarm. Im hauptsächlichen Aufenthaltsort, dem Dickdarm, produzieren sie die Vitamine B1 und B6, Folsäure und Enzyme (Casein, Lysozym), bilden Milchsäure und sorgen für einen gesunden pH-Wert.

Streptococcus Thermophilus
Er benötigt als Energielieferanten Lactose und ist somit hilfreich bei Milchzuckerunverträglichkeiten (Lactose-Intoleranz). Der Keim ist TH1-stimulierend. Er ist für die Laktatproduktion und Ansäuerung des Darmmilieus zuständig und wirkt Immunsystem-aufbauend bei HIV-infizierten Kindern.

Enterococcus faecicum
Man kann ihn gut gegen Diarrhoe und zur Vorbeugung von Zellentartungen einsetzen. Er arbeitet aktiv gegen den krankmachenden Keim Listeria monocytogenes und senkt das schlechte LDL-Cholesterin. Er bildet rechtsdrehende positive Milchsäure.

Bacteroides fragilis
Es gibt zwanzig Arten dieser am häufigsten vorkommenden Bakterienform. Sie eignet sich, um Immundefekte rückgängig zu machen. Der Zucker in der Zellwand des anaeroben Keimes unterdrückt das stark pro-inflammatorische Zytokin IL-17.

---

94 Zhai et al., Nutrients 2015;7:552-557

95 IMD-Labor Berlin

Saccharomyces boulardii
Als Hefeart, die keine Kolonien bildet, vermehrt sie sich schnell im Darm. Sie produziert Vitamin B und Milchsäure und verdrängt schädliche Candida-Keime. Der Spiegel des sekretorischen IgA-Wertes der Darmwand erhöht sich und ein Leaky-Gut (Darmwanddurchlässigkeit) reduziert sich. Entzündungen klingen ab. Häufiger Einsatz nach Antibiotika, um Diarrhoen und Darmpilze zu reduzieren.

Akkermansia muciniphila
Dieser Keim ist anaerob und wirkt protektiv auf die Schleimschicht im Darm. Eine fettreiche Ernährung schadet ihm, Präbiotika (z. B. Oligofructose) unterstützen Akkermansia muciniphila und stabilisieren die Schleimhautbarriere.[96]

Streptococcus salivarius K12: (Prof John Tagg 2000). Bohren Löcher in pathogene Streptococcen Stämme und werden eingesetzt bei Halithosis, alle HNO Erkrankungen, Mund-und Rachenerkrankungen.

Streptococcus salivarius M18: Kariesreduzierung

Veilonella-Bakterien: Lactat-Abbau in den Muskeln und sportliche Leistungssteigerung (Aleksandar Koatic-USA Diabetes Center Bosten)

Escherichia coli (Stamm Nissle 1917)
E. coli kann unter aeroben wie auch anaeroben Bedingungen leben. Zu finden sind diese Bakterien überwiegend in der Dickdarmschleimhaut, die dadurch einen antientzündlichen und antikanzerogenen Schutzwall gegen eindringende Bakterien aufweist. E. coli bildet kurzkettige Fettsäuren (Ameisen-, Propion-, Essig- und Buttersäure) aus Ballaststoffen und regt dadurch die Durchblutung der Schleimhaut an. Dies kann bei chronischer Obstipation hilfreich sein.

E. coli wird bei Diarrhoe, Reizdarm-Syndrom, Colitis ulzerosa, Morbus Crohn, Pouchitis, Divertikulitis, polymorpher Lichtdermatose und intestinal bedingter Halitosis eingesetzt.[97]

EM-Bakterien (Effektive Mikroorganismen)
Die EM-Bakterien beeinflussen die mikrobielle Tätigkeit des Darmes insoweit, dass die aufbauenden Mikroorganismen, wie Lactobazillen und Bifidusbakterien, vorherrschend

[96] Info Vortrag Dr. Schütz, Mikrobiomtagung Berchtesgaden 2014

[97] Studien siehe Ardeypharm – Mutaflor

sind. Hierdurch wird ein Umfeld geschaffen, das vor allem auf den Schutz der Darmwand und deren Regeneration bei Darmwanddurchlässigkeit (Leaky-Gut-Syndrom) abzielt.

Ein Darmmilieu, in dem die aufbauenden Mikroorganismen vorherrschend sind, schützt den Darm und den ganzen Organismus, denn ca. 70 % des Immunsystems sitzen im Dünndarm.[98]

EM-Bakterien wurden von Herrn Prof. Higa von der Universität Ryukyus (Okinawa, Japan) mit großem Erfolg in der Agrar-Wirtschaft und in der Tierzucht verwendet. In jüngster Zeit werden auch Produkte angeboten, die zur Optimierung der Gesundheit, in der Rekonvaleszenz, aber auch zur Vorbeugung von Krankheiten und zur Stärkung des Immunsystems eingesetzt werden. Die Einnahme kann zusätzlich zu Lactobazillen und Bifidusbakterien als optimale Ergänzung mit schnellem Ansiedelungserfolg erfolgen.

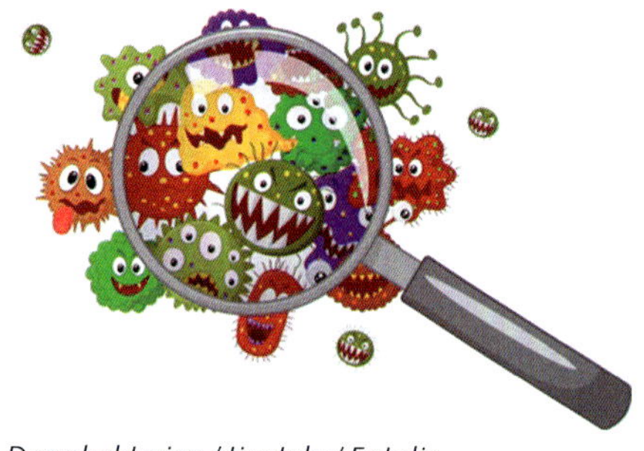

Darmbakterien / tigatelu / Fotolia

Um erfolgreich den Darm zu therapieren ist, eine zweimal tägliche Einnahme der Bakterien (morgens und abends) über mindestens sechs Monate, bei chronisch Kranken bis zu achtzehn Monate empfehlenswert.

8.6 Präbiotika

Präbiotika dienen der Unterstützung der Schleimschicht und als Bakteriennahrung. Werden sie nicht gegeben, führt dies häufig zu Misserfolgen in der Darmtherapie.

Präbiotika sind z.B. Glutamin, Quercetin, Milchsäure, Arabinoxylan, Inulin, Xylit, Aloe vera, Olivenblätterextrakt, Colostrum oder ß-D-Glucan (letzteres erhöht sIgA, gut zur Kontrolle der Darmbarriere)[99]. Alle diese Beigaben können die Wirkung der Darmbakterien fördern.

---

[98] Pharmazeut. Zeitung, Pauli, C., 49,2010

[99] Syxyl

Achten Sie auf Gluten-, Aspartam-, Fluor- und Laktose-freie Produkte. Die einzunehmenden Kapseln sollten aus Cellulose sein.

Weiterhin sollten Sie auf naturreine Produkte ohne chemische oder metallhaltige Konservierungsstoffe oder künstliche Farbstoffe achten. So entlasten Sie den Körper.

8.7 Chronische Erkrankungen

Darmbakterien haben einen großen Einfluss auf unser Immunsystem und können Mitauslöser chronischer Erkrankungen sein. Jede Keimart hat dabei ihre eigene Nische in unserem Immunsystem.

So weiß man mittlerweile, dass aufgrund einer Dysbiose und einer defekten Darmbarriere Schadstoffe chronisch pathologische Veränderungen hervorrufen können, die den gesamten Körper betreffen. Einige Beispiele:

- **Autismus:** Durch Clostridien im Dickdarm und Gärprozesse (Kohlenhydrate, Milchprodukte) entsteht Propionsäure.
  Propionsäure + Leaky-Gut → gehirngängig → neurotoxisch
- **Diabetes:** Präbiotika und Probiotika haben Einfluss auf die Insulinempfindlichkeit, Glukosetoleranz und Entzündungsprozesse im Körper.
- **Morbus Crohn:** Die hoch dosierte Gabe einiger Lactobazillus-Stämme plus dem Zellwand-Fragment Lactobazillus-rhamnosus-Lysat, plus lebender Saccharomyces boulardii können eine Remissionsphase auch nach zwanzig Jahren Leidenszeit unterstützen.

Am Anfang können Verträglichkeitsstörungen bei der Bakteriengabe auftreten. Bei sehr belasteten und empfindlichen oder stark allergisch reagierenden Patienten kann es drei Monate dauern, bis eine normale Dosis der Bakteriengabe erreicht ist (mit einer Messerspitze beginnen). Geduld ist angesagt.

8.8 Zahncremes und ihre Auswirkung auf die Mund- und Darmschleimhaut

Zahncremes sollen Karies und Parodontitis vorbeugen. Sie beinhalten häufig Stoffe wie Triclosan, Tenside (z. B. Natriumlaurylsulfat), Fluorid oder Polyethylenglykol (PEG), die nach häufiger Anwendung krankmachende Nebenwirkungen auf unseren Körper haben.

Triclosan wird z. B. seit über vierzig Jahren zur Bakterienbekämpfung eingesetzt. Je nach Konzentration wirkt das Mittel bei Bakterien abtötend oder wachstumshemmend. Es wird sowohl als Konservierungsstoff in Produkten verwendet, die unter die Kosmetikverordnung fallen (Deodorants, Seifen, Zahnpasta), wird aber auch bei Medizinprodukten zum Infektionsschutz eingesetzt (Antiseptika und Desinfektionsmittel). Auch in Haushaltsprodukten (wie Teppichen, Textilien) und sogar Kinderspielzeug kann Triclosan enthalten sein. Obwohl laut Vorgaben der Europäischen Union (EU) Triclosan nicht in Lebensmitteln oder in Materialien, die mit Lebensmitteln in Kontakt kommen, enthalten sein darf, ist der Gebrauch weit verbreitet. In der Forschung wird daher diskutiert, ob durch die große Verbreitung dieses Mittels vermehrt antibiotika- oder biozidresistente Bakterien entstehen könnten. Triclosan steht im Verdacht, Lebererkrankungen und Leberfibrosen zu begünstigen sowie Zellentartungen auszulösen.[100,101]

Fluor

Fluoride sind in der Tat wirksam – doch härten sie leider nicht nur die Zähne, sondern sie lösen vor allem verschiedene Symptome aus (bzw. verschlimmern sie). Diese Symptome gleichen denen der heutigen Zivilisationskrankheiten haargenau

- Allergien
- Herz- und Kreislauferkrankungen
  - Arterienverkalkung
  - Bluthochdruck
  - Thrombosen
  - Schlaganfälle
- Erkrankungen des Knochensystems (wie Arthrose und Osteoporose)
- Erkrankungen der Leber und der Nieren
- rheumatische Erscheinungen
- Muskel-, Gelenk-, Bein- und Rückenschmerzen[102]

[100] Die Ergebnisse beziehen sich auf aktuelle Tierstudien an Labormäusen, die unter der Leitung von Prof. Dr. Robert H. Tukey von der Universität Kalifornien in San Diego durchgeführt wurden. Da die zugrunde liegenden Mechanismen laut Aussage der Forscher bei Mäusen und Menschen vergleichbar ablaufen, könnte Triclosan auch für den Menschen ähnlich schädlich sein und auf lange Sicht Erkrankungen wie Leberkrebs begünstigen. Für den Verbraucher bedeutet dies daher wieder einmal: Immer die Inhaltstoffe auf der Verpackung checken!

[101] Quellen: www.cdc.gov/ophss/csels/dlpss/healthcarenews.html#PublicHealth; www.dailymail.co.uk/ Ökotest Zahncremes 2009

[102] Dr. Arnold, ZA

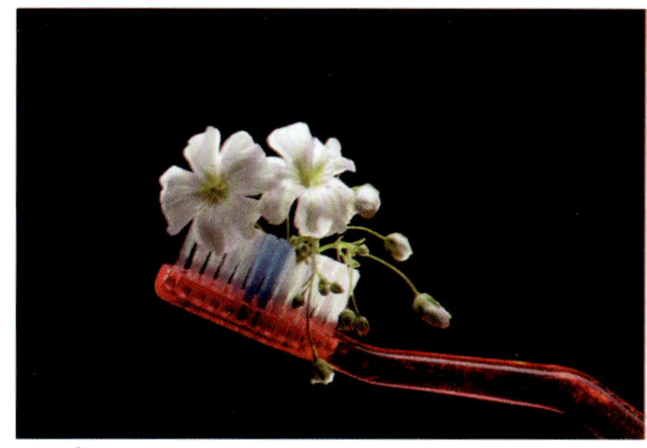

Fotolia

Die Hauptquelle dauerhaft erhöhter Fluoridzufuhr ist außer der Zahncreme häufig das Trinkwasser. In Gegenden mit mehr als 1 ppm (mehr als 1 mg/l) Fluoridgehalt im natürlichen Trinkwasser muss mit Dentalfluorose (Schmelzfluorose) gerechnet werden, wenn die erhöhte Dosierung in den ersten acht Lebensjahren erfolgt. Hierbei werden in der Phase der Schmelzbildung die Ameloblasten (schmelzbildende Zellen) gestört. In der Folge kommt es zu kreidig geflecktem Schmelz mit Härteverlust. Etwa ein Prozent der europäischen Bevölkerung ist von einer Dentalfluorose betroffen.

Nach einer lebenslangen Trinkwassersättigung von über 8 ppm (über 8 mg/l) zeigen ältere Menschen verdichtete Knochenstrukturen. Ab 20 ppm kann sich eine Skelettfluorose entwickeln: Fluoride werden in die Knochen eingelagert und führen dort zu Veränderungen. Trinkwasser mit derart hohen Fluoridkonzentrationen kommt beispielsweise in Indien und Südafrika vor. (Siehe Therapiebeispiele: Fluorose)

Die untere toxische Grenze liegt bei 5 mg Fluorid pro kg Körpergewicht[103]. Akute toxische Nebenwirkungen der Fluoride äußern sich u. a. in Übelkeit, Erbrechen, Magenbeschwerden und Durchfall. Sie sind direkt abhängig von deren Dosierung. Um Haushaltsunfälle zu vermeiden, werden Zahnpasten für Erwachsene häufig in einer Tubengröße von 75 ml angeboten. Ein Kind von vier Jahren und 20 kg Körpergewicht würde, wenn es den gesamten Tubeninhalt äße, seine untere Toxizitätsgrenze erreichen.[104]

[103] Whitford 1992

[104] Schiffner, U.: Prävention. Curriculum Kinder- und Jugendzahnheilkunde der APW (Akademie Praxis und Wissenschaft) der DGZMK (Deutsche Gesellschaft für Zahn-, Mund- und Kieferheilkunde) 2011

9 Chelate binden Schwermetalle

Schwermetalle werden durch Schwefel bzw. Chelate (Schwefelverbindungen) gebunden.

- Die Aminosäuren Methionin und Cystein sind schwefelhaltig und können somit Schwermetalle an sich binden. Einnahmemengen und Nebenwirkungen sollten beachtet werden, deshalb ist eine therapeutische Begleitung der Ausleitung wichtig.
- In der Natur gibt es weitere Schwefelverbindungen für die Ausleitungstherapie zur Verfügung (z. B. Bärlauch, Knoblauch, Cystus, Chlorella, Zeolithe und Schwefelbäder), nach denen man sich „viel leichter" fühlt (siehe Ausleitung). Hierbei werden nach Stunden im lauwarmen Schwefelbad Metalle im Bad über die Haut an das Wasser abgegeben. Auch nach Nutzung einer Infrarotkabine oder Sauna konnten wir Schwermetalle im Schweiß isolieren.
- Schließlich stehen EDTA (i. v.), DMSA (oral) und DMPS (i. v. und oral) zur Ausleitung zur Verfügung.
- Jedes Metall bevorzugt ein bestimmtes Chelat zur Anbindung.

EDTA (Ethylendiamintetraessigsäure)
Bindung von: Aluminium, Arsen, Cadmium, Germanium, Nickel, Blei, Palladium, Platin, Thallium, Uran, Wolfram, Zirkon, Silber, Barium, Beryllium, Bismuth, Gallium, Germanium, wenig Quecksilber, Antimon, Zinn, Titan
Bindung der Mineralstoffe Eisen und Calcium!

DMSA (Dimercaptobernsteinsäure)
Bindung von: Quecksilber, Aluminium, Arsen, Antimon, Wolfram, Zirkon, Silber, Barium, Beryllium, Cadmium, Gallium, Germanium, Nickel, Blei, Palladium, Platin, Zinn, Titan, Thallium, Uran

DMPS (Dimercaptopropansulfonsäure)
Bindung von: Zinn, Gallium, Arsen, Thallium, Silber, Quecksilber und insbesondere Blei (= Umweltmetall, nicht in Zahnmaterialien vorhanden)
Alle weiteren Metallbindungen wie bei EDTA.
DMPS eignet sich nicht zur Cadmium-Bindung! Die in unserer Praxis bevorzugte Kombination mit den wenigsten Nebenwirkungen ist die EDTA-Infusion in Verbindung mit DMSA-Kapseln.

Hierzu ist vorher eine umfangreiche Überprüfung der ausleitenden Organe durch Blutuntersuchungen notwendig.
Ein speziell in Chelattherapie ausgebildeter und erfahrener Therapeut testet vor Beginn der Behandlung die Verträglichkeit der Medikamente und hält genaue Behandlungsintervalle und Pausen ein!

Da Mineralstoffe ebenfalls durch Chelate gebunden werden, führt dies bei längerer Chelattherapie zu einem Mineralstoffmangel. Deshalb sollten spätestens am Tag nach einer Chelattherapie Mineralstoffe zugeführt werden (Zink, Calcium, Magnesium, Kalium, Kupfer, Mangan u. a.).
Kopfschmerzen, Übelkeit, Rückenschmerzen und Erschöpfung mit Nierenbelastung könnten sonst die Folge sein (Kreatinin Blut-Nierenwert vor der Infusion überprüfen!)

Kontraindikationen für eine Chelattherapie

- Aneurysma
- Nieren- oder Leberentgiftungsstörungen
- Herzinsuffizienz
- Lungentuberkulose

Bitte immer viel trinken!
Nehmen Sie von Ihrem Körpergewicht 60 %, davon 5–6 % bezeichnet Ihre persönliche Trinkmenge.

Beispiel: 80 kg Gewicht. Davon 60 %= 48 Liter Wasser, davon 5–6 % = 2,4–2,9 Liter Wasser pro Tag (nicht gültig für Herzkranke).

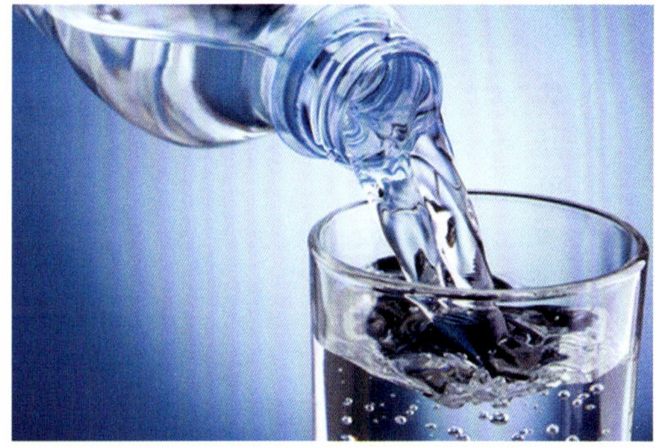

Hyma / Fotolia

Chelattherapie und das Schmerzempfinden Rothaariger

Studien aus Dänemark[105] haben gezeigt, dass rothaarige Männer und Frauen oft schmerzempfindlicher sind als blonde oder dunkelhaarige. Dies trifft auf 2 % der Weltbevölkerung zu.

[105] Uni Aalborg 2013, Arendt-Nielsen, Prof L.

Prof. Arendt-Nielsen konnte nachweisen, dass Rothaarige schmerzempfindlicher, kälteempfindlicher und ängstlicher sind. Sie haben ein erhöhtes Risiko, an Sklerose und Endometriose zu erkranken. Scharfe Gewürze (Chilli, Paprika) vertragen sie sehr gut. Injektionen mit Capsicain unter die Haut sind ohne Probleme verträglich. Deshalb sollten Rothaarige in der Ausleitung besonders sensible Mittel erhalten.

Eine Chelattherapie ist beispielsweise nicht ohne Testung der Substanzverträglichkeit zu verwenden. Homöopathie wird meistens gut vertragen. Die Chelattherapie gehört in die Hände von erfahrenen Chelattherapeuten![106]

Schwermetall bindende – chelatierende Nahrungsmittel:
Alle schwefelhaltigen Nahrungsmittel:

- Knoblauch
- Bärlauch
- Kohl
- Koriander
- Algen insbesondere Chlorella pyr. und Fucus Fesicolosus
- Zwiebeln
- Curcuma
- Apelsäure und Pektin (Apfelessig)
- Eigelb ...

Im Grunde ist alles was schweflig nach faulen Eiern riecht gut, denn es beinhaltet Schwefel!

[106] Weitere Informationen zur Chelattherapie und Therapeutensuche unter: http://www.chelattherapeuten.com

10 Schwermetall-Urin-Test zur Verlaufskontrolle einer Ausleitung

Leichtere Metalle werden aufgrund ihres elektrischen Potenzials von schwereren Metallen aus ihren Bindungsstellen verdrängt.

Leichtere Metalle sind z. B. Magnesium, Kalium, Calcium, Chrom, Eisen, Mangan, Zink und Kupfer.

Schwerere Metalle sind z. B. Quecksilber, Silber, Gold, Kadmium, Palladium, Indium und Iridium.

Durch die Verdrängung leichter, essenzieller Metalle können schwerwiegende Mangelerkrankungen entstehen:

- Zink: Immunstörungen, Schleimhautdefekte
- Kupfer: Entzündungen, Anämie (Blutarmut)
- Calcium: Osteoporose
- Magnesium: Wadenkrämpfe, Herzmuskel
- Eisen: Eisenmangelanämie, Müdigkeit
- Chrom: Diabetes
- Kalium: Darmperistaltik (Darmbewegung), Herztätigkeit

Eine Ausleitungstherapie von Schwermetallen führt dazu, dass die leichteren Metalle (= Vitalstoffe) wieder ihre Funktion erfüllen können.

Urin-Test als Therapie-Verlaufskontrolle

Einmal im Monat während einer Schwermetall-Ausleitung sollte der Morgenurin auf die Metallausscheidung hin untersucht werden.

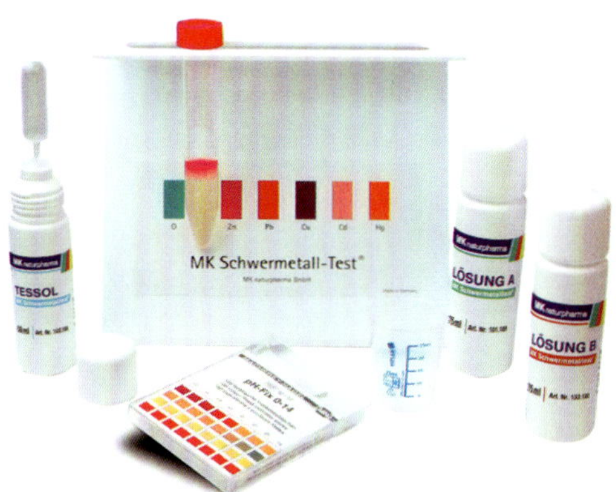

SMT-Urin-Test / MK-naturpharma

Häufig sind in den ersten Monaten nur die leichteren Metalle wie Zink und Kupfer in der Lösung sichtbar. Dies ist ein Hinweis auf die Verdrängung durch schwerere Metalle, die an den Bindungsstellen der essenziellen Mineralstoffe sitzen. Nach Wochen oder Monaten ändert sich das Bild und die schweren Metalle wie Blei (Pb), Cadmium (Cd) und Quecksilber (Hg) werden ausgeschieden und im Urin-Test erkennbar. Eine einfache und sehr günstige Kontrolle des Therapiefortschritts.

11 Ausleitungsempfehlungen und orthomolekulare Therapien

11.1 Ausleitung durch Chlorophyll und Magnesium-Switch

Das im Chlorophyll enthaltene Magnesium wird im Körper durch ein Schwermetall aus seiner Bindungsstelle verdrängt, um dieses an sich zu binden und auszuleiten.

- Um anfallende Schwermetalle sofort zu binden, kann vor einer Amalgamsanierung Chlorophyll mit Leinöl als Mundspülung für die Schleimhaut benutzt werden.
- Als Ausleitungstherapie über den Darm mit einem Tropfen eines Chlorophyll-Ausleitungs-Öls (+ Leinöl) beginnen und dann täglich um einen Tropfen steigern.

Die maximalen Dosierungen bei allen Produkten bitte immer den Packungsbeilagen entnehmen!

11.2 Ausleitung durch Aktivkohle (Carbo medicinalis)

Zur Bindung organischer und anorganischer Toxine 1 g Kohle / kg Körpergewicht mit 200 ml Wasser vermischen und vor der Amalgamsanierung trinken. Insbesondere Quecksilber wird durch diese Lösung adsorbiert.[107]

11.3 Ausleitung durch Klinopthiolith / Zeolith

Das mikroporöse Tuffgestein vulkanischen Ursprungs (Aluminiumsilikat mit Kristallgitterstruktur) saugt Giftstoffe wie ein Schwamm, hierunter auch die Metalle Blei, Cadmium, Quecksilber, Silber und Ammonium, auf. Säuren und radioaktive Stoffe wie Caesium werden reduziert. (Deshalb wurde Zeolith auch 2011 in Fukushima eingesetzt, um die Auswirkungen von Strahlenschäden zu minimieren.)

[107] Kohlepulvis, Köhler Pharma

Histamin, welches eine zentrale Rolle bei der Entstehung allergischer Reaktionen spielt, wird ebenso im Darm gebunden. Somit werden Allergien im Darm reduziert. Daneben werden Weichmacher (Phthalate) und Hormone aus Nahrungsmitteln aufgesogen und kommen nicht in den Blutkreislauf, da Zeolith nicht darmwandgängig ist.

Ammonium wird bereits im Dünndarm aufgenommen, das heißt, die Umwandlung durch Carbonate aus dem Pankreas in Harnstoff muss nicht stattfinden. Hierdurch wird eine Entlastung der Bauchspeicheldrüse vorgenommen.[108]

Eine Entlastung der Leber und Niere und hierdurch eine Reduzierung von Müdigkeit, Erschöpfung, Übelkeit und Appetitlosigkeit nach einer Chemo- oder Strahlentherapie gehören zu den positiven Eigenschaften des Zeoliths. Das Vulkangestein wird zusätzlich bei Gastritis, Reizdarmsyndrom, Parkinson, Alzheimer und Diabetes eingesetzt.

Gegenanzeigen: Schwangere, Kleinkinder, Organtransplantierte, Patienten mit Nierenfunktionstörungen.

Zur Einnahme von anderen Medikamenten 2 Std. Abstand halten.

Bei einer Obstipation muss auf genügend Flüssigkeitszufuhr geachtet und Kalium kontrolliert (Herz) werden.

11.4 Ausleitung durch Kieselsäure (Silicium)

Kieselsäure bindet insbesondere Aluminium aus der Nahrung. Abgelagertes Aluminium wird durch Kieselsäure aus seinen pathogenen Bindungsstellen verdrängt und ausgeschieden.

Die reine Kieselsäure sollte während des Essens eingenommen werden, um einer erneuten Kontaminierung mit Aluminium vorzubeugen. Damit die Kieselsäure aktiviert wird, empfehlen wir Silicium in seiner spagyrischen Form vor der oralen Gabe und vor jedem Essen hinzuzufügen.

Gute Erfolge konnten mit dieser Therapie konnten bei Demenz nach sechs bis zwölf Wochen verzeichnet werden.

---

[108] PlantaVis

11.5 Algen und Cyanobakterien

Um den Kreislauf der ständig neuen Vergiftungen durch Schadstoffe (die den Dünndarm erreichen und dort in die Leber befördert werden, um danach wieder über die Galle in den Dünndarm ausgeschieden zu werden) zu unterbrechen, eignet sich die Chlorella-Alge hervorragend. Als Entgiftungs Unterstützer beinhaltet die Chlorella Alge reduziertes Glutathion, ein starkes schwefliges Antioxidans aus drei Aminosäuren. Es gibt über 100 verschiedene Sorten in drei Gattungen.

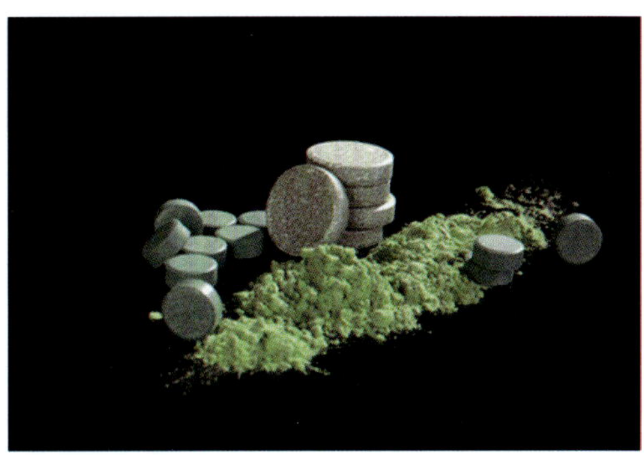

Eskymaks / Fotolia

Chlorella vulgaris
Diese Algenart enthält sehr viel Chlorophyll.

Sie wird als sogenannte „Anfangsalge" bezeichnet, die zur Eingewöhnung in die Entgiftung von Schwermetallen und chemischen Schadstoffen genutzt wird.

Wichtig ist bei allen Algen der ökologische Anbau (z. B. mit Brunnenwasser), denn die Zucht in sauberem metallarmem Wasser ermöglicht die spätere vermehrte Bindung der Metalle.

Chlorella pyrenoidosa
Der stärkere Entgifter ist Chlorella pyrenoidosa. Sie beinhaltet 19 Aminosäuren, den höchsten Gehalt an Chlorophyll, Mineralstoffen, Omega-3-Fettsäuren und Vitaminen. Die Alge wird aus gereinigtem Süßwasser geerntet und beinhaltet dadurch nahezu kein Jod. Somit können auch an der Schilddrüse erkrankte Menschen diese Alge ohne Vorbehalte zu sich nehmen. Sie hat 20 Mal mehr Chlorophyll als die Afa-Alge.

Tagesverzehrempfehlung: 3 g
Ausleitungstage: 3 Tage je 30 g

Chlorella-Algen erhöhen den Histamin-Gehalt (= allergische Reaktion) im Darm. Bitte vorher die Verträglichkeit testen.

Wenn Übelkeit, Magen-Darm-Störungen und Erbrechen auftreten, sollte ein Präparat gewählt werden, welches nur aus der Zellmembran der Alge besteht.

Spirulina platensis

Spirulina wird allgemeinhin als Alge bezeichnet, gehört jedoch, wie die AFA-Alge auch, zu den sogenannten Cyanobakterien (früher: Blaualgen). Sie ist leicht verdaulich, stärkt das Immunsystem und kann sehr gut bei Eisenmangel und Anämie gegeben werden. Sie ist reich an Vitamin B12 und schützt die Zelle vor intrazellulären Krankheitserregern und Parasiten. Sie steigert die Zellteilung und unterdrückt die Histamin-Freigabe. Hierdurch werden allergische Reaktionen reduziert.

Der spiralförmige Mikroorganismus gehört zu den proteinreichsten Lebensformen überhaupt und war schon bei den Azteken und Mayas als Nahrungsmittel bekannt.

Sie wird heute in sehr basischen, subtropischen Gewässern gezüchtet und kann somit der Entsäuerung des Körpers dienen. Wo Säuren sind, können abgelagerte Schwermetalle leichter oxidieren, das Gewebe schädigen und Krankheiten hervorrufen.

Afa-Klamath-Alge

Das früher als Ur-Spanalge bezeichnete Cyanobakterium stammt aus dem hoch gelegenen oberen Klamath-See in Oregon und wächst dort wild. Sie beinhaltet zwanzig Aminosäuren, davon alle acht lebenswichtigen und wird für das allgemeine Wohlbefinden und die Gehirn- und Nervenfunktionen eingesetzt.

Sie enthält Vitamin E, Beta-Carotin, viele B-Vitamine, insbesondere Vitamin B12, und auch Gamma-Linolensäure, EPA- und DHA-Fettsäuren, nur Spuren von Jod und ist somit auch für Schilddrüsen-Patienten geeignet.

Das hepatotoxische, minimal vorhandene Mikrocystin der Alge wird durch Silymarin und Chlorophyll (die ebenfalls in der Afa-Alge enthalten sind) gebunden und durch viele antioxidativ[109] wirkende Vitamine unschädlich gemacht.

Übrigens: Cyanobakterien schufen unsere lebenswichtige Sauerstoffatmosphäre . Sie sind die biologisch wertvollsten und nährstoffreichsten Mikroorganismen auf diesem Planeten.

---

[109] Risikoanalyse v. Microcystin, Uni New Mexiko 2001

11.6 Phytotherapie

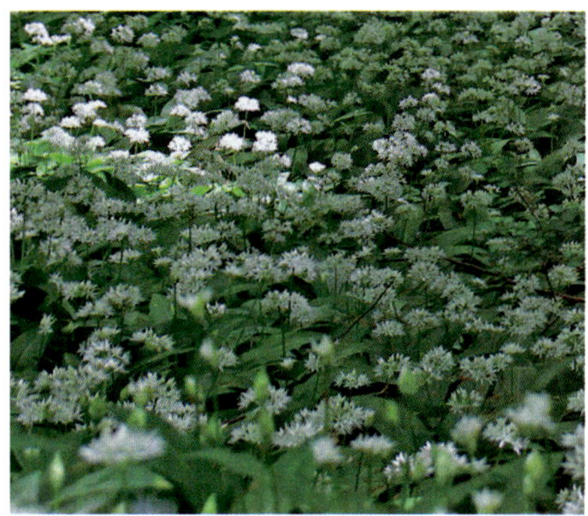

Bärlauch / Wolfgang Dirscherl / pixelio.de

Zu den schwefelhaltigen Pflanzen gehören z. B. Bärlauch, Cystus incanus, Koriander, Knoblauch, alle Kohlarten, Ginkgo, Gotu Kola, Vogelmiere, Flachs, Klettenwurzel und weitere Pflanzen mit Schwefelverbindungen.[110]

Bärlauchblätter, im Frühjahr vor der Blütezeit gesammelt, enthalten sehr viele schwefelhaltige Aminosäuren. Man sollte sie allerdings nicht mit Maiglöckchenblättern verwechseln, die giftig sind und unangenehme Herzprobleme verursachen können.

Koriander sollte erst am Ende einer Ausleitung unter therapeutisch erfahrener Begleitung verwendet werden, da er die Hirnschranke öffnet und Schwermetalle aus dem Gehirn in das Blutsystem befördert, was starke Beschwerden verursachen kann.

Cystus incanus (= graubehaarte Zistrose) wird eingesetzt in den Bereichen:

- Schwermetallausleitung
- Gingivitis (Mundschleimhautentzündung)
- Aphten, Viruserkrankungen
- Darmsanierung
- Knochendichte-Erhöhung
- Kariesprophylaxe

Diese Pflanze nur zwei bis drei Wochen lang einsetzen, da der Körper nicht ununterbrochen auf Hochtouren fahren kann. Die Folgen wären bei Dauergebrauch Autoimmunerkrankungen.

Generell wirken die Pflanzen entweder frisch gepflückt oder als ätherische Öle, die durch Wasserdampfdestillation haltbar gemacht wurden. Sie haben als getrocknete Kräuter leider keinen Nutzen für die Ausleitung, da die Schwefelverbindungen dann nicht mehr vorhanden sind.

---

[110] Nature Power

Alle Kräuter erhöhen den Histamin-Gehalt im Darm, d. h. allergische Reaktionen können die Folge sein.

Die Ausleitung unterstützende Pflanzen für Niere und Blase, Leber und Galle, Darm und Lymphe können oder sollen während der gesamten Entgiftung als Drainagemittel hinzugezogen werden.

Beispiel:

Niere und Blase:	Goldrute, Orthosiphonblätter, Birkenblätter, Wacholder, Habichtskraut, Liebstöckel, Kapuzinerkresse u. a.
Leber und Galle:	Mariendistel, Artischocke, Curcuma, Löwenzahn, Desmoidium ascendens
Lymphe:	Storchenschnabel, Kegelblume u. a.
Darm:	Zwiebel (= antibiotisch), Ingwer (antibakteriell und virustatisch), Goldchrysantheme, Gerstengras, Alfalfa, Süßholz, Aloe u. a.

Empfehlung: Produkte verwenden, die keine schädigenden Zusatzstoffe enthalten.

Nochmals der Hinweis: Bitte lassen Sie sich durch einen erfahrenen Therapeuten bei der Ausleitung oder Frühjahrskur begleiten, insbesondere dann, wenn bereits Beschwerden durch Schwermetalle und Schadstoffe vorhanden sind. Es können Erstverschlimmerungen auftreten, die nur ein eingewiesener Therapeut abfangen kann.

11.7 Jod und die Schilddrüse

Aufgabe im Körper

- Erzeugung von wichtigen Hormonen, vor allem von Thyroxin (T4) und Triiodthyronin (T3)
- Nervenberuhigung
- Schlaf-Verbesserung
- Abwehrsteigerung
- Schutz vor Radioaktivität
- Jod steigert die **sofortige Ausscheidung von Brom, Fluor, Chlor und einigen Schwermetallen inklusive Quecksilber und Blei**. Brom und Fluor können nur mit Jod neutralisiert und ausgeschieden werden. Jod ist daher die einzige Option, giftiges Fluor, Chlor und Brom aus der Schilddrüse und der Zirbeldrüse zu entfernen (Fluor konzentriert sich hier vor allem bei Jodmangel).

- Schutz vor Stoffwechsel- und Entwicklungsstörungen
- Schutz vor Entzündungen (z. B. Parodontitis)
- Fördert intellektuelles Denken
- Fettverbrennungs-Anregung
- Jod verhindert Zellentartungen und Hyperplasien (Tumore, Zysten, Knoten)

Die höchste Konzentration beim Menschen findet man in der Schilddrüse.

Natürliche Jodquellen

- Meersalz
- Meeresfische
- Austern
- Kelp, Algen
- Butter
- Ananas
- Artischocken
- Spargel
- Grünes Gemüse
- Eier

Jodmangel

Jod wird in der Schilddrüse und in kleinster Menge in jeder Zelle gespeichert und dort ständig verbraucht, weil es ununterbrochen ans Blut zur Bewältigung vielfältiger Aufgaben abgegeben wird. Alle 17 Minuten fließt das gesamte Blut durch die Schilddrüse und wird dort mit Jod versehen. Nur bei ausreichendem Jodvorkommen können Schilddrüse und Zellen ihre vielfältigen Aufgaben erfüllen.

Da unsere Landwirtschaft wenig Jod in der Düngung verwendet, haben wir in Deutschland jedoch kaum noch Jod in den Böden. Ein Jodmangel mit Kropfbildung kann die Folge sein.

Weitere Ursachen

- Chlor und Fluor im Trinkwasser konkurrieren mit Jod
- Brom, Natriumchlorid (raffiniertes Kochsalz) und Schwermetalle (wie Quecksilber, Blei, Cadmium oder Aluminium) verdrängen Jod

Jodmangel-Symptome

- Alle Systeme des Körpers verlangsamen sich
- Obstipation

- Verlangsamtes Nagelwachstum
- Haut und Haare werden trocken und stumpf
- die Sehnenreflexe versteifen
- Abwehrschwäche
- Der Puls verlangsamt sich
- Die Persönlichkeit stumpft ab
- Konzentrationsstörungen
- Müdigkeit
- Apathie
- Kropf
- Infertilität
- Ödeme
- Trockene Haut
- Kalte Hände und Füße
- Schwangere benötigen doppelt so viel Jod, da das Gehirnwachstum des Fötus davon abhängt.[111]

„Ich glaube, dass Jodmangel eine der Basisursachen für die Epidemie von Krebs der Brust, Schilddrüse, Eierstöcke, Uterus und Prostata und von Schilddrüsenerkrankungen wie Morbus Hashimoto, Morbus Graves, Kropf und Hypothyroidismus ist." (David Brownstein, M.D. „Iodine why you need it and why we cannot live without it", Michigan, USA)

Die Angaben, wie hoch dosiert Jod im Falle von Jodmangel zugeführt werden soll, variieren gewaltig! Je mehr Erfahrung praktizierende Ärzte mit Jodtherapien haben, desto höher scheinen sie die erforderlichen Dosierungen pro Tag einzuschätzen, wie folgende Hinweise erkennen lassen.

Bei Prostata-, Mamma-Ca.- und Metastase-Patienten verordnete Dr. Brownstein 200–300 mg Jod / Tag. Eine Verabreichung über den Tag verteilt in mehreren kleinen Mengen, ist für den Körper die effektivste Form für eine optimale Aufnahme dieses wichtigen Minerals. Seetang schützt asiatische Frauen vor Brustkrebs und Mastopathie (Ärztezeitung 24.03.12).
Jodquellen: Meeresfische, Ananas, Artischocken, Spargel, dunkelgrüne Gemüse und Eier, Kaliumjodid Tbl.
Kohl und Spinat blockieren die Aufnahme von Jod.[112]

[111] Bath, Sarah et al.; The Lancet, http://dx.doi.org/10.1016/S0140-6736(13)60436-5

[112] http://www.j-lorber.de/gesund/ernaehrung/jod.htm

Dosierung und Sättigung bei Jodmangel: 50 mg Jod – 3 Monate bis zur Sättigung, 12,5 mg Jod – 1 Jahr bis zur Sättigung

Überdosierung: Nesselsucht und Hautausschlag (betroffen sind insbesondere die Bereiche Mund, Lippen, Zunge, Gesicht, Schleimhäute), Verwirrtheit, Taubheit und Kribbeln der Finger / Hände und Füße, Müdigkeit, Schwäche, Herzrasen oder Unregelmäßigkeiten, metallischer Geschmack und Bindehautentzündungen des Auges.

Exkurs: Bindung und Ausleitung von radioaktiven Stoffen durch Zeolith / Bentonit
Da Jod nur vor der Aufnahme von radioaktiven Jodpartikeln schützt, nicht jedoch vor der Aufnahme und den Folgen von Uran, Caesium und Plutionium, sind zu deren Bindung und möglichst raschen Ausleitung andere Mittel erforderlich, wie z. B. Zeolith. Zeolith und Bentonit sind nachweislich aufgrund ihrer ionisierten Oberflächen- und Hohlraumeigenschaften auf ganz natürliche Weise höchst wirksam und entsorgen auch radioaktiv strahlende Partikel gründlich. Zeolith wurde deshalb zur Dekontamination nach dem Tschernobyl-GAU tonnenweise verwendet und hat sich dabei als sehr wirksames Mittel (in einer Kombination mit anderen Mitteln, z. B. Bentonit) zur Entgiftung von Menschen, Tieren, Nahrung, Boden und Wasser bewährt.[113] Zeolith bindet im Darm Schwermetalle und Schadstoffe und ist für einige Wochen als Darmausleitungsmittel sehr gut geeignet. Zeolith durchbricht nicht die Darmwand und wird vollständig wieder ausgeschieden.

11.8 Schwefel (S)

Die Farbe des Schwefels ist gelb, sein Geruch erinnert an faule Eier. Chinesen und Ägypter verwendeten ihn vor 5.000 Jahren als Bleich- und Desinfektionsmittel. Im alten Griechenland kam er gegen die Pest und die Syphilis zum Einsatz sowie, und wie heute immer noch, zur Schwefelung des Weines.

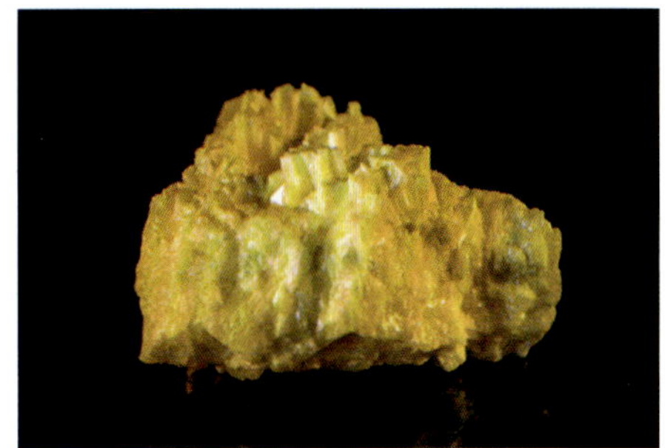

Schwefel, Miriam Dörr / Fotolia

Reinen Schwefel kann unser Organismus nicht verwerten. Nur wenn er organisch gebunden ist, z. B. an Aminosäuren, ist er bioverfügbar.

[113] Unterstützt von Merciful Tr.

Schwefel wirkt fungizid, antiparasitär, bakteriostatisch, entzündungshemmend, schmerzlindernd und pH-regulierend.

Im Körper ist es das dritthäufigste Mineral. Die Schwefelgruppen in den Aminosäuren binden Schwermetalle (außer Platin, Iridium und Gold) und machen sie einer Ausleitung zugänglich. Mit Quecksilber reagiert Schwefel bei Raumtemperatur hervorragend.

Vorkommen

- Mercaptan / Thioether-Bestandteil (z. B. im Leichengift devitaler Zähne)
- Schwefelsäure
- Farbstoffe
- Insektizide
- Kunstdünger
- Kautschuk, Vulkanisierung
- Stahlbestandteil
- Katalysatorgift
- Feuerwerksbestandteil, Streichhölzer
- Schmierstoffbestandteil
- Fahrzeug-Abgase
- Erdgas- und Erdölbestandteil
- DMSA, DMPS
- Reduziertes Glutathion
- Schwefel-Thermalbäder

Thomas Madel / Fotolia

Schwefelmangel-Erkrankungen

- Schwermetallbelastung
- Hauterkrankungen (trocken, unrein, schuppend, juckend)
- Gelenkerkrankungen / Arthrose (Schwefel + Glucosamin + Chondroitin)
- Schwellungen in Zusammenhang mit OPs
- Allergien (Schleimhautschutz)
- Obstipation
- Akne
- Blähbauch
- Venenstau
- Kalte Hände und Füße
- Schuppenflechte (Psoriasis)
- Windpocken, Masern, Röteln
- Scabies (Krätze)
- Erysipel (Wundrose)

- Cellulitis
- Furunkel
- Windeldermatitis
- PMS
- Pilzinfektion, vaginal
- Cystitis mit Brennen
- Klimakterische Beschwerden mit Hitzewallungen und Schweißausbrüchen
- Penis schmerzt oder juckt
- Prostataentzündung
- Impotenz
- Sport: Sehnen-, Bänder-, Muskel-Schmerzen
- Atemwegserkrankungen
- Hämorrhoiden, Rektalfisteln
- Epilepsie, Krampfanfälle
- Gynäkologie: Vaginaler Ausfluss
- Diarrhö morgens
- Brennende, schwitzende Hände
- Gerstenkorn
- Milchschorf
- Augenbrauenekzem, Schrunden an den Augenlidern
- Neurodermitis
- Autoimmunerkrankungen (z. B. Rheuma)
- Schwangerschaft: Sodbrennen
- Kopfschmerz am Scheitel, brennend, Migräne
- Milchunverträglichkeit
- Nasenpolypen
- Hitze oder Wasser werden schlecht vertragen

Schwefelhaltige Nahrungsmittel

- Knoblauch
- Bärlauch
- Zwiebeln
- Hopfen
- Shiitake
- Spargel
- Rettich
- Radieschen

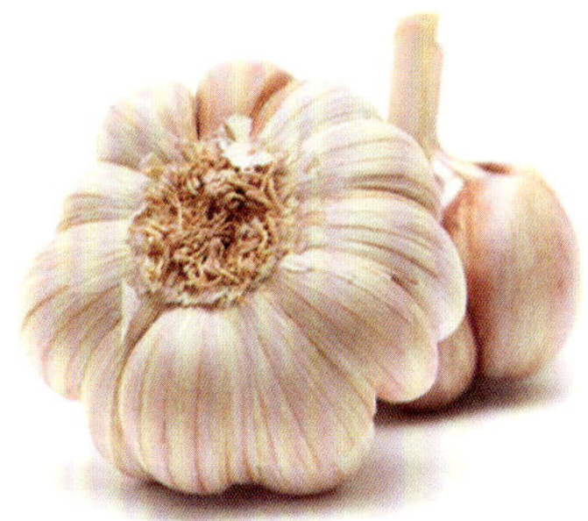

Knoblauch, Tamara Kulikova / Fotolia

Homöopathie

Sulfur ab D6

- Hunger gegen 11 Uhr
- Fettstoffwechselstörungen
- Haar glanzlos, struppig
- Schwindelgefühl am Vormittag
- Anhaltendes „verschlepptes" Fieber
- Rekonvaleszenzstörungen
- Magen: Sodbrennen
- Hämorrhoiden
- Akne, juckende, brennende Hautekzeme
- Muskel- und Gelenkrheuma
- Blepharokonjunktivitis
- Grippale Infekte, Rhinitis, Bronchitis
- Therapieblockaden (ab C30–C1000)
- Drainagemittel für Niere, Leber und Lymphe

Schädliche Schwefelverbindungen und Sulfidüberempfindlichkeiten

Können Schwefeldioxid und andere Schwefelverbindungen aus Autoabgasen, Kohle- und Ölheizungen oder weiteren Verbrennungsvorgängen aufgrund eines Molybdänmangels nicht normal abgebaut werden, so kann es zu einer Sulfidempfindlichkeit kommen. Auch die Einnahme geschwefelter Nahrungsmittel wie Wein, Dörrobst o. ä. können zu den Symptomen einer Sulfidempfindlichkeit führen

- Atembeschwerden
- Benommenheit
- Stimmungsschwankungen
- Übelkeit
- niedriger Blutdruck
- Durchfall
- generalisierter Juckreiz
- abdominale Krämpfe
- Schwellungen an den Händen, den Füßen und um die Augen herum

Intoxikation

- Kopfschmerzen, Übelkeit, Schwindel
- Antagonisten: Kupfer, Selen vor allem aber Molybdän
- Schwefelverbindungen in jeglicher Form meiden.
- Eichotherm-Farblicht-Ultraviolett-Wärmestrahlen

Schwefel baut sich innerhalb einer Woche ab

11.9 MSM (Methyl-Sulfonyl-Methan)

MSM – natürlicher Schwefel als Ausleitungsmittel

Schwefel ermöglicht es Aminosäuren in die Zelle zu diffundieren um die DNA zu reparieren. Schwefel stabilisiert die Zellmembran, sodass keine sauren Abfälle sich im Zellinneren ansammeln können. Übersäurerungen lassen Zellen erkranken und absterben. Schwefel ist ein wichtiger Bestandteil des Bindegewebes und Baustoff des Gerüst-eiweißes Kollagen. Die Verwendung eines Gels mit MSM kann durch eine Verbesserung der sogenannten Crosslinks im Bindegewebe (Kollagen, Glycosaminoglykane) möglicherweise den Hautalterungsprozess verzögern und einer Narbenbildung vorbeugen. Es passiert die Zellmembran einer jeden Zelle.

Der Vorläufer von MSM ist DMSO (Dimethylsulfoxid), das in der Schmerztherapie seit 1973 verwendet wird. MSM ist ein aktiver, angenehmerer Metabolit des DMSO, das zu 15 % aus MSM besteht. DMSO aktiviert Cortisol (ob man das auch über MSM sagen kann, muss noch erforscht werden). MSM ist eine sehr gute Schwefelquelle und verbleibt länger im Gewebe als DMSO. Es ist Baustein von Enzymen, Hormonen, Aminosäuren und Gluthation.

Verwendung und Funktion bei / zur

- Sklerodermie (als Salbe und Kps.)
- Schleimhautproblemen (erzeugt eine Schleimschutzschicht auf der Schleimhaut)
- Cystitis (Bakterien können sich nicht mehr auf der Blasenwand niederlassen)
- Pollinosis (2.600 mg tgl. über vier Wochen einnehmen, zwei Monate vor Allergiebeginn anfangen!)
- Leberentgiftung
- Stimulation von Haar- und Nagelwachstum
- Beeinflussung des Homocysteinstoffwechsels (Schlaganfall- und Herzinfarktvorbeugung)
- Entzündungen
- Alzheimer
- Arteriosklerose
- Gelenkbeschwerden (MSM ins Badewasser geben)
- Senkung des Malondialdehydspiegels im Urin ($p = 0{,}01$), ein Indikator für die Abnahme der Lipidperoxidation
- Wundheilung, Narbenvorbeugung und -behandlung
- Gefäßerweiterung und Verbesserung der Gewebedurchblutung
- Beingeschwüren (Beinbäder in warmem Wasser mit MSM)
- Beeinflussung des Collagens im Narbengewebe

- Verhärteten Muskeln
- Lupus erythematodes
- Psoriasis
- Rheumatoider Arthritis
- Fibromyalgie (Schmerz-Reduzierung)

Einnahme-Empfehlung
MSM kann in einer Dosierung von bis zu 6–8 g tgl. eingesetzt werden. Einschleichende Dosierungen von 1 g / Tag zum Essen sind empfehlenswert. Es sind keine Nebenwirkungen oder Allergien gegen den Mineralstoff bekannt.

Zusätzlich kann ein Gel mit MSM für den Hautbereich angewendet werden (optimal: mit Ultraschall einmassieren), insbesondere bei Schmerzen des Bewegungsapparates ist es sehr hilfreich.

- MSM hat eine leicht blutverdünnende Wirkung, was zu berücksichtigen ist, wenn Antikoagulantien (Blutverdünner, z.B. Marcumar) eingenommen werden.
- MSM kann mit anderen Ausleitungsmitteln sowie Nahrungsergänzungsmitteln oder Kräutern kombiniert werden.
- MSM sollte am Ende einer Ausleitungsphase von drei Monaten eingenommen werden, da es die verbleibenden Hg-Reste im Gewebe und in den Gefäßen entfernt. Wer am Anfang einer Entgiftung mit MSM beginnt kann stärkere Reaktionen verursachen.
- Schwefel wird nicht vertragen, wenn ein Molybdänmangel vorliegt. Blutuntersuchung machen lassen!

Bei Schmerzen im Bewegungsapparat bis zu 6.000 mg / tgl. einnehmen (über drei Tage), danach reduzieren.

Test: Nehmen Sie MSM-Pulver auf die Zunge. Es sollte leicht bitter schmecken, das ist ok. Umso bitterer um so toxinbelasteter sind Sie. Es empfiehlt sich eine Drei-Monats-Kur. Wenn Kopfschmerzen und Blähungen auftreten, sollte die Einnahme reduziert werden und dann wieder gesteigert, wenn keine Beschwerden mehr auftreten.

MSM-haltige Nahrungsmittel

- Zwiebeln
- Knoblauch
- Kohlsorten
- Wasserkresse

11.10 Natriumthiosulfat (NTS)

Natriumthiosulfat ist ein Salz der instabilen Schwefel-Sauerstoffverbindung Thioschwefelsäure. Seit 1799 kennt man Thiosulfat als Natriumsalz. Es kann Schwefel recyceln und wirkt antioxidativ.

Funktion und Anwendung bei / zur

- Kann Schwefel recyclen
- Entgiftung
- Antioxidativ
- Vasodilatation
- ATP-Bildung (um Elektronen an oxidiertes Ubiquinol abzugeben)
- Chelatbildung (für Platin, Quecksilber, Blei, Brom, Senfgas, Chlor, Arsen, Cadmium, Zink-Ionen und Cyanide)
- Chemotherapie: Cisplatin-Entgiftung
- Blausäure-Entgiftung
- Erzeugung von reduziertem Glutathion
- Abbau von Halogenen (Fluor, Chlor, Brom, Jod, Nitrotyrosin, Wasserstoffperoxid)
- Regulierung des Blutdrucks
- Magenmukosaschutz
- Calciphylaxie (Dialysepatienten) Calcium wird gebunden
- Herzinsuffizienz
- Raynaud-Syndrom
- Nierensteinen
- Arteriosklerose
- Rheuma
- Neurodegenerativen Erkrankungen

Vor der Amalgamsanierung und sofort nach dem Herausbohren des Amalgams kann zur Schwermetall-Bindung mit 1 Ampulle Natriumthiosulfat 10 % zuerst der Mund ausgespült und anschließend der Rest getrunken werden.

Kontraindikationen

- Asthma
- B1-Abbau!
- Allergie auf Natriumdisulfit (Natriummetabisulfit)
- Schwangerschaft

11.11 Selen (Se)

Funktion und Anwendung bei / zur

- Schilddrüsenregulation
- Lymphozytensteigerung
- Senkung der Suppressor-Zellen
- Neutralisierung, freier Radikale
- Zerstörung von Hydroxyl- und Peroxylradikalen (Schutz von Zellmembranen).
- Schutz vor Chromosomenschäden (antimutagene Wirkung)
- Entgiftung von Schwermetallen (Cd, Hg, Pb, Ag u. a.)
- Schutz vor Alkylierungsmitteln
- Schutz vor Strahlenwirkungen
- Leberschutz
- Erhöhung der Resistenz gegen bestimmte Viren und andere pathogene Substanzen
- Stimulierung der Mikrozirkulation
- Reduktion von Diarrhoen nach gynäkologischen CA-Strahlenbehandlungen
- Aktivierung der natürlichen Killerzellen (senkt die Anzahl von Oberflächenmolekülen auf Krebszellen und markiert diese quasi für die natürlichen Killerzellen, damit diese in Aktion treten können)
- Produktionssteigerung von Antikörpern und anderen Botenstoffen
- Aktivierung von Zellreparaturmechanismen
- Unterstützung der Apoptose (= dem programmierten Zelltod bei entarteten Zellen)
- Pufferung / Neutralisierung von Stoffwechselgiften, die karzinogen sind
- Einleitung von Reparaturmechanismen an den Genen durch Aktivierung bestimmter Enzyme
- Erhöht die Spermienanzahl
- Reduziert Prostata Krebs um 63 %
- Erhöht die Brustkrebs-Überlebensrate um 31 %
- Zink abends und Selen morgens eingenommen reduziert Dickdarm Krebs
- Selen wird für die Aktivierung des reduzierten Glutathion benötigt (einer der stärksten Entgifter)

Deutschland ist ein Selen-Mangel-Gebiet!

Selen-Mangel

- Herabsetzung der Erythrozyten-Aktivität
- Myofaszialer Schmerz (z. B. Fibromyalgie) Studie Barros-Neto 2016 + Zink
- Multiple Sklerose (MS)
- Vermehrte Karzinomanfälligkeit
- Immundefizienz
- Höhere allergische Disposition, besonders gegen Chemikalien
- Verminderung von Coenzym Q10
- Verminderung der Entgiftungskapazität von Schwermetallen
- Sekundäre Anämie
- Verringerung der Aktivität von Natürlichen Killerzellen, Makrophagen und T-Helferzellen
- Verringerte Antikörpersynthese (besonders IgG 4)
- Verringerte Gamma-Interferonsynthese
- Chronische Müdigkeit
- Herzklopfen, Herz-Rhythmus-Störungen
- Leberzirrhose
- Pankreatitis
- Alzheimer
- Infertilität
- Hashimoto-Thyreoiditis (Autoimmunerkrankung der Schilddrüse)
- Geringeres Geburtsgewicht, hohe Sterblichkeitsrate, plötzlicher Kindstod
- Schwermetalle (Bindung und Inaktivierung von Selen)

Mangel-Ursachen

- Vegane Ernährung
- Höheres Alter (Aufnahme nimmt ab)

Überdosierung

- Herz-Rhythmus-Störungen
- Diabetes II (ist in Diskussion!)

Nicht bei Zinnbelastung- / -vergiftung oder -allergie einnehmen – toxische Gehirnwirkung![114]

[114] Daunderer

Selenhaltige Nahrungsmittel

- Rindersteaks aus Canada (Rinder weiden auf selenhaltigen Böden)
- Importweizen aus Canada
- Muskelfleisch, Innereien
- Garnelen
- Käse (Emmentaler, Chester)
- Linsen, Soja, Spargel, Steinpilze
- Erdnüsse, Paranüsse, Kokosnüsse
- Vollbier
- Eigelb

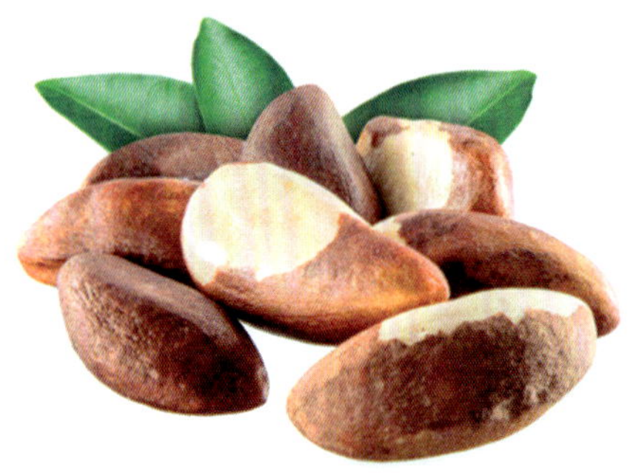

Paranüsse, Tim UR / Fotolia

Wir bevorzugen Natriumselenit, welches über die Niere ausgeschieden werden kann, um eine Entgiftung abzuschließen.

11.12 Magnesium-Malat – der Aluminiumentgifter

Magnesium-Malat besteht aus Apfelsäure, an dem zwei Magnesiummoleküle haften, und stellt (wie die Apfelsäure) eine ausgezeichnete Magnesiumquelle, mit einer hohen Bioverfügbarkeit dar.

Die Apfelsäure durchdringt leicht die Blut-Hirn-Schranke, bindet an das Aluminium im Gehirn und beugt so einer unerwünschten Anhäufung dieses Metalls vor. Dimagnesium Malat ist übrigens insofern ein ausgezeichneter Chelator, da es sein Magnesium gegen das Aluminium eintauscht, sodass es aus dem Organismus und ausgeleitet werden kann. Gleichzeitig wird das Magnesium für die Neuronenaktivität verfügbar.

Magnesium fördert den Calciumeinbau in die Knochen und hemmt die Ausschüttung von Adrenalin und Prostaglandin, daher die dämpfende Wirkung bei Migräne und Reizbarkeit.

Magnesium und Vitamin B6 verhindern die Bildung von Oxalatsteinen in der Niere. Zusätzlich zur Verhinderung von Oxalatsteinen Kakao, schwarzen Tee, Cola und Schokolade zukünftig meiden!

Funktion und Anwendung bei / zur

- Aluminium-Belastung und zur Vorbeugung
- Bluthochdruck

- Cholesterinerhöhung
- Muskelkrämpfen und -zuckungen
- Nervosität
- Darmträgheit
- Claudicatio intermittens (Schaufensterkrankheit)
- Schlafstörungen
- Apoplex (Schlaganfall)
- Thromboseneigung, Durchblutungsstörungen (Mg hemmt die Blutgerinnung)
- Calciumverwertungs- / -stoffwechselstörung (Mg = Antagonist zu Calcium)

11.13 Alpha-Liponsäure (ALA) – ein sanftes Ausleitungsmittel

Alpha-Liponsäure (synthetisch: Thioctsäure) wird z. T. vom Körper selbst gebildet und ist eine Vitamin-ähnliche Substanz. Sie ist als Antioxidans eine wasser- und fettlösliche, schwefelhaltige, gesättigte Fettsäure und wird als sanfter Entgifter (Chelator) verwendet, der bei vorschriftsmäßigem Gebrauch keine negativen Nebenwirkungen aufweist.

Wenn Patienten aufgrund z. B. schlechter Nierenwerte (Kreatinin ab 1,1 mg / dl) keine Ausleitungstherapie mit Chelaten (EDTA, DMSA etc.) durchführen können, ist eine Infusionstherapie mit Alpha-Liponsäure das Mittel der Wahl.

Man unterscheidet zwei Formen
- R-Alpha-Liponsäure: Sie ist körpereigen und somit natürlich.
- S-Alpha-Liponsäure: Das synthetische Spiegelbildisomer entsteht als Nebenprodukt bei der Produktion der R-Alpha-Liponsäure.

Die auf dem Markt befindlichen Produkte enthalten beide Formen. Die natürliche R-ALA ist jedoch lichtempfindlich und dadurch instabil. Die S-Alpha-Liponsäure hat wiederum keinen gesundheitlichen Wert für den Körper. Eine aktuelle Form des an Natrium gebundenen Alpha-Lipons = Natrium-R-Lipoid (RLA) zeigt eine höhere Bioverfügbarkeit als die bisherige Mischform (S-Alpha-Lipon wurde weggelassen). Man benötigt von der reinen RLA-Form wesentlich weniger als von der bisherigen Mischform.[115]

Eigenschaften
- Gehirngängig (Schwermetall-Bindung und Entgiftung des Gehirns)
- Zellgängig (Zellentgiftung)

---

[115] greenleaves 2015

- Arsen-Entgiftung
- DNA-Schutz
- Antioxidation
- Schwermetallausleitung über die Niere
- Bindung von Blei, Kupfer, Zinn, Mangan, Cadmium, Arsen, Nickel, Eisen
- Bindung von Quecksilber durch Dihydroliponsäure (reduzierte Form von ALA)
- Ausscheidung radioaktiver Stoffwechselprodukte
- Aktivierung von Leber- und Nierenfunktion
- Erhöhung eines erniedrigten Glutathionwerts (= 3 schwefelhaltige Aminosäuren, die Schwermetalle binden) bei Strahlenschäden
- Zuckerabbau wird gefördert, Verbesserung der Insulinempfindlichkeit, Schutz der Inselzellen des Pankreas
- Schutz vor Begleiterkrankungen des Diabetes mellitus Typ II (z. B. diabetische Neuropathie)
- Schutz vor grauem Star
- Verringerung der Fettspeicherung
- Hautverbesserung / -verjüngung
- Hemmung des Fortschreitens von Alzheimer
- Steigert Lern- und Gedächtnisvermögen
- Gefäß-, Herz-, und Hirnschutz
- Cholesterinreduzierung im Blut um 45 %
- Erhöht die Sauerstoffaufnahme in Leber, Herz und Aorta um 72–148 %
- Fungiert als Coenzym von Aminosäuren
- Regeneriert Vitamin C, E, Q10 und Glutathion
- Beeinflussung der Glukoseaufnahme in die Zelle
- Immun-Booster: Stärkt die Kraftwerke (Mitochondrien) in den Zellen, die Sauerstoffaufnahme wird verbessert, ATP-Steigerung
- Energiespender (mehr Entspannung und Zufriedenheit)
- Einsatz bei : Missempfindungen, Nervenschädigungen, Altersflecken, Schwermetallbelastung
- + B1+ B3 = Bessere Verabeitung von Proteinen, Kohlehydraten und Fetten
- Verzögerung des Grauen Stars bei Diabetes-Patienten
- Schutz von Herz- und Blutgefäßen, Senkung des systolischen Blutdrucks
- Schutz von Niere und Blase
- Senkung des Entzündungsmarkers hsCRP im Blut
- Senkt die Entzündungsbereitschaft (Zytokin-IL-6 um 15 %)
- Regulation der Zytokine IL-1 und TNF-α (genetische Zellneubildung)
- Unterstützung bei Zellentartungen (Leber-, Darm-, Plattenepithel-, Brust-, Eierstock-Krebs)

- Schutz vor Mitochondriopathie (Zellalterung), erhöht den intrazellulären Glutathiongehalt
- Stabilisiert Vitamin E (es wird langsamer verbraucht)
- ALA wirkt synergistisch mit L-Carnitin
- Entgiftet Narkosemittel, Schmerzmittel
- Reguliert körpereigene Steroidhormone + Gallensäure
- Erhöht Doisis abhängig die Konzentration von Glutathion für z. B. die Membran- und DANN-Reparatur (Die T: Effect ofdieatry alphalipoic acid on the RNA- Br J Nutr112(2014)295-308)
- Malondialdehyd wird in der Leber und im Serum reduziert

Empfohlen bei folgenden Erkrankungen

- Diabetes I+II Studie Cakiki, Fakkel 2016) + Resveratrol (verbessert Insulinresistenz)
- Missempfindungen (Taubheitsgefühle an Armen oder Beinen)
- Zungenbrennen (Differenzialdiagnostik: Benzodiazepine, Psyche, Allergie, Hormonmangel abklären)
- Nervenschädigungen (z. B. bei MS 1.200 mg ALA)[116]
- Folgen von Bestrahlungstherapie
- Herzinfarkt, Schlaganfall, Raucher
- Altersflecken
- Aknenarben
- Schwermetallentgiftung
- Sichelzellanämie, Morbus Wilson (Kupferspeicher-Krankheit)
- Untergewicht / Kachexie: Gewichtszunahme (10 kg in sechs Monaten), auch durch z. B. Antipsychotika
- Offenwinkelglaukom (Augenerkrankung), Katarakt
- Migräne (Häufigkeit und Dauer werden reduziert)
- Viralen Erkrankungen (z. B. HIV, Herpes labiales und Herpes zoster)
- Gelenkentzündungen und Knochenabbau
- Mukoviszidose (Entzündung in den Luftwegen wird besser)
- Asthma
- Pilzvergiftung
- Morbus Parkinson
- Morbus Alzheimer
- Hämochromatose (Eisenüberladung im Blut)
- Hepatitis C
- HIV / AIDS (Senkung der Virenlast)

---

[116] Khalili, M. et al.: Effect of liponic acidconsumption on oxidative stress among multiple sclerosis, randomisiert, Doppelblind clinical tral, Nutr Neurosci, 2014;17(1):16-20

- MCS (Multiple chemische Sensitivität)
- MS, ALS und andere neurologische Erkrankungen
- Erektile Dysfunktion
- Down-Syndrom zur Herunterregulierung von SOD, CAT, MPO, GGT, GPx und GR[117]
- Schützt vor Nebenwirkungen von Medikamenten: Haloperidol, Cisplatin, Docetaxel, Doxorubicin, Adriamycin, Cyclphosphamid

ALA-haltige Nahrungsmittel
- Rindfleisch
- Innereien (Leber, Herz, Nieren)
- Spinat
- Tomaten
- Erbsen
- Rosenkohl
- Reiskleie
- Eigelb
- Broccoli

Alpha-Liponsäure 30 Minuten vor dem Essen oder zwei Stunden nach dem Essen oral einnehmen.
+ Vitamin E = Blut verdünnende Wirkung
300–600 mg / tgl. orale / invasive Zufuhr: Vitamin B1 (Thiamin)

Unverträglichkeits-Reaktion
- Allergische Hautreaktionen

11.14 Huminsäure

Natürliche Huminsäuren gewährleisten einen Schutz gegen Schwermetalle, Pilzgifte und andere Toxine sowie Abbauprodukte von Bakterien und Viren. Diese Schadstoffe werden von den Huminsäuren abgefangen und ausgeschieden, bevor sie zu pathogenen Effekten führen können. Chronische Erkrankungen, wie beispielsweise rheumatische Beschwerden, psychische Störungen und bestimmte Hauterkrankungen, können durch die Ausleitung positiv beeinflusst werden. Unerwünschte Nebenwirkungen der natürlichen Huminsäuren sind dabei bisher nicht bekannt oder nachgewiesen worden.

---

[117] Parisotto, EB. et al.:Antioxidant intervention attenuates oxidative stress in children and teenager with down syndrom.

Der Darm wird durch Huminsäuren ruhig gestellt; der Nahrungsbrei verbleibt länger im Dickdarm und wird dadurch besser ausgenutzt. Das hat einen günstigen Effekt z. B. auf den erhöhten Calciumbedarf von Frauen mit Osteoporosebeschwerden. Huminsäuren haben bei Darmerkrankungen einen schleimhautabdeckenden und auch schleimhautregenerierenden Effekt bewiesen. Das ist z. B. bei der Colitis ulcerosa und bei Morbus Crohn von großer Bedeutung für den Verlauf der Erkrankung. Viren und Bakterien werden von den Huminsäuren direkt angegriffen und ihre Abbauprodukte, gebunden an die Huminsäuren, ausgeschieden. Infektionen verlaufen dadurch weniger aggressiv. Der direkte Kontakt von natürlichen Huminsäuren mit speziellen Zellen[118] der Darmschleimhaut (Peyer'sche Plaques) führt durch Erhöhung der Phagozyten im Blutbild zu einer Aktivierung der körpereigenen Abwehrlage. Genesungsvorgänge können somit beschleunigt und das Immunsystem stabilisiert werden. Gegenüber anderen etablierten Verfahren ist die Huminsäure als ergänzende Therapie in der Schwermetallausleitung zusätzlich sinnvoll.

Huminsäure bindet

- Schwermetalle
- Toxine
- Ammoniak
- Nahrungsmittelrückstände

Durch eine physikalische Elektronenbindung werden die Stoffe im Darm gebunden und rückstandslos ausgeschieden.

Einnahme-Empfehlung

Eine Woche vor z. B. einer Amalgam-Sanierung mit 3 x 2 Kps. tgl. (= 800 mg) beginnen, weitere zehn Tage 3 x 2 Kps. tgl., danach 3 x 1 Kps. tgl. bis Packungsende. Zwei Stunden Abstand von Hormon-Tabletten und Chemotherapeutika einhalten.

[118] Peyersche Plaques

11.15 Betaglucane (ß-D-Glucane):

Betaglucane wirken immunmodulierend und antitumoral. Sie werden aus diversen Pilzen (z. B. Maitak z. B. regacan Tbl. – Syxyl) moduliert und greifen in viele speziofische Abwehrmechanismen ein.

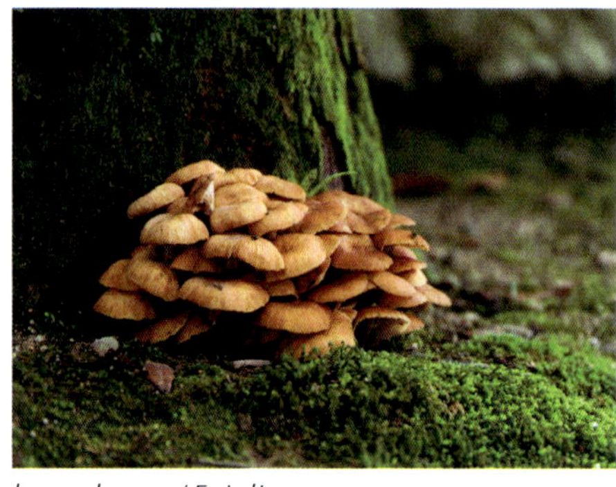

leungchopan / Fotolia

Wirkungs-Spektrum:

- Reaktive Sauerstoffspezies werden vermehrt gebildet (Phagozyten)
- Akutphase Proteine der Leber werden vermehrt gebildet
- Aktivierung uns Reifung von Lymphoszyten

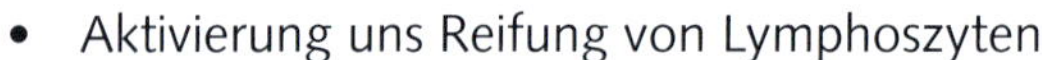

- Lysozymfreisetzung wird gesteigert (antibakterielle Wirkung)
- Steigerung der Killerzellen
- Erhöhung der Zytokine: IL-1, IL-6, TNFa
- Steigerung der Antikörper Produktion
- Monozyten und Makrophagen werden aktiviert
- Regulieren TH1 / TH2 Shift (Studie allergische Rhinitis, 3 monatige Einnahme: Entzündungsreaktions Rückgang)
- Verminderung des IGE Spiegels (Allergie-Parameter Sofortbereich)
- Erhöhung des intrazellulären Glutathionspiegels (Entgiftungssteigerung, Bindung von Schwermetallen)
- Krebstherapie-Nebenwirkungen wie Übelkeit, Erbrechen, Appetitverlust, Schmerzen werden reduziert
- Autoimmunerkrankungen profitieren von Beta-Glucanen
- Allergien werden reduziert

Plus Zink ideal!

Betaglucane sind eine wertvolle therapeutische Unterstützung bei immunologischen Störungen und chronischen Erkrankungen. (Veröffentlichung Fa. Syxyl)

11.16 Mit Serrapeptase Entzündungen und Zysten u. a. an Zähnen behandeln:

Das Enzym Serrapeptase wird als entzündungshemmendes Medikament eingesetzt. Es kann Schmerzen und Verletzungen positiv beeinflussen.

Serrapeptase ist ein eiweißspaltendes Enzym, welches von einem probiotischen Bakterienstamm isoliert wird, der die Darmwand der Seidenraupe besiedelt. Das Enzym hilft der Seidenraupe bei der Befreiung aus ihrem eiweißhaltigen Kokon. Das Enzym Serrapeptase eliminiert tote Eiweißzellen. Sie werden abgebaut, ebenso

- Zysten
- Blutgerinnsel
- Gewebeplaques
- Schadstoffe in den Zellen

Hierdurch wird die Entzündug abgebaut, die Zelle kann sich regenerieren und der heilungsprozess wird beschleunigt.

Gewebe-Reparatur: Totes und geschädigtes Gewebe wird aufgelöst, indem es auf die Adhäsionsmoleküle der Zelloberfläche wirkt (1). Die Adhäsionsmoleküle (auch Adhäsine genannt) spielen eine sehr wichtige Rolle bei der Entwicklung von Arthritis und anderen Autoimmunerkrankungen (1,2). Serrapeptase findet daher eine breite Anwendung, um Schmerzen und Entzündungen zu behandeln die mit Arthritis, traumatischen Verletzungen (Verstauchungen, Bänderrisse usw.), Operationen, Sinusitis, Karpaltunnelsyndrom, Bronchitis, schmerzhaften Entzündungen der Brüste und Atherosklerose (1,) einhergehen. (Fa. Nahani)

Dieses Wunderenzym wird in verschiedenen medizinischen Bereichen verwendet, wie z. B. in der Chirurgie, Orthopädie, HNO-Heilkunde (3), Gynäkologie und Zahnmedizin, um Schmerzen und Entzündungen zu behandeln und Ödemen vorzubeugen (4,5).(Fa. Nahani)

11.17 Dental-Ozon-Therapie

Die Dental-Ozon-Therapie ist eine Ozon-Therapie für den Mundraum. Ozongas beseitigt Viren, Bakterien und pathologische Pilzkulturen. Es ist nur in höheren Konzentrationen lungen- und augenreizend.

Das Umweltbundesamt schreibt dazu (2015):

- 1-h-Konzentration > 180 µg / m³: Information der Bevölkerung
- 1-h-Konzentration > 240 µg / m³: Warnung der Bevölkerung
- max. Tagesbelastung (8-h-Wert): 120 µg / m³ [119]

Eine Ozonbehandlung im Mundraum wird insbesondere im Bereich der Parodontal taschen (= Zahnfleischtaschen), sowie für kranke Wurzelkanäle verwendet. Eine Ozonisierung von OP-Gebieten (z. B. bei einer Periimplantitis) sowie vor einer Fissurenversiegelung wirkt bakterizid und remineralisierend.

Keime aus dem Mundraum können nach Ozonbehandlungen nur noch vermindert in das übrige Körpergebiet einwandern. Hiermit wird die Möglichkeit einer Neubesiedelung des Körpers durch nützliche, das Immunsystem unterstützende Bakterien (z. B. Lactobazillen und Bifiduskeime) gegeben.

Zusätzlich wird die sogenannte „große Ozonblutwäsche“ eingesetzt, um auch von innen eine bessere Durchblutung und Sauerstoffversorgung zu ermöglichen.

Empfehlung: Zehn Therapiesitzungen (zweimal pro Woche).

11.18 Vitamin C oral und als Infusions-Hochdosis-Therapie

Vitamin C können wir nicht selbst herstellen (synthetitisieren). Ein Primat, das Meerschweinchen und wir Menschen sind dazu nicht fähig. Das ist der Grund warum wir bei einer Stressattacke eher zu einem Infarkt neigen. Eine Ziege, die man über das Feld jagd erzeugt in sich die 2000- fache Vit C-Menge und wird dadurch vor einer oxidativen Schädigung geschützt und kann dadurch keinen Herzinfarkt erleiden, oder kennen Sie eine Ziege mit Herzinfarkt? (Dr. M. Rath)

Vitamin C ist wasserlöslich, wird im Körper nicht gespeichert und Überschüsse werden mit dem Urin wieder ausgeschieden…ein erneuter Vitamin C Mangel beginnt in diesem Moment! Oral aufgenommenes Viatmin C hält ca. 3 Std. im Körper, invasiv aufgenommenes Vitamin C bis zu 2 Tage. Vitamin C auch Ascorbinsäure genannt ist zwar in unserer Nahrung vorhanden, reduziert sich aber durch Licht, Hitze und Lagerung. Vitamin C födert oral die Eisenresorption, invasiv darf es nicht gleichzeitig mit Ascorbinsäure verabreicht werden. Vitamin C verlangsamt den Alterungsprozess (Linus Pauling).

---

[119] Info Ozonosan, Dr. Hänseler

Es schützt die Vitamine A, B und E vor dem frühzeitigen Zerfall und der Oxidierung.

Vitamin C verringert den Aufenthalt auf einer Intensivstation.
Vitamin C entgiftet: Vitamin C aktiviert die Leberenzyme, die für denn Abbau von Giftstoffen verantwortlich sind. Dadurch kann es Gifte wie

- Cyanide
- Formaldehyd
- Acetaldehyd
- Nitrosamine und Nikotin unschädlich machen (Zentrum der Gesundheit)

Ein Mangel an Vitamin C wirkt sich auf den gesamten Körper negativ aus. Symptome eines Vitamin C-Mangels können sein:

- Skorbut ähnliche Veränderungen: Blutungen von Haut und Schleimhäuten
- Zahnfleischbluten
- Haut: Rau, braun, schuppig und trocken
- Haare: Spitzen trocken und gespalten
- erhöhte Infektanfälligkeit
- Wundheilungsstörungen
- Zahnausfall
- Gelenk- und Gliederschmerzen
- Schwäche / Müdigkeit / Erschöpfung / Leistungsminderung
- Depressionen und allgemeine psychische Veränderungen
- chronische Lungenerkrankungen durch vermehrt auftretende freie Radikale und damit Probleme im Sauerstoffaustausch (z. B. Asthma, COPD) Britische Studie-P.Health Cambridge
- Allergien

Wann sollte Vitamin C verabreicht werden:
- Erhöhte Histaminausschüttung (Allergie, Histaminose)
- Belastung durch Umweltgifte
- Eisenmangel (födert die Aufnahme)
- Vor und nach einer OP zur besseren Wundheilung
- Durchblutungsstörungen z. B. schlechtes Gehen, kalte Gliedmaßen (essentielle Aminosäuren zusätzlich einsetzen!)
- Herz-Kreislauferkrankungen (hoher Cholesterin, Arteriosklerose, Kapillarprobleme), Herzinfarktverringerung – USA Journal of clinical Nutrition
- Entzündungen und Infektionen (Rheuma, Fibromyalgie, Schmerzen…)
- Diabetes Typ 2
- Knorpelschäden

- Abnehm-Diät (Fettverbrennung wird erhöht- Studie –Arizona State UNI) + Carnitin
- Komplementäre Krebstherapie (Abstand zu den Chemos / Bestrahlungen mit Therapeut besprechen) Weitere Infos Fa. Pascoe
- Magen-Darm-Erkrankungen
- Neurologische Erkrankungen
- Stoffwechselerkrankungen

Beispiel Diabetes Typ I Autoimmunerkrankung und Vitamin C-Infusion (persönliche Erfahrung):
Infusion: Vitamin C 7,5g Gabe + 250ml NACL + Carnitin + 1 Amp. Ca-Mg-K + B1

Mit dieser Mischung habe ich bei meinem Sohn vor 16 Jahren (damals 14.Lj.) seine Sehfähigkeit wiedergegeben. Nach einer Klinik Einlieferung mit einem Glucosewert von 600 mg / dl (Norm: 100mg / dl), konnte er mich auf 2 m Entferung nicht mehr sehen, da er durch den eingelagerten Zucker nur eine weiße Wand sah. Das blieb trotz Insulineinstellung eine Woche bestehen, bis ich ihn für die Infusion mit nach Hause nahm. Er konnte mich bereits während des Einlaufens der Infusion wiedererkennen.

Wir wiederholten diese Infusion 1x / Monat bis zum heutigen Tag. Der HbA1c - Wert liegt nahezu in der Norm, er benötigte in den 16 Jahren meiner Beobachtung, keine höheren Insulingaben. Wenn Sensibilitätsstörungen eintraten, wussten wir, dass sich Zucker in den kleinen Gefäßen abgesetzt hatte und begannen mit einer Infusion. Vitamin C löste die Zuckerkristalle auf und mein Sohn konnte wieder besser sehen und arbeiten. Seine Sehfähigkeit verbesserte sich mit dem 30.Lj sogar und verschlechterte sich nicht durch den Zucker. Wichtig: Durch das plötzliche Anfluten des Zuckers erhöht sich auch der Blutzucker-Messwert, aber nur scheinbar durch das veränderte Redox-Potential. Auf keinen Fall mehr Insulin spritzen, der Zucker wird über die Niere ausgeschieden und sinkt sonst rapide ab. Wie gewöhnlich die Insulin Spritze verwenden, keine höheren Dosen Insulin einsetzen!!! Das gilt für einen Tag / Nacht. Nur unter therapeutischer Begleitung!

Die gleiche Wirkung erzielt man nicht durch orale Gaben.

Kontraindikationen:
- Antikogulationshemmer (Marcumar)
- Nierenwert über 1,3 Kreatinin
- Netzhautblutungen
- Hämochromatose
- Oxalsteine in der Anamnese (Nierenstein)
- Morbus Osler (Kleinsteinblutungen im ganzen Körper)

Vitamin C reiche Nahrungsmittel:
Hagebutten, Johannisbeeren, Zitrusfrüchte und- säfte, Erdbeeren, Papayas, Mangos, Wassermelonen, grüne und rote Paprika, Blumenkohl, Rosenkohl, Himbeeren, Blaubeeren, Tomaten, Brokkoli, Kartoffeln, Ananas und Kürbis (Zentrum der Gesundheit)

11.19 Intervall-Hyperoxie-Hypoxietherapie (IHHT) nach Dr. Arkadi Prokop

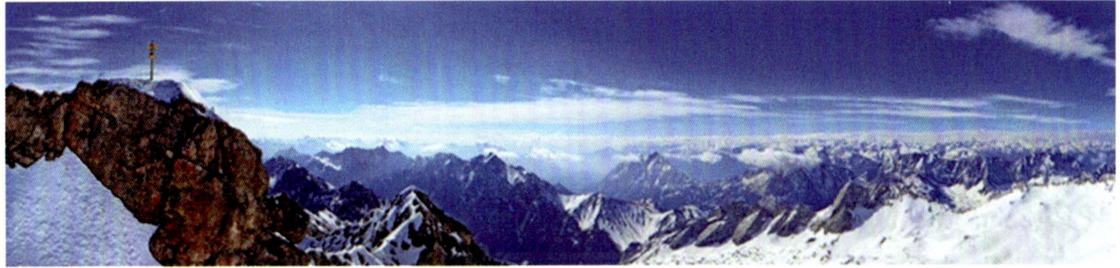

Noppasinw / Fotolia

Die Hypoxie-Therapie nach Dr. Prokop ist eine Weiterentwicklung des bekannten Höhentrainings bei Sportlern, durch das sie auf mehr Leistung trainiert werden können.

Funktionsweise der Hypoxie-Therapie
Jede Zelle enthält zahlreiche Mitochondrien, die immer genügend Energie für den Stoffwechsel bereitstellen, damit dieser reibungslos funktioniert. Auch die Entgiftung ist davon abhängig.

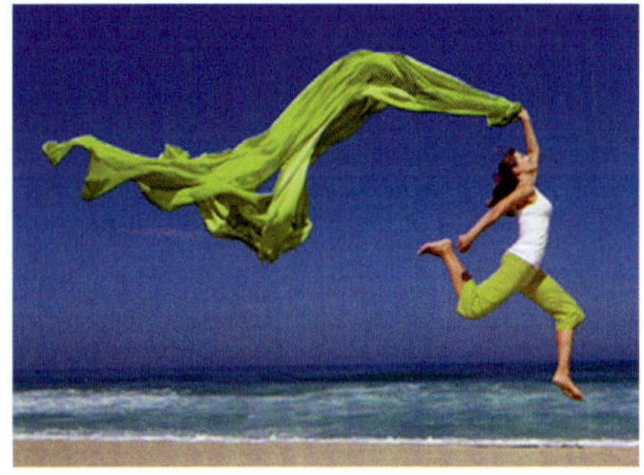

Fotolia

Bei manchen Menschen erbringen die Mitochondrien nur einen Teil ihrer eigentlichen Leistung. Die Folgen sind Verschlackung, Müdigkeit, Antriebslosigkeit, Organfunktionsstörungen sowie schnellere Alterung.

Die Hypoxie-Therapie bewirkt, vereinfacht gesprochen, die Vermehrung der Anzahl und Dichte von leistungsfähigen „Kraftwerken" und die Verdrängung von defekten Mitochon-drien. Sie räumt also auch innerhalb der Zellen auf.

Anwendung und Krankheitsbilder

Bei der Mitopro-Hypoxie-Therapie atmet man unter einer Sauerstoffmaske 30 bis 45 Minuten lang. Je nach Erkrankungsbild werden ca. 10 bis 30 Termine benötigt. Der Abstand zwischen den einzelnen Behandlungseinheiten sollte zwei bis drei Tage betragen.

Kontraindikationen

- Patienten mit hoch eingestellten Beta-Blockern (Puls ist nicht variabel genug und bleibt bei 70 Schlg / min)
- Glaukom
- Eine bestimmte Migräne-Form
- Eine bestimmte Parkinson-Form
- Krebs im Endstadium
- Sehr stark immungeschwächte Patienten

Mit der Hypoxie-Therapie können folgende Krankheitsbilder positiv beeinflusst werden
(Erfahrungswerte: Besserung der Symptome in unserer Praxis)

- Diabetes mellitus
- MCS (Vielfache Chemikalienunverträglichkeit)
- Mitochondriopathie (z. B. durch intrazelluläre Schwermetallbelastung, ATP-Testung sinnvoll)
- Burnout
- Alzheimer
- Multiple Sklerose (MS) im Anfangsstadium
- Abwehrschwäche
- Fibromyalgie
- Antriebslosigkeit, chronische Müdigkeit
- Chronisches Fatigue Syndrom (CFS)
- Allergien
- Augenerkrankungen (trockene MAC)
- Asthma, Bronchitis, COPD
- Rheuma, Arthritis
- Borreliose
- Hauterkrankungen
- Alle chronischen oder degenerativen Erkrankungen
- Darmerkrankungen
- Schlafstörungen
- Hormonregulationsstörungen, klimakterische Beschwerden
- Infertilität (Kinderlosigkeit bei Frau und Mann)
- Schilddrüsendysfunktionen und andere Hormondysfunktionen
- Weitere chronische und degenerative Erkrankungen

Das IHHT-Zelltraining kann außerdem in folgenden Bereichen zur Unterstützung eingesetzt werden

- Anti-Aging-Behandlungen
- Gewichtsreduktion
- Vorbeugung von Zellteilungsanomalien (z. B. in der Schwangerschaft, hier liegen Erfahrungen bei Down-Syndrom vor)
- Hormonregulation (z. B. Kinderlosigkeit, Klimakterium)
- Leberstoffwechsel

11.20 Aminosäuren-Entgiftungspflaster

Klebepflaster auf Akupunkturpunkte
Wir haben sehr gute Erfahrung mit Aminosäurehaltigen, kristallinen Klebepflastern gemacht. Sie werden nach dem Aufkleben auf die Haut durch die Körperwärme aktiviert und bewirken eine Regulation auf Zellebene, die im Infrarotbereich arbeitet (Nachweis: Lifewave, FTIR-Spektrometer, Fourier-Transform-Infrarotspektrometer). Es werden hierbei keine Wirkstoffe an den Körper abgegeben. Wir kleben sie auf chinesische Akupunkturpunkte, Organsegmente, Reflexzonen oder auf Schmerzbereiche, auch zur Unterstützung bei Entgiftungsphasen. Anwendungsdauer: 7–21 Tage.

Wir haben folgende drei Pflaster im Einsatz
(weitere Pads können bei Lifewave unter http://lifewave.com/eur-de/patches.asp erfragt werden).

Y-Age Glutathione™*Pad*

- Verbessern den allgemeinen Gesundheitszustand
- Stärken das Immunsystem
- Fördern die Ausscheidung angesammelter Giftstoffe

Y-Age Carnosine™*Pad*

- Verbessern die bioelektrischen Eigenschaften von Organen
- Steigern die Ausdauer um 125 % (klinisch nachgewiesen)

IceWave™*Pad*

- Lindern Schmerzen sicher und natürlich (z. B. bei Zahnschmerzen an die Schläfe)
- Wirken bei lokalisierten und Ganzkörperschmerzen

Um einen zusätzlichen Effekt im Rahmen einer Entgiftung zu erreichen, können die Pflaster auf spezielle Akupunkturpunkte geklebt werden.

11.21 Sauna als Entgiftungsmöglichkeit

Wir empfehlen unseren Patienten, die weder Gefäßprobleme noch ein Herzleiden haben, in die Sauna zu gehen – allerdings nur bis zu einer Temperatur von 60 Grad Celsius, am Besten in eine Biosauna. Höhere Temperaturen entwässern die Zellen zu stark. Selbst ein großer Nachschub an Wasser (durch Trinken) kann die fehlende Flüssigkeit nicht ausreichend in der notwendigen Zeit auffüllen. Das Blut wird dick und der Mensch hat in diesem Stadium die höchste Schlaganfallrate.

11.22 Entzündungen reduzieren ohne Medikamente:

Entzündungen sind ein Signal des Körpers, dass sich der Organismus damit beschäftigt Eindringlinge abzuwehren. Entzündungen zeigen sich durch Rötungen, Schwellungen und Schmerzen.

Entzündungs-Ursachen können sein:

- Krankheitserreger wie Bakterien, Viren oder Pilze
- Verletzungen wie Schürfwunden oder Fremdkörper (zum Beispiel eine Schnittwunde)
- Einwirkung von Chemikalien oder Strahlung
- Allergien / Unverträglichkeiten (Nahrungsmittel + Zahnmaterialien + Schmuck+ Hüftgelenke uvm. …)
- Insektenstiche

Entzündungs-Orte: Arthritis, Uveitis, Bronchitis, Mastitis, Tonsillitis, Appendizitis…und alle weiteren Erkrankungen, die mit itis aufhören.

Es gibt Patienten, die weder Medikamente noch Infusionen vertragen um eine Entzündung zu minimieren.

Meine Empfehlung:

Die Photodynamische invasive Lasertherapie:

Eine sehr wirkungsvolle Therapie die bereits in die KH in USA und Austria Einzug gehalten hat, sich aber in Deutschland noch nicht ausreichend etabliert hat. Eine 30-minütige

Bestrahlung der Blutkörperchen, die dazu führt, dass eine Oberflächenveränderung der Blutplättchen stattfindet und diese zur Enzymausschüttung angeregt werden.

Die Haemo-Laser-Therapie ist eine Regulationstherapie, die den Stoffwechsel und das Immunsystem anregt. Sie beeinflusst die Mitochondrien – also die „Kraftwerke" der Zellen – und optimiert deren Funktion. Das äußert sich u. a. in einer Verbesserung der Blutwerte bei Störungen von Leber und Nieren, des Fett- oder Zuckerstoffwechsels und in einer verbesserten Lungenfunktion. Diese positiven Auswirkungen lassen sich laborchemisch eindeutig nachweisen und wurden in zahlreichen wissenschaftlichen Studien belegt.

Die Haemo-Laser-Therapie steigert die Durchblutung und damit die Sauerstoffversorgung im gesamten Organismus. Patienten berichten übereinstimmend von deutlich verbessertem Allgemeinbefinden, mehr Agilität und besserem Schlaf. Sie wirkt darüber hinaus schmerzlindernd bzw. schmerzstillend und Entzündungs reduzierend

Die Laserdiode wird genau wie bei einer Infusion, in einer Injektions-Nadel direkt in einer Vene platziert, um die Blutplättchen mit rotem Laserlicht zu bestrahlen. Die nachfolgende Enzymausschüttung hat eine bedeutende Funktion in unserem Organismus mit vielfältige Funktionen. Weitere Informationen dazu finden Sie z. B. unter www.zentrum-dergesundheit.de/enzymtherapie.html

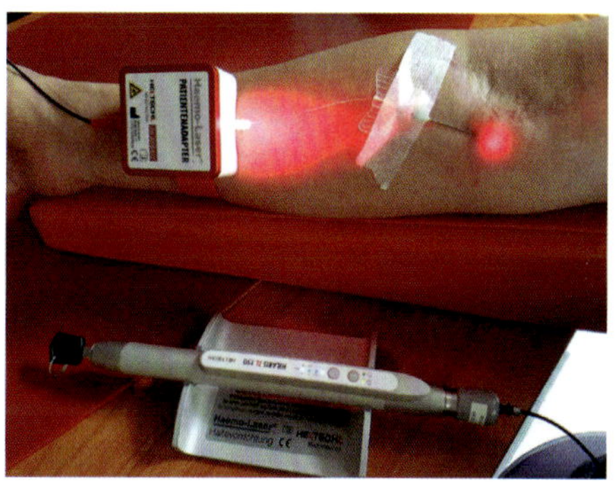

Praxis

Wirkungsweise:
- entzündungshemmend
- schmerzreduzierend
- zellregenerierend
- durchblutungsfördernd

In welchen Bereichen wird der invasive Haemo-Laser begleitend in unserer Praxis eingesetzt:
- Alle akuten und chronischen Entzündungen (z. B.Muskel- und Sehnenerkrankungen)
- Borreliose akut und chronisch
- Makulaerkrankungen des Auges
- Alle Sauerstoffmangel-Erkrankungen
- Autoimmunerkrankungen z. B. MS, Hashimoto, Rheuma, Morbus Crohn, ALS…
- Chronische Allergien und Hauterkrankungen (Rosacea, Psoriasis, Neurodermitis etc.)

- Chronische Durchblutungsstörungen (KHK, pAVK, sAVK)
- Chronische Erschöpfungssyndrome, Burn-out-Syndrom, Neurostress,
- Sehnenscheiden-Entzündungen, Golfer Arm
- Leber- und Nierenerkrankungen mit Entzündungscharakter
- Chronische Schmerzsyndrome
- Chronische Stoffwechselstörungen (z. B. Diabetes mellitus)
- Fibromyalgie
- Chronische Herz- und Nierenerkrankungen
- Hypertonie
- Infektanfälligkeit, Immunschwäche
- Leistungssteigerung in der Sportmedizin
- Polyneuropathien = Sensibilitätsstörungen z. B. der Füße
- Tinnitus aurium (Hörsturz)
- CFS (chron. Müdigkeitssyndrom), Energiemangel (ATP-Mangel)
- Chronischen Infektionen viraler, mykogener (Pilz) oder bakterieller Ursachen
- Zahnschmerzen oder nach Zahnextraktionen
- Nach OP's zur Reduzierung + Vorbeugung von Entzündungen
- Parodontitis und andere Entzündungen der Mundschleimhaut (z. B. Allergien..)
- Nach Implantat-Legungen zur Vorbeugung von Entzündungen

Eine Behandlung dauert eine halbe Stunde und wird üblicherweise bis zu zehn Mal wiederholt. Die letzten erfolgreichen Studien empfehlen, eine zweite Therapie im dritten Monat mit acht Behandlungen und eine Wiederholung im neunten Monat durchzuführen, um eine anhaltende Wirkung zu erzielen.

Natürlich wird jede Glasfaser-Kanüle nur einmal verwendet, es besteht keinerlei Infektionsgefahr.

11.23 Ausleitungs- und Entgiftungsvorgang

Warum sollten wir mindestens 2x/Jahr entgiften?

1. Entlastung belasteter Organe durch Umwelt, Nahrung, Zahnmaterial …
2. Vermeidung einer Erstverschlimmerung durch z. B. einer Infusionstherapie
3. Prävention und Vorbeugung von Rezidiven
4. Linderung akuter Beschwerden
5. Besserung des Allgemeinbefindens / höhere Belastbarkeit
6. Damit eine Akupunktur oder homöpathische Behandlung besser greift
7. Als Reiztherapie nach Unterdrückung (Antibiotika, Cortison …)
8. Vorbeugung einer Chronifizierung

Leber-Entgiftung invasiv:

1. Vitamin C 7,5 g + AOCT-Aminosäuren (Arnika-Apo.) + B-Komplex–forte (Victoria Apotheke)
2. Nach 2 Tagen Abstand VitC 7,5 g + Cholincitrat / vorspritzen: hepa-loges + uro-loges + Juv 110

Immer jeweils mit Ringer- bzw. NACL Grundlösung 250 ml als Mischinfusion verdünnen. (Anmeldung beim zuständigen Regierungspräsidium!)

Infusionen jeweils im Wechsel = 6 Infusionen innerhalb von drei Wochen – Therapiedauer. AOCT (= Arginin, Citrullin, Ornithin, Taurin) nur 1x / Woche sehr wichtig! Hierbei werden die Leber toxischen Stoffe in nierenpflichtige umgewandelt und zur Ausscheidung bewegt. Wichtig: Viel trinken! Achtung Niere!

Diese Infusionen können sehr gut auch bei Hepatitis angewendet werden.

Insbesondere Neuralgien zeigten Schmerzreduktionen z. T. bis auf 0, nach nur einer Infusion.

Niere:

Zu beachten: Arginin und Vit C sollten bei erhöhtem Kreatinin-Wert (bei Männern ab 1,2, bei Frauen ab 1,0 mg / dl) nicht, oder nur eingeschränkt verwendet werden.

Der Wert Cystatin-C (= glomeruläre Filtrationsrate der Niere ml / min) zeigt eine toxische Nierenschädigung an, auch hier eine Vermeidung von Vitamin C Infusionen + Arginin. Blutabnahme: Cystatin-C sollte im Liegen abgenommen werden!

Herpes lab / genitales / zoster:

Diese Virenerkrankungen benötigen dringend Lysin als Aminosäure:

Vorspritzen / oder oral: Neuralgie Injectopas + Herpes Nosode (passende auswählen Infusion: NACL + 1 Amp. Lysein + 7,5 g VitC + B-Komplex forte

Ozonsalbe auf betroffene Stellen, bzw. Ozon / Procain Inj. unter Herpes zoster Stellen (nicht am Kopf). Hiermit können 10 Jahre alte Zoster Schmerzen erfolgreich behandelt werden.

Mischbarkeits Tabelle Arnika Apo. München berücksichtigen!

Zusätzlich oral Mikroimmuntherapie LABO'LIFE – 2LHERP Kps. 2 Zyklen

Diabetes Typ I+II:
Hierbei ist die Nierentätigkeit häufig eingeschränkt. Geringe Vit.C Gaben (1g-max. 7,5g) und Lysin – Carnitin (Reiniger der Andockstellen für Insulin) anstatt Arginin helfen dem Diabetiker seine Nierentätigkeit, Durchblutung und Sehfähigkeit zu erhalten und von abgelagertem Zucker zu reinigen. Vorsicht: Da das Redox-Potential beeinflusst wird, steigt der Glucosewert ziemlich schnell auf Grund des nun gelösten Zuckers an, es sollte trotzdem keine Insulinanpassung gegeben werden, da die Glucose ausgeschieden wird und durch eine erhöhte Insulingabe der Patient in einen Unterzucker fallen kann. Einfach Insulingabe-Verhalten des Vortages weiter übernehmen. Diabetiker-Diät einhalten (Diab II).

Anpassung an Krankheitsbild des Patienten: Diabetiker melden sich wenn Sensibiliätsstörungen der Akren auftreten, sie verschwinden meist nach der Infusion. Je nach Alter und Ernährung benötigt der Patient eine Wiederholung der Infusionen. Befragen Sie ihn nach Sehkraftverschlechterung oder Parästhesien, Taubheitsgefühle sowie Verschlechterung des Gehens.

Häufig vertragen Diabetes Typ -I Patienten kein Taurin oder Folsäure, dafür benötien sie dringend Vitamin B1+3, sowie Alpha-Liponsäure. Bei einer Autoimmunerkrankung wie Diabetes I dürfen keine hohen oder zu häufigen Therapien veranlasst werden. Überschreitet man die Viamindosierung und aktiviert das Immunsystem zu stark geht es den Patienten schlechter (übrigens gilt das für alle Autoimmunerkrankungen).

Schwermetallausleitung oral + invasiv:
Schwermetalle binden an Fette. Mineralstoffe wie z. B. Calcium lagern sich bei Überschuss ebenfalls auf Fetten an. Hierdurch kann z. B. eine Arteriosklerose entstehen. Viele Patienten wundern sich, dass sie sich in einer Diät-Abnehmphase plötzlich schlechter fühlen. Da die Fette in dieser Reduktionszeit Schwermetalle freigeben und sich diese bei nicht korrekter zusätzlicher Ausleitung an anderen Stellen (z. B. im Gehirn, da gehirngängig) niederlassen, geht es den Patienten schlechter.

Ausleitungs-Schritte:

1. Darm sanieren, Leaky Gut Bluttest: Zonulin + FABP2 (IMD-Labor), bei erhöhten Werten zuerst mit Prä- und Probiotika schließen, dann mit einer Ausleitung beginnen.
2. Drainagemittel zur Aktivierung der ausleitenden Organe immer zusätzlich verwenden: Leber-Niere-Lymphe unterstützen (z. B. Phönix Entgiftungskur). Zwei Wochen vor der Infusion beginnen. Einnahme kann mehrere Monate sein, bis Entgiftungsende.

3. Chlorophyllhaltige Algen (siehe unter „Algen“) einnehmen, um die im Darm vorhandenen Schwermetalle und Giftstoffe zu binden. Eine Einnahme während der Nahrungsaufnahme ist sinnvoll um Schadstoffe aus der Nahrung zu eliminieren und um einer erneuten Kontamination vorzubeugen, z. B. durch eine Amalgam-Saniergung.
4. Nach Injektionsnadel Legung: Vorspritzen: Juv 110-Phönix + uro-loges + hepa-loges + Lymphomyosot-Heel in einer Misch-Spritze. Infusion: Phosphatidylcholincitrat (PPC - Soja-Lezithin) – die sanfte Infusion mit 250ml Glucose (nicht bei Diabetikern und Soya-Allergikern) langsam einlaufen lassen. (Laborhersteller Fa. Homo Novus). Diabetiker erhalten als Grundlösung NACL 250ml. Die Fette werden durch diese Infusion aufgelöst. Durch diesen Vorgang werden die gebundenen oder aufgelagerten Schwermetalle freigesetzt. Orale Aufrechterhaltung nach 10 Infusionen: Phostphatidy lcholicitrat / Lecithin Kps. (Heidelberger Chlorella) 3xtgl. 1 Kps dauerhaft einnehmen
5. Nach der Anti-Fett Infusion PPC folgt eine VitC 7,5g Infusion + NACL (mit Bicarbonat, welches in den meisten VIT C Sorten auf dem Markrt beinhaltet ist) + reduziertem Glutathion als separate Mischinjektion vor Beginn der Vitamin C-Infusion.
   o Plus Arginin bei Arteriosklerose / Hypertonie / Mitochondriopathie- und CFS Patienten (Aminosäuren Kontraindikationen beachten, siehe unter „Arginin“) + Vit B –Komplex forte (Victoria Apo.) zum Mitochondrien-Aufbau und zur Gefäßpflege von innen.

Alternativen für die 2. Infusion nach PPC:

- Mit Alpha-Liponsäure als Infusion (Wörwag) oder oral als Kps. zusätzlich (Dauermedikation bei Diabetikern – MKnaturpharma). Als sanfte gut verträgliche Schwermetall-Ausleitung, auch für das Gehirn (siehe unter Alpha-Liponsäure)
- Mit EDTA-Calcium Chelat bei Nieren gesunden Patienten, zur schnellen Schwermetall Bindung bei stark belasteten, Metall allergischen oder vergifteten Patienten. EDTA ist nicht gehirngängig! Vor einer Chelat Infusion sollten die Mineralstoffspeicher aufgefüllt sein = Mineralstoff-Infusion (Zentramin / Elektrolyt / Inzolen (Köhler-Pharma). Jede 5. Infusion sollte ebenfalls eine Mineralstoff-Infusion sein, anstatt Chelat.
- NST (Natriumthiosulfat) Köhler Pharma (verschreibungspflichtig) ist ein Schwermetall Binder durch die Sulfat-Brücke

Zusätzlich Einmal / Woche je nach Blutergebnis:

1. Infusion mit Natriumselenit 500 µg (HomoNovus) plus reduziertem Glutathion (Diese Infusion benötigt einen Abstand von mindestens 10 min zur Vitamin C Infusion! Homöp. Infusion (z. B. hepa-loges+uro-loges+toxi-loges+dysto-loges Amp.) als Zwischen Infusion verwenden um die Organe für die Ausleitung zu aktivieren.

Weitere Aminosäuren-Infusionen können gerne in den Rezepturen- Informationsheften der Victoria-Apotheke-Saarbrücken, Arnika Apoptheke-München oder Burg-Apotheke-Königstein eingesehen und bestellt werden. Eine Mischbarkeit und Verdünnungs Tabelle für die othomolekulare Therapie erhält man bei der Arnika Apo. – München.

11.24 Salutosil-Schleimhaut Schutz vor der Amalgam-Ausbohrung:

Herr Dr. Götz Nowak entdeckte, dass Salutosil sich abdeckend und schützend auf der Schleimhaut verhält. Toxine können nicht diffundieren.

Vor der Amalgam-Ausbohrung 1 Tel. im Mund verteilen und herunterschlucken. Verbleibt auf der Schleimhaut ca. 3 Tage. In dieser Zeit werden auch Medikamente schlecht resorbiert, was unbedingt beachtet werden sollte.

Kinder ½ Tel. nach dem Essen einnehmen.

Bisher wird es bei Morbus Crohn und Colitis ulzerosa als Reizschutz für den entzündeten Darm, eingesetzt. (erhältlich bei der Löwen-Apotheke in Gießen)

12 Hinweise und Empfehlungen für die Therapie / Praxisfälle

12.1 Palladium-Allergie

Eine Patientin, 62 Jahre alt, erhielt vor ca. 30 Jahren eine chromfarbene Palladium-Brücke mit Keramikverblendung an den Frontzähnen. Damals war sie im dritten Monat schwanger. Sie entwickelte nach einigen Tagen einen großen Herpes labiales auf der darüberliegenden Oberlippe. Die Patientin bat den Zahnarzt vergeblich um eine Stellungnahme.

Sie wurde in der Folge immer schwächer und depressiv. Zudem litt sie unter Haarausfall, Magen-Darm-Beschwerden, Schwindelattacken und Denkstörungen. Sie sah wesentlich älter aus als sie war. Ihr Kind kam mit offener Wirbelsäule und einer körperlichen und geistigen Behinderung zur Welt.

Da diese ständige Schwäche sich über Jahrzehnte hinzog, nahm sie bereits Psychopharmaka. Die Dame hatte bei der Erstkonsultation in unserer Praxis immer noch die Palladiumbrücke im Mund. Der ärztliche Blutbefund zeigte kaum Veränderungen.

Wir diagnostizierten über den LTT-Bluttest eine Pd-Allergie und ließen die Brücke entfernen, nachdem wir neue metallfreie Materialien, die als Ersatz dienen sollten, getestet hatten.

Die Dame entwickelte nach der Sanierung zunächst Entzugserscheinungen. Dies zeigte sich insofern, als dass sich alle Symptome verschlimmerten.

Eine Chelat-Infusionstherapie (30 Mal), ergänzt mit oralen Ausleitungsmitteln (Kohle, Aminosäuren, Algen, Zeolith, Alpha-Liponsäure, Zink, Selen u. a.), und ein Aufbau der Darmschleimhaut normalisierten ihren Zustand innerhalb von zwanzig Monaten.

Heute ist die Dame wieder gesund, braucht keine Psychopharmaka mehr und ist mit metallfreien, nicht-allergenen Zahnmaterialien versorgt. Die Darmtherapie wird weiterhin seit 2 Jahren aufrecht erhalten. Ein IHHT-Zelltraining wird nach einer Zehner-Therapiekur einmal im Monat weitergeführt.

12.2 Borreliose und Schwermetalle

Menschen mit chronischer Borreliose stellen für viele Therapeuten häufig eine große Herausforderung dar. Aufgrund der oft langwierigen Behandlung mit bisweilen nicht immer zufriedenstellenden Ergebnissen sollte deshalb auch immer eine mögliche Belastung mit Schwermetallen ausgeschlossen werden.

Schwermetalle oxidieren in einem sauren Milieu in unserem Körper. Insbesondere das lipophile Quecksilber legt sich gerne entlang der Nervenbahnen an, oder ist im Unterhautfettgewebe, in den Organen, im Gehirn und entlang der Wirbelsäule zu finden. Quecksilber aktiviert durch sein Salzverhalten andere Schwermetalle und macht sie aggressiv.

Beachtet werden sollte auch der Elektrosmog, dem sich der Patient aussetzt. Für uns negative Frequenzen führen ebenso zur Entstehung eines sauren Milieus.

Borrelien bevorzugen ebenfalls ein saures Milieu und sind meist genau dort zu finden, wo sich Schwermetalle abgelagert haben. Borrelien bringen Neurotoxine hervor, deshalb sollten Behandlungsansätze diese Umstände berücksichtigen..

Wir konnten durch Schwermetallausleitungen die Symptome der Borreliose vermindern oder auch aufheben.

Allergene sollten gleich zu Beginn der Behandlung beseitigt oder gemieden werden.

Labortests
Blut: LTT-Metalle je nach Vorhandensein der Zahnmaterialien
Blut: LTT-Borrelien und andere Borrelien-spezifische Untersuchungen (im Labor anfragen)
Blut: Enderlein-Diagnostik
Speichel: Multielementanalyse des Morgenspeichels (MEA)
Säure-Basen-Untersuchung (Tagesprofil nach Sander)

Therapie
Akute Borreliose

- Antibiotika

Chronische Borreliose

- Schwermetallausleitung mit Chelattherapie und / oder Alpha-Liponsäure und / oder Natriumthiosulfat (10–30 x, je nach Krankheitszustand)

- Vitamin-B-Komplex
- Ubiquinol
- Säure-Basen-Regulation intrazellulär (i. v., oral und Bäder)
- Mineralstoffe geben, hochdosiert
- Kardenwurzel-Tropfen, hochdosiert
- Darmreinigung und Darmaufbau
- IHHT-Zelltraining
- Eigenblut + Borreliose / FSME Nosoden
- neurologisch orientierte Homöopathika
- Phytotherapie zur Unterstützung der Organe Leber, Niere und Lymphe (denn was wir mobilisieren, sollte danach auch ausgeschieden werden können)
- Algen
- Vitamin-C-Hochdosis-Infusion
- DCA (Dichloracetat)
- vollwertige Ernährung mit schwefelhaltigen, chlorophyllhaltigen und carotinhaltigen Nahrungsmitteln
- Katzenkralle
- Artemisia
- Psyche: Hypnose mit der Frage: „Warum lasse ich mich durch Schmarotzer aussaugen? Warum überlasse ich ihnen das Feld?"

12.3 Galvanische Mundströme und Zungenbrennen

Ein saurer pH-Wert des Mundspeichels (z. B. 6,0) fördert die Leitung von elektrischem Strom im Mund. Symptome wie Zungenbrennen können die Folge sein.

Blutabnahme

- LTT-Kunststoffe und Metalle
- BDT-Kunststoffe
- LTT-Proben der mitgebrachten Zahnmaterialien
- Vitamin B12 und Eisenmangel abklären
- Sjögren-Syndrom abklären
- Messung galvanischer Mundströme bei unterschiedlich wertigen Metallen (pathologisch ab 5 µAmp, zwischen NEM und Gold entstehen z. B. mehr als 20 µAmp, spürbarer Elektronenfluss).

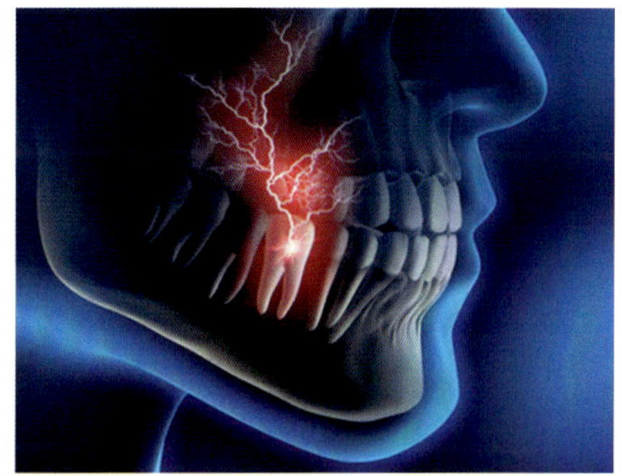

Fotolia

Der saure PH-Speichelwert aktiviert die Mundströme, ebenso saure Speisen (Essig, Zitrone...).

Nach Vergoldung der NEM-Legierung konnte der Elektronenfluss auf 5 µAmp reduziert werden. Die Patientin hatte kein Zungenbrennen mehr.

Da bei der Patientin weder eine Kunststoff-, noch eine Metall-Allergie vorhanden war, wurde für die Zukunft als Ersatzmaterial Zirkonoxid empfohlen.

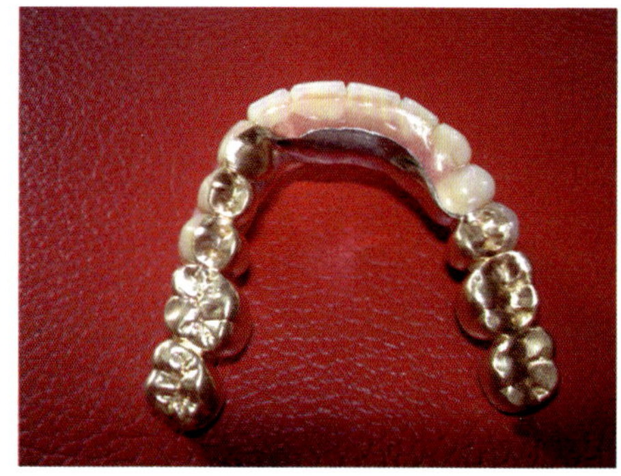

Patientin, 63 Jahre, Zungenbrennen seit UK-Prothese eingesetzt wurde, (Praxisbild) Frontzahnbereich: lingual chromfarbenes Nichtedelmetall und Goldkronen-Teleskope

Folgende Medikamente können Vitamine verdrängen und so ebenfalls ein Zungenbrennen verursachen (Bitte Medikamente überprüfen)

- Antazida → einen B12-Mangel
- Antibiotika → einen B12-Mangel
- Antidiabetika → einen B12-Mangel
- Antiepileptika → einen Folsäure-Mangel
- Antihypertonika →n einen B6-Mangel
- Antiphlogistika → einen B12-Mangel
- Antirheumatika → einen B6-Mangel
- Chemotherpeutika → einen Folsäure-, Vitamin C- und E-Mangel
- Diuretika → einen Folsäure-Mangel
- Lipidsenker → einen B12-, Folsäure-, Vitamin E- und Q10-Mangel
- Östrogene → einen B12-, Folsäure-Mangel
- Parkinsonmittel → einen B6-Mangel

12.4 Kunststoff-Allergie

Patientin, 37 Jahre, Blutwerte o. B., Magen-Darm-Probleme, Diarrhoe, starke Abmagerung trotz normalem Essverhalten, Schwindel (sehr stark, sodass sie das Haus nicht mehr verlassen kann, dadurch arbeitslos), gut sozial eingebunden mit liebevoller Familie. Mundbrennen, Trockenheit der Schleimhäute und Augen, Erschöpfung, Antriebslosigkeit, Zittern, Schleimhautrötungen, aufgrund dessen einige Zähne gezogen. Probleme begannen zwei Wochen nach Einsetzen einer Kunststoff-Prothese im Mund.

Blutabnahme
LTT-Kunststoffe
LTT-Nahrungsmittel
Säure-Basen-Diagnostik

Ergebnis
MMA-Allergie

Therapie
- Kunststoffentfernung
- Darmreinigung, Darmtherapie: probiotische Bakterienkulturen (Lactobazillen, Bifidusbakterien u. a.)+ Glutamin (Aminosäure) über 2 Jahre
- Infusionen im Wechsel: Pascorbin 7,5 g, Alpha-Liponsäure, reduziertes Glutathion, Glycin-Amp., Mucosa-Amp., Unizink-Amp. oder oral, Ubiquinol-Heel-Amp.
- Omega-3-Kapseln aus Perrilla-Öl
- IHHT-Zelltraining
- Algen
- Zeolith
- Kohle
- Myrrhe
- orthomolekulare Therapie…

Die Patientin nahm nach den ersten sechs Wochen der Darmtherapie wieder zu, die Prothesenstoffe wurden vorher ausgetauscht gegen getestete neue Zahnmaterialien.

12.5 Mitochondriopathie

Urgeschichtlich handelt es sich bei den Mitochondrien um Bakterien, die vor etwa zwei Milliarden Jahren in die Archaea-Zelle eingewandert sind. Die Mitochondrien werden in den herkömmlichen Fachbüchern noch als „Kraftwerke" der Zellen bezeichnet, in denen ATP als zentrales Wärmemolekül hergestellt wird. Weniger bekannt ist, dass ATP nicht nur ein Wärmemolekül darstellt, sondern auch Informationen überträgt. Über diese Moleküle arbeiten alle Zellen

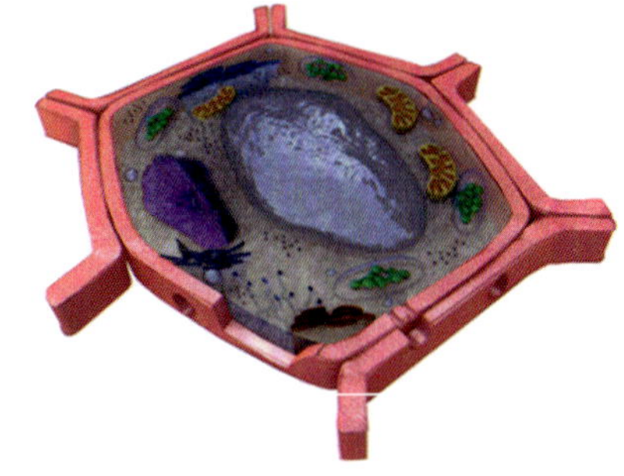

Zelle, FuD / Fotolia

und stehen über sie in einem ständigen Informationsaustausch. Es konnte gezeigt werden, dass sich auf den äußeren Zellmembranen unserer Zellen mehr als zwölf ATP-Rezeptoren befinden, an denen das ATP andockt und die entsprechende Leitinformation überträgt. Die Mitochondrien generieren ca. 90 % der gesamten Stoffwechselleistungen innerhalb der Zelle. Somit stehen die Mitochondrien im Fokus einer neuen Therapierichtung der ganzheitlichen Medizin. Daher ist das erste Ziel einer entsprechenden Therapiemaßnahme, die Funktion der Mitochondrien wieder herzustellen und ihre Vermehrung wieder anzuregen. Denn bei einer Belastung / Erkrankung bzw. chronischen Entzündungsvorgängen kann die notwendige Zellsteuerung nicht mehr aufrechterhalten werden.

Polyphenole entfalten ebenfalls ihre regulative Wirkung, indem sie Gasotransmitter entgiften. Gase wie Stickoxid (NO), Kohlenmonoxid (CO) oder Schwefelwasserstoff (H_2S) dienen als sogenannte Gasotransmitter und erfüllen wichtige Funktionen. Es wurde entdeckt, dass diese Gase in allen Organismen – vom Bakterium bis zum Menschen – vorkommen und in deren Zellen produziert werden. NO-Gas zerstört krankmachende Mikroorganismen, Parasiten und Tumorzellen und spielt eine wichtige Rolle bei Lern- und Gedächtnisprozessen sowie der Blutdruckregulation. So reagieren beispielsweise Endothelzellen über Druckrezeptoren im Glomus caroticum mit der Bildung dieser Gasotransmitter. Es kommt zu einer reflektorischen Gefäßdilatation mit nachfolgendem Blutdruckabfall. Die physiologische Menge an Gasotransmittern liegt im µmol bis mmol-Bereich. Aufgrund chronischer Inflammationsprozesse, Umweltfaktoren etc. kommt es zu überschießenden Gasotransmitter-Attacken mit nachfolgender Schädigung gesunder Zellen und aseptischen Entzündungsprozessen. So kann beispielsweise Diabetes mellitus durch Schädigung der ß-Zellen des Pankreas ausgelöst werden.[120]

„90 % aller chronischen Erkrankungen sind von einer mitochondrialen Störung begleitet."[121]

Wie kann eine Mitochondriopathie beseitigt werden?

- Gezielte Ernährungsumstellung
- Eliminieren von toxischen Einflüssen auf die Mitochondrien
- Aufbau der Resorptionsflächen des Dünn- und Dickdarms
- Ausgleich von Mikro- / Makronährstoff-Mangelzuständen
- Versorgen der Mitochondrien mit entsprechenden Bausteinen zur Regeneration der Zellmembranen

---

[120] JAB biopharm

[121] Mutschler, Dr. med. Rainer, Heidelberg, 2013

- Versorgen der Mitochondrien mit pflanzlichen Molekülen, sogenannten Polyphenolen, die maßgebliche Bausteine der Zellkommunikation darstellen[122]

Blutabnahme
Nitrosativer Stress: ATP, MDA, LDL, Glutathion intrazellulär, Nitrotyrosin[123]
TH1, TH2, TH17

Allergie Typ IV Tests
LTT Nahrungsmittel
LTT Schwermetalle
LTT Umweltschadstoffe

Arzneimittel, die den Mitochondriengehalt senken
- Statine
- Antidiabetika
- Antiarrhythmika
- Neuroleptika
- Ibuprofen
- Antiestrogen
- Zytostatika
- Antiepileptika
- Analgetika
- Nukleosidanaloga

Therapie
- Mineralstoffe
- Entsäuerung
- antioxidative orthomolekulare Therapie
- IHHT-Zelltraining
- Vermeidung der Allergene
- Zink
- Selen
- B-Vitamine
- sogenannte Polyphenole wie Resveratrol
- Curcumin
- Genestin

[122] JAB biopharm
[123] IMD-Labor, Berlin

- Quercetin
- reduziertes Glutathion (GSH)
- MSM
- Vitamin-C-Hochdosis-Infusions-Therapie
- Coezym Q10 / Ubiquinol, oder die bessere Variante Ubiquinon
- Mangan
- Zitronensäurezyklus (= Abbauhilfe von Fetten, Zucker und Aminosäuren)
- D-Ribose
- Alpha-Liponsäure
- PQQ (Pyrrolchinolinchinon)
- SOD (Superoxi-Dismutase)
- Glutathion-Pflaster (LifeWave)
- psychische Belastungen beachten

12.6 Infertilität

42-jährige Frau, drei künstliche Befruchtungen, gynäkologisch ohne Befund, hatte vor fünf Jahren zehn Amalgam-Füllungen entfernen lassen, jetzt Goldinlays / -kronen und Kunststoffe.

Test
LTT-Metalle
LTT-Kunststoffe
MEA (Multielementanalyse): Speichel, Blut, Urin
Zonulin (Darmpermeabilität)
Mineralstoffe und großes Blutbild.

Ergebnis
LTT o. B., MEA: Al, Hg, Au, Pt erhöht, Zonulin erhöht.
Bedeutung: Sie hat durch eine gestörte Darmpermeabilität eine Belastung durch Schwermetalle und dadurch eine Belastung des gynäkologischen Raumes[124]

Therapie
- 10x Chelattherapie
- reduziertes Glutathion
- Mineralstoffe im Abstand zu Chelatbildnern

[124] Studie Uni HD, Gerhard, Prof. Dr. Ingrid

- Eigenblut / Ozon s. c. über Ovarien mit zusätzlichen Homöopathika und homöopathischen Organampullen
- Darmtherapie (z. B. Glutamin + Probiotika)
- Hypnotherapie
- 10 x IHHT zur Drüsenregulation…

Ein Jahr später brachte die Patientin einen gesunden Jungen zur Welt.

Diese Therapie wurde seitdem viele Male erfolgreich bei weiteren infertilen Frauen wiederholt.

Achtung: Keine Entgiftung während Schwangerschaft und Stillzeit!

12.7 Schwermetalle und Zellentartungen

Metallintoxikationen spielen bei der Tumorentstehung und der Metastasierung eine große Rolle. Dadurch, dass sie eine DNA-Schädigung begünstigen, können sie in jeder Zelle der Auslöser für ein Tumorwachstum sein. Sie verhindern als Co-Faktor das Eindringen von DNA-Reparatur-Enzymen und fördern hierdurch chronische Erkrankungen. Außerdem bereiten sie kanzerogenen Stoffen direkt den Weg.

Die Metalle Blei, Kupfer, Nickel, Cadmium und Quecksilber beeinflussen unser Immunsystem (B- und T- Lymphozyten und Killerzellen), indem sie die Teilung und die Aktivität der gesunden Zellen einschränken.

Die Entsorgung schadhafter Körperzellen wird behindert hierdurch ist ein weiterer Teilungsvorgang defekter Körperzellen ebenfalls möglich.

In den USA wurde 2001[125] wissenschaftlich nachgewiesen, dass Eisenintoxikationen zu Oxidationen führen, Zellschädigungen erzeugen und damit zur Entartung beitragen können. So konnte ein zu hoher Eisenspiegel in Zusammenhang mit Brustkrebs gebracht werden.

Prof. Dr. John Gruia Ionescu (Deutschland) untersuchte 2006 mit tschechischen und schwedischen Wissenschaftlern gesunde und brustkrebserkrankte Frauen und verglich deren Gewebeproben in Bezug auf Schwermetallanreicherungen. Das erkrankte Brust-

[125] Holter et al., Jennrich 2012

gewebe zeigte eindeutige Erhöhungen von Quecksilber, Nickel, Zink, Chrom, Eisen, Cadmium und Blei.

Da Metalle gehirngängig sind, ist hier eine Speicherung nachweisbar. Arabische Wissenschaftler untersuchten Hirntumore auf Metallintoxikationen und fanden stark erhöhte Konzentrationen von Quecksilber, Blei und Cadmium.[126]

Neueste Studien zeigen ein gehäuftes Auftreten von Aluminium (in den Milchgängen) bei erkrankten Frauen und bei Alzheimer-Patienten.[127]

Es ist deshalb notwendig, Metalloxidationen in Form von Unverträglichkeits- / Allergie- / und Multielementanalysen nachzuweisen, um sie danach gezielt ausleiten zu können.

Tests
- LTT
- MEA
- Titanstimulationen
- Genetik
- Redem-Test.

Ein begleitendes Fasten schützt die intakten Zellen und macht die Krebszellen angreifbar (Glukosestoffwechsel). Insbesondere vor einer Chemotherapie sollte drei bis fünf Tage lang gefastet werden, damit das Zytostatikum die Krebszelle besser angreifen kann und auch die Chemotherapie besser vertragen wird.[128]

Therapie
- Wenn eine B17 (Amygdalin)-Infusion gegeben wird, sollten die Krebszellmembranöffner nicht vergessen werden (= Trypsin + Chymotrypsin oder DCA!)
- Hochdosis-Vitamin-C-Infusionen (z. B. Pascorbin) ohne reduziertes Glutathion geben!
- Aminosäuren, Coenzym Q10, Mangan, sonstige orthomolekulare Therapie
- Darmreinigung, Darmaufbau mit probiotischen Bakterien (siehe unter Darmtherapie)

---

[126] www.diagnostisches-centrum.de

[127] Kawahara, Masahiro; Kato-Negishi, Midori: Link between aluminium and the pathogenesis of Alzheimer's disease: The integration of the aluminium and amyloid cascade hypotheses; International Journal of Alhzeimer's Disease, Volume 2011

[128] Cancer in treatment in Human-Fernad M. Safdie,... UNI of Sothern California, Keck school of med. Los Angeles, CA 90090 USA, www.impectaging.com

- LTT-Nahrungsmittelallergietest, Metall-Speicheltest, LTT- und BDT-Test auf Zahnmaterialien (wenn eine Belastung vorhanden ist, dann Nahrungsmittelkarenz)
- Diätbesprechung: keine Histamin-haltigen Lebensmittel
- allergische Zahnmaterialien entfernen; tote Zähne mit Effektortypisierung auf Körperfernwirkung testen und, wenn nötig, behandeln (WSR) oder extrahieren
- Wurzelfüllstoffe testen (LTT, BDT).
- Ausleitende Organe sollten unterstützt werden (Bluttest): Phytotherapie[129]

Bei gutem Energiezustand und nachgewiesener Belastung durch Schadstoffe und Schwermetalle an eine Chelattherapie denken (10–30 x EDTA, DMSA, Natriumthiosulfat, siehe Kapitel 8).

12.8 Schwermetalle und psychische Veränderungen (z. B.Depressionen)

Da alle Schwermetalle gehirn- und plazentagängig sind und eine Oxidation durch Säureeinlagerungen möglich ist (= Erhöhung der Aggressivität des Schädigungslevels für Metalle), haben wir bei fast allen Schwermetall-belasteten Patienten psychische Veränderungen feststellen können: Angst- und Panikattacken, Traurigkeit, Unzuverlässigkeit, sich vom täglichen Geschehen zurückziehen bis hin zu Aggressionen und Selbstaufgabe. Nach Ausleitungsinfusionen nahmen diese Verhaltensauffälligkeiten zusehends ab. Viele Patienten nahmen bereits Psychopharmaka, die danach, natürlich ärztlich begleitet, langsam wieder abgesetzt werden konnten.

Diagnostik

- LTT-Metalle
- Mundspeichel und Urin / Metalle
- Abklärung der metallhaltigen Zahnmaterialien auf Allergiepotenzial, Proben im Endverarbeitungszustand testen
- Redem-Speichel-Test
- Konformitätserklärung der vorhandenen Zahnmaterialien zeigen lassen, ebenfalls den Implantat-Pass
- Schilddrüsendiagnostik
- Hormondiagnostik
- Leberdiagnostik
- Medikamente?

---

[129] MKnaturpharma, Syxyl, Hevert...

- Mundströme, die ein vermehrtes Auslösen von Metallen bewirken könnten.
- Darm: Zonulin, LTT-Nahrungsmittelallergie 75 und Darm-Mikrobiom-Diagnostik
- L-Tryptophan-Mangel testen: IDO-Aktivität
- IP-10 (Entzündungen)
- TNF-α
- IFNg 874T-Gen[130]
- Fruktose-Intoleranz testen lassen (erzeugt häufig Durchfall und Blähungen auf Obst)[131]

Therapie

- 10–30 x Chelat- oder Natriumthiosulfat-Infusionen
- Darmreinigung und Aufbau über 6–18 Monate
- Ernährung und L-Tryptophanaufnahme kontrollieren und einstellen
- orthomolkulare Therapie (u. a. Astaxanthin, Niacin)
- Cholincitrat
- NADH
- Hypnotherapie / Hypnogenetik
- IHHT-Zelltraining
- Reduziertes Glutathion-Pflaster
- Aurikulotherapie

[130] IMD-Labor-Berlin

[131] Ledochowski et al., Fructose malabsorption is associated with decreased plasma tryptophan. Scand J Gastroenterology 2001; 36: 367–371

12.9 Asthma seit Amalgamsanierung

Eine Patientin, 25 Jahre, bekam nach einer Amalgamsanierung Lungenprobleme mit asthmatoider Bronchitis.

Tests
LTT-Test Kunststoffe
LTT-Test Amalgam

Ergebnis
Kunststoffallergie
Nach Entfernung der Kunststoff-Füllungen und vorheriger Testung der Zirkon-Inlays und des Zementes nun optimaler Gesundheitszustand ohne pathologische Lungensensationen.

12.10 Lähmungserscheinungen, Augen- und Blasenprobleme (MS?)

Mann, 28 Jahre, klassisch-medizinisch komplett durch alle Untersuchungsbereiche und Instanzen getestet, geröntgt, Ultraschall, allgemeines Blutbild, alles o. B.

Test
LTT: Amalgam (welches vor kurzer Zeit entfernt wurde)

Ergebnis
Quecksilberallergie

Therapie
zehn Chelattherapien

Rückbildung sämtlicher pathologischer Erscheinungen ab der sechsten Infusion. Patient konnte gesund entlassen werden.

12.11 Schlaflosigkeit

Mann, 47 Jahre, Schlaflosigkeit seit dem Setzen eines Titan-Implantats vor sechs Monaten am Frontzahn des Oberkiefers.

Test
Titanstimulation erhöht; Titan-Genetik GRAD 3; Titan ist als Ersatzmaterial somit nicht empfehlenswert, da unverträglich.

Therapie
Zunächst wurde versucht, eine Regulation mit Hilfe von Therapien (Chelat, IHHT) herbeizuführen, was aber misslang. Daraufhin erfolgte der Austausch des Titan-Implantates gegen ein Zirkonimplantat, Zement und Zirkonoxidkrone, nach vorheriger LTT-, BDT- und Redem-Testung. Nochmalige Therapie / Ergebnis: 10 Chelat-Infusionen (Ausleitungstherapien siehe unter Titan) und 10 x IHHT. Danach konnte der Patient wieder schlafen.

Auffällige Blutparameter und zusätzlich auftretende Symptome bei Schlafmangel
- erhöhter Zytokinspiegel, chronische Entzündung
- TH2-Dominanz
- Gesteigerte Darmpermeabilität (Durchlässigkeit)
- Oxidativer und nitrosativer Stress
- ATP-Abbau (Energieabbau in den Zellen)
- Infektanfälligkeit, verminderte Immunfunktion

12.12 Eisenüberladung (Hämochromatose)

Aluminium-, Quecksilber-, Methylquecksilber- und Blei-Ionen, die von außen zugeführt werden, verringern den Ca-Einstrom über spannungsabhängige Calciumkanäle[132]. Da Calcium als sekundärer Botenstoff wichtig für die Steuerung von Zellfunktionen durch Hormone und Transmitter ist, führt eine Verringerung des Calciumeinstroms in die Zelle zu einer Beeinträchtigung der Muskelkontraktion, der Synthese und Sekretion von Neurotransmittern und Hormonen, der Genexpression, der Regulation von Enzymaktivitäten und der Regulation von Ionen-Pumpen. Unter dem Einfluss potenziell toxischer Metalle werden freie Sauerstoffradikale gebildet, die wiederum Redox-Systeme beeinträchtigen und zur Lipidperoxidation führen. Folgen

[132] Busselberg 1995

sind ein Anstieg von DNA-Schäden, ein Anstieg der Bildung von DNA-Protein-Querverbindungen und eine unangemessene Aktivierung von zellulären Signalwegen (z. B. NF-κB). So können bei pathologisch erhöhter Eisen- und Kupferspeicherung DNA-Schäden in der Leber entstehen, die mit der Bildung eines hepatozellulären Karzinoms assoziiert sind.[133]. Die Spätfolgen einer Hämochromatose können z. B. ein Diabetes mellitus oder eine Leberproblematik sein.

Patientin, 58 Jahre, Hämochromatose seit einem Jahr, Diabetes mellitus mit Insulineinstellung (Tbl.)

Therapie

- 30 Chelattherapien zur Eisenbindung und Ausleitung über die Niere, wenn noch nötig am Anfang Aderlässe (1x / Monat 250ml Blut)
- IHHT-Zelltraining, anfangs innerhalb von 3 Wochen 10 Therapien à 45 Minuten, danach alle 2 Wochen eine Therapie (77 % Höhensauerstoff, Intervall: 7 Minuten Hypoxie, 3 Minuten Hyperoxie)
- Physikalische Gefäßtherapie (BEMER)
- Lambda-Bestrahlung[134]
- Weitere Behandlungen siehe unter Eisen

12.13 Bluthochdruck (Hypertonie)

Wenn der Patient unter unklaren Blutdruckschwankungen leidet, sollte man eine Schwermetallbelastung in Erwägung ziehen. Nicht nur Blei macht Probleme (wie in der unten stehenden Studie beschrieben), sondern mit Sicherheit auch weitere schwere Metalle, wie Quecksilber, Platin, Cadmium u. a.

Chinesische Wissenschaftler untersuchten bei 1.447 Erwachsenen, die in einer mit Blei belastenden Gegend lebten, den Blutdruck und die Nierenfunktion. Sie konnten nachweisen, dass eine andauernde Bleibelastung zu erhöhten Blutdruckwerten führte. Die Bleispiegel im Vollblut waren bei Erwachsenen zwischen 20 und 44 Jahren sowohl mit

[133] Nair et al. 1998, DEGUZ, Jennrich, Fachinformation

[134] Prof. Warnecke, Uni Trier

dem diastolischen wie auch mit dem systolischen Blutdruck assoziiert. Bei jungen Frauen war die Blutdruckerhöhung in Folge der Bleibelastung besonders ausgeprägt. Die Nieren waren ohne Befund.[135]

Schwermetalle – Calcium + Fettablagerungen und Bluthochdruck:

Blutdruckregulation:
Stellen Sie sich bitte folgende Situation vor: Sie gießen mit einem Gartenschlauch den Rasen. Plötzlich ist der Wasserdurchfluss deutlich weniger. Sie finden schnell die Ursache dafür heraus, jemand ist auf den Schlauch getreten. Abhilfe kann dadurch geschaffen werden, dass der Verursacher des verminderten Wasserstrahles vom Schlauch tritt, oder Sie erhöhen den Wasserdruck durch Aufdrehen des Ventils am Schlauch.

Der Körper des Menschen macht genau das Gleiche. Er erhöht den Blutdruck, wenn Verengungen in den Adern den Blutfluss vermindern und die Organversorgung vom Herzen, dem Gehirn oder z. B. der Nieren nicht mehr sichergestellt ist. Was macht der konventionelle Arzt bei Patienten mit Durchblutungsstörungen? Er senkt den erhöhten Blutdruck mit starken Medikamenten, die eine lange Liste von Nebenwirkungen haben.

Dem Patienten geht es dadurch immer schlechter, die Versorgung der schon minderdurchbluteten Organe mit Sauerstoff und Nährstoffen wird noch geringer. Der Körper erhöht daraufhin wieder den Blutdruck, der Arzt verordnet noch einen weiteren Blutdrucksenker. Es ist keine Seltenheit, dass Patienten 3 oder noch mehr Medikamente gegen erhöhten Blutdruck einnehmen. Die Interaktion dieser Medikamente untereinander sind fast nicht mehr vorauszusehen.

Der lange Leidensweg von Patienten mit Durchblutungsstörungen hat damit begonnen. (Dr. Jürgen Sprachmann).

Wir regulieren mit einer Phosphatidylcholincitrat (PPC) Infusion, die für folgenden Erkrankungen zusätzlich hilfreich eingesetzt werden können:

- Carotis-Stenose (Ablagerung an der Halsschlagader)
- Arterienverkalkung
- Herzkranzgefäßverengung (auch nach Bypass)
- Übergewicht, Metabolisches Syndrom

---

[135] Lu, Y.; Liu, X. et al.: Continuous Lead Exposure Increases Blood Pressure but Does Not Alter Kidney Function in Adults 20–44 Years of Age in a Lead-Polluted Region of China; Kidney Blood Press Res. 2015 Apr 10;40(3):207–214.

- Diabetes II und III
- Cholesterin und Triglyzerid-Senkung
- Durchblutungsstörungen (z. B. Grauer Star, Demenz, Konzentrationsstörungen, Claudicatio intermittens (Fußdurchblutungsstörungen), Rheuma uvm.
- Unfruchtbarkeit – und Potenzstörungen
- Hauterkrankungen (Psoriasis und Fettablagerungen)

Wenn die Fettablagerung und Entzündungen innerhalb eines Gefäßes reduziert werden, ist die Ablagerung bzw. die Anhaftung von Calcium und Schwermetallen sehr schwierig, deshalb wirkt die PPC Infusion auch metallösend und Gefäß reiningend. Die Durchlutung wird wieder besser und auch kleine Gefäße können den Körper wieder mit Sauerstoff und Nährstoffen versorgen. Nachfolgende ortomolekulare Infusionen sind wichtig, siehe unter Schwermetall-Ausleitung und Entgiftung!

Metallhaltiger Zahnersatz – ein Trigger für Autoimmunerkrankungen
Aktuelle Studiendaten aus Schweden untermauern die These, dass aus dem Zahnersatz freigesetzte Metalle nicht nur auf die Schleimhäute des Gastrointestinaltraktes wirken, sondern auch systemische Pathomechanismen fördern

(Stejskal et al., J Trace Elem Med Biol. 2015; 31: 230–236).

Unter insgesamt 38 Patienten mit systemischem Lupus, rheumatoider Arthritis oder Sjögren's Syndrom war die überwiegende Mehrheit (87 %) auf mindestens 1 Metall sensibilisiert. 67 % der Patienten waren sogar auf 2 oder mehr Metalle sensibilisiert. In der Kontrollgruppe aus 43 gesunden Probanden war die Sensibilisierungsrate nur halb so hoch (43 % auf mindestens 1 Metall, 18 % auf 2 oder mehr Metalle). Der Unterschied war statistisch hoch signifikant.

Die häufigsten Allergene waren Nickel, anorganisches Quecksilber, Gold und Palladium. Anhand der Beschaffenheit des Zahnersatzes der untersuchten Patienten gehen die Wissenschaftler davon aus, dass der Zahnersatz die wichtigste Expositionsquelle darstellt, eine Multielementanalyse des Speichels wurde jedoch nicht durchgeführt. Die neue Studie zeigt in der untersuchten Studienpopulation einen deutlichen Zusammenhang zwischen Autoimmunprozessen und Typ-IV-Sensibilisierungen auf Metalle. Ob dieser Pathomechnismus durch eine gesteigerte Metallfreisetzung aus dem Zahnersatz ausgelöst wird, bleibt in künftigen Studien zu klären. In der klinischen Praxis kommen sowohl der LTT-Metalle als auch die Multielementanalyse im Speichel zur Anwendung (IMD-Labor Berlin)

Zahn-Fluorid-Belastung (Fluorose):
Eine Zahnfluorose kann sich je nach Schweregrad äußern in stellenweise bräunlich-gelblichen oder kreidig-weißen Verfärbungen der Zähne.

Calcium wird in Calciumfluorid umgewandelt. Die Enzym- und Proteinsynthese wird gehemmt. Sichtbar wird die Schädigung durch die Verfärbung und Oberflächenveränderung der Zähne (auch schon in jungen Jahren), Veränderungen im Sklettsystem (harte Glasknochen, harte unflexible + spröde Kieferknochen) und einer Lungenfunktionsbeeinträchtigung.

Neue Studien zeigen die starke Schädigung der Zirbeldrüse durch Fluorid-Verkalkungen.

Die Melatoninbildung wird dadurch beeinträchtigt. Die Folge sind Schlafstörungen.

Viele Kunststoffe beinhalten Fluoride, insbesondere die Zahnversiegelungen bei Kindern setzen kontinuierlich Fluorid frei. Der Mundraum befördert es in den Darm und es verteilt sich dadurch im ganzen Körper, jeden Tag, jede Nacht und über viele Jahre in denen die Fluoridbestandteile in den Kunststoffen z. B. als Bracketkleber für Zahnspangen wirken können.

Wirkung von Fluorid auf der Zahnoberfläche: Die Schmelzoberfläche wird durch das Fluorid angeätzt. Das „Schmelzhäutchen“, eine natürliche Schutzmembran des Zahnes löst sich auf. Der Wiederaufbau benötigt 8-10 Stunden in denen der Zahn angreifbar ist, z. B. durch die eigenen Mundbakterien, den aggressiven Speichel oder Säuren, Säfte, Essig....dies kann zu Karies führen. (Prof. Prof.Dr. h.c. med dent Werner Becker h 2019)

Fluorid finden wir nicht nur in den D-Fluoretten im Kindesaletr, sondern auch in vielen Zahncremes

Studien:
- Mehr als 40 Tierstudien, die nachweisen konnten, dass eine lang andauernde Fluorid-Belastung mit unterschiedlicher Intensität das Gehirn schädigen kann, vor allem dann, wenn zugleich ein Jod-Mangel vorliegt oder sich zuviel Aluminium im Körper befindet.
- 37 Humanstudien, die moderate Mengen an Fluorid mit einer reduzierten Intelligenz in Verbindung brachten.
- 19 Tierstudien, die davon berichteten, dass Mäuse oder Ratten, die Fluorid zu sich nahmen, eine geringere Lernfähigkeit und ein schlechteres Erinnerungsvermögen besitzen.

- 12 Studien (7 Tier- und 5 Humanstudien), die Fluorid mit neurologisch bedingten Verhaltensstörungen (bspw. ein gestörtes Raumgefühl) in Zusammenhang brachten.
- 3 Humanstudien, die eine Belastung mit Fluorid mit einer gestörten Entwicklung des Hirns bei Föten in Verbindung brachten.

Angesichts dieser zahlreichen Forschungsergebnisse kamen einige Reviews – darunter auch ein Bericht, der vom US National Research Council (NRC) abgefasst wurde, sowie eine Meta-Analyse, die von einem Forscherteam aus Harvard veröffentlicht wurde – zu dem Schluss, dass bereits geringe Mengen an Fluorid das Potential besässen, die Entwicklung des Hirns stark beeinträchtigen zu können. (Zentrum der Gesundheit 2019)

Drei Studien aus China, die mit der Einschätzung der EPA konformgehen, erbrachten zudem, dass das Gehirn im menschlichen Fötus signifikante Schäden davontragen kann, wenn die werdende Mutter zu grosse Fluoridmengen zu sich nimmt. (Mansfield 1999; Yu 1996; Dong 1993)

Fluorid – Ausleitung:

- Curcumin: Curcumin ist der Wirkstoff aus Kurkuma, dem gelben Gewürz, das sich auch als Bestandteil im Curry befindet.

In einer Studie, die Anfang 2014 veröffentlicht wurde, hatte sich gezeigt, dass der regelmässige Verzehr von Kurkuma bzw. Curcumin nicht nur vorhandene Fluoride eliminieren, sondern auch neu in den Körper eintreffendes Fluorid aufhalten kann, bevor es schädliche Auswirkungen zeigt.

Curcumin wirkt dabei auf unterschiedliche Weise.

Einerseits ist es selbst ein äusserst starkes Antioxidans, das vor fluoridbedingten Zellschäden durch freie Radikale bewahren kann.

Andererseits fördert Curcumin die Herstellung von Glutathion, einem körpereigenen Antioxidans.

- Huminsäure
- Borax
- Leberentgiftung
- Rutin: Rutin ist ein Flavonoid (sekundärer Pflanzenstoff), das in vielen Pflanzen vorkommt, besonders aber in Stiefmütterchenblüten, im Buchweizenkraut, in der Petersilie und vielen weiteren. In einer indischen Studie aus dem Jahr 2015 zeigte sich,

dass Natriumfluorid zu einer Verschlechterung der Herzwerte, zu einer Verstärkung des oxidativen Stresses, einer Erhöhung des LDL-Cholesterins und einer Reduzierung des HDL-Cholesterins führte. Rutin jedoch – das in Kapseln als Nahrungsergänzungsmittel erhältlich ist – konnte bei all diesen Werten zu einer signifikanten Verbesserung beitragen.
- Melatonin abends einnehmen
- EGCG: Studie (2016) das EGCG (Epigallocatechingallat), ein Stoff, der in besonders hohen Mengen im Grüntee enthalten ist und für seine krebsfeindliche und gefässschützende Wirkung bekannt ist. Auch hier hatte das Fluorid zu einer rapiden Verschlechterung vieler Blutwerte geführt, während die Gabe von EGCG alle diese Werte sogar so sehr besserte, dass sich diese anschliessend wieder im normalen Bereich befanden.
- EGCG kann sehr gut über Matcha-Tee oder auch über Grünteeextrakt in Kapselform eingenommen werden. (Zentrum der Gesundheit)
- Bentonit und Flohsamenschalen Pulver
- Chlorophyll
- Vitamin C
- Trockensaunagänge (Fluorid setzt sich aus den Fettzellen frei) Viel Trinken, z. B. Zinnkrauttee (www.zentrum-der-gesundheit.de)

Entzündungen – es gibt nicht nur den Blutparameter CRP!
CRP = Hinweis aufbBakterielle nicht virale Infektion.

Zytokine: Regulieren das Wachstum und die Regulation der Immunzellen. Interferon ist z. B. ein Zytokin.

Zytokin-Krankheitszuordnung für den Bereich ZNS:
IL-1: Hemmt TSH, LH, Noradrenalin, Dopamin, GABA, Serotoninstimulation, NO-Induktion, Fatigue, Fieber, Myalgien, Schlafdysregulation, Libidoverlust, Stressmodulator

IL-2: Stimulation der HPA-Achse, Analgesie, Dopaminstimulation, kognitive Dysfunktion, Depression, Myalgie

IL-6: Stimulation der HPA-Achse, Noradrenalin, Dopamin, GABA, Serotoninstimulation, Schlaf, Stressregulator

TNFa: Fieber, Schlaf, Myelinschädigung, Katecholaminstimulation, Kognition, Psoriasis, Titan-Unverträglichkeit

TGFß: Dopaminerges Neuron, Antiinflammation, Neuroprotektion, Apoptosehemmung, Prolaktinhemmung

IFNay: Fatigue, Fieber, Inappetenz, Apathie, Kognitive Einbußen, psychotischer Effekt, Ängste, Myalgien, Serotonindeletion, Dopaminstimulation, Suizidität Prof. Dr. W. Bieger (lab4more)

Lichen ruber mucosa:
Eine unangenehme Knötchenflechte die netzartig weiße Schleimabsonderungen zeigt, die häufig nach anderen Autoimmunerkrankungen z. B. Hashimoto Thyreoiditis (Schilddrüse) entstehen kann. Gleichfalls sollten Zahnmaterialien und Nahrungsmittel auf Verträglichkeit getestet werden (LTT, BDT-Bluttest, IGE Gesamt, LTT-MCS, LTT-Umweltgifte, Salvea-Redem,-Speicheltest).

Der Lichen ruber mucosae befällt am häufigsten die Schleimhäute von
- Mundschleimhaut / Lippen / Zunge
- Analkanals außen
- Genitalbereich (Vagina- oder Penisschleimhaut)

Therapiemöglichkeiten:
- Schüssler Salze: 3, 4, 8, 10
- Natron oder anderes Basenmittel, welches eine Weile im Mund verbleiben kann
- Weihrauch: Testen ob indischer oder afrikanischer besser testet
- Einnahmeplan: 1. Woche: 3x1 Kps
  2. Woche: 3x2 Kps.
  3. Woche: 3x3 kps.
  4. Woche 3x4 Kps.
  5. Woche: 3x5 Kps 2 Monate beibehalten
  = Wirkung von Cortison ohne Nebenwirkungen!
- Danach auf 3x2 runtergehen und die Menge testen auf der die Therapie weiter eingenommen werden soll. Ab welcher menge flammt die Entzündung wieder auf? Eine Kps. mehr einnehmen. Ein sehr wirkungsvolles Entzündungsmittel!

Fehlender Speichelfluss:
Speichel bildet sich im Alter durch Östrogen Mangel zurück. Es gibt künstlichen Speichel als Medikament zu kaufen um die Schleimhaut feucht zu halten.

Pyridoxalphosphat (kurz PLP oder auch PALP, P5P) kann den Speichelfluss unterstützen!

Gehirngängige Entgiftungsmittel:

- OPC (Oligomere Procyanidine) Rinden Schalen / Häuten v. Bäumen + Früchten
- Alpha-Liponsäure
- Astaxanthin
- MSM
- GABA
- DMSA umstritten
- Koriander – erst am Ende der Ausleitung / Entgiftung einnehmen, ansonsten Verschiebungen der Schwermetalle ins Gehirn mit fatalen Folgen.
- Neurotransmitter: Cholincitrat

13 Welche Allergie-Testverfahren gibt es und wie zuverlässig sind diese?

Allergische Reaktionen beruhen auf unterschiedlichen Immunmechanismen. Jede Allergieform hat ihre eigenen diagnostischen Verfahren.

13.1 Epicutan-Hauttest

Seit 1982 verwendet man Metallspäne zur Testung durch Auflage auf die Haut. Da die Metalle innerhalb von 48 Stunden nicht ausreichend korrodieren, ist die **Sensibilität dieses Testes auf ca. 10 %** einzustufen und somit weniger geeignet. Leider wird genau dieses für Zahnmaterialien schlecht geeignete Testverfahren von den gesetzlichen Krankenkassen bezahlt. Kunststoffe sind reaktionsfreudiger, da sie meist unter den Sofortallergenen zu finden sind.

Vorgehen: Allergie-verdächtige Substanzen werden auf die Haut aufgebracht und mit einem Pflaster für 24 Stunden fixiert. Zeigen sich nach dieser Zeit Auffälligkeiten auf der Haut, wie z. B. Rötungen, Schwellungen oder juckende Ekzeme, liegt eine Allergie vor (Allergie Typ I). Zeitweise kann eine Reaktion auch erst nach 4–5 Tagen auftreten (= Allergie Typ IV).

Metalle sollten, um reaktionsfreudig zu sein, in Salzen vorliegen, damit die Haut sie aufnehmen und allergische Reaktionen zeigen kann. Leider ist diese Technik in nur wenigen Kliniken bekannt und bei Hautärzten bisher nicht möglich, da sie nicht von den gesetzlichen Krankenkassen übernommen wird.

Der Patient wird bei der Testung direkt mit einem eventuellen Allergen konfrontiert, was u. U. einen Notfall mit allergischen Schock auslösen kann.

Dieses Testverfahren ist jedoch aufgrund der geringen Reaktionsfreudigkeit der Allergene aus dem Metall- und Kunststoffbereich nicht zu empfehlen.

13.2 Haaranalyse

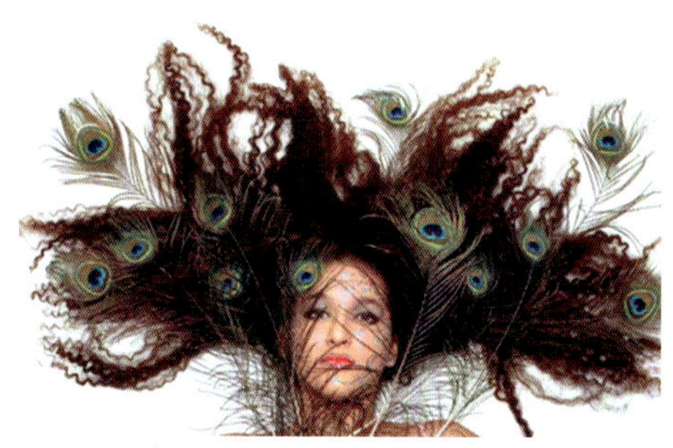

Fotolia

Bei der Haaranalyse werden Mineralstoffe und Toxine meist mit Hilfe der Kopfhaare bestimmt.

Das Haar ist ein Langzeitspeicher und kann Aussagen über verschiedene Toxine zulassen. Die Toxinmessung ist allerdings von Alter, Geschlecht, Haarfarbe, Haartyp, Haarwäsche, Medikamenten, Trinkwasser, Ernährung, Alkohol, Zigarettenkonsum, Drogen, Wohnung, Arbeitsplatz und Jahreszeit abhängig. Die Analyse kann somit keine Informationen über die aktuelle Gesundheitsgefährdung geben. Wenn der Körper durch einen Gendefekt keine Ausscheidung der Schadstoffe nach außen (Urin, Blut, Speichel, Haare) ermöglicht, werden Belastungen dort auch nicht registriert werden können, obwohl eine Vergiftung vorliegt. Das Haar ist somit nicht immer ein repräsentatives Untersuchungsmedium.

13.3 Prick-Test

Etwas schneller zeigen sich die Resultate beim Haut-Prick-Test. Dazu tropft der Arzt seinem Patienten eine Reihe von Allergenlösungen wie zum Beispiel Gräserpollen-, Tierhaare- und Staubmilbenextrakte auf die Haut, zumeist auf die Unterseite des Armes. Anschließend wird die Haut durch die Allergentropfen hindurch leicht angestochen oder angeritzt.

Im Falle einer Allergie reagiert die Haut an der entsprechenden Stelle bereits nach einer Viertelstunde mit Rötung, Juckreiz und einer Quaddel. Die Reaktion folgt schnell, weil das Allergen durch die Einstichstelle sofort in die obere Hautschicht gelangt. Dieses Testverfahren macht Soforttyp-Reaktionen sichtbar, die innerhalb weniger Stunden abgelesen werden können.

Das Testverfahren reagiert nur zu 10 % mit allergischen zahnärztlichen Materialien und ist weniger für den Nachweis einer allergischen Belastung in diesem Bereich geeignet.

Hauttest mit Kontrollfeldern
Um bei diesem Test einen „Fehlalarm" zu vermeiden, etwa weil sich die Haut alleine aufgrund des Kratzers rötet, trägt der Arzt zusätzlich zwei Vergleichslösungen auf, zur sogenannten Positiv- und Negativkontrolle: Als Negativkontrolle dient einfach eine Kochsalzlösung, die natürlich keine Hautreaktionen hervorrufen darf, sofern der Test korrekt durchgeführt wurde. Als Positivkontrolle wird ein Tröpfchen Histaminlösung, also eine wässrige Lösung des Entzündungshormons Histamin, aufgetragen und in die Haut eingeritzt. An dieser Stelle muss eine leichte Rötung und Schwellung auftreten, ausgelöst durch das (von außen zugeführte) Histamin.

13.4 Intracutan-Test

Ähnlich wie der Pricktest verläuft auch der Intracutantest: Bei diesem Verfahren spritzt der Arzt die Allergenproben direkt in die Haut. Auch hier zeigen sich die Hautreaktionen innerhalb einer Viertelstunde: Je größer die Quaddel, also je größer die gerötete Hautstelle, desto intensiver der Grad der allergischen Sensibilisierung. **Auch hier nur ca. 10% Allergie-Reaktion auf Zahnmaterialien (Praxiserfahrung).**

13.5 Scratch-Test

Der Scratch-Test ist lediglich eine verschärfte Form des Pricktests. Auch hier werden Allergenlösungen auf die Haut aufgebracht. Doch die Haut wird nicht nur leicht angestochen oder -geritzt, sondern verkratzt (kratzen = scratchen). Auf diese Weise dringen mehr Allergene in die Haut ein und der Test spricht empfindlicher an, zeigt also bereits leichtere allergische Reaktionen an. Doch dieses Testverfahren lässt sich weniger exakt kontrollieren und birgt zudem größere Risiken als die übrigen Hauttests. Deshalb setzen Therapeuten den Scratchtest nicht mehr so oft ein. **Starke Kontaminierung mit dem Allergen, deshalb insbesondere für ätzende (Kunststoffe) und flüssige Zahnmaterialien (z. B. einige Wurzelfüllmaterialien) ungeeignet (Praxis Erfahrung!).**

Unserer Erfahrung nach zeigen alle Hauttests nur in ca. 10 % der Fälle eine bestehende Allergie auf Zahnmaterialien an.

Bei Pollenallergien lassen sich die individuellen Allergieauslöser mit Hilfe der Hauttests recht gut identifizieren. Bei Hausstauballergien, Tierhaarallergien, Nahrungsmittelallergien und Schimmelpilzallergien dagegen zeigen sich diese Hauttests weniger treffsicher.

Grundsätzlich hängen die Ergebnisse der Hauttests sowohl von der Sorgfalt ab, mit der die Tests durchgeführt wurden, als auch von der Qualität der Allergenextrakte. Diese fertigen Zubereitungen müssen sehr präzise hergestellt und standardisiert sein, damit die Ergebnisse auch klar abzulesen sind.

Patienten können Hauttests durch die Einnahme von Antihistaminika negativ beeinflussen!

Bei den Hauttests können Reaktionen auch mit Verspätung eintreten, nach etwa sechs bis acht Stunden. Wer also mit einem Tag Verzug Hautreaktionen feststellt, sollte diese Ergebnisse unbedingt mit dem behandelnden Arzt besprechen.

13.6 Ein positiver Hauttest beweist nicht das Vorhandensein einer Allergie

Auch das positive Ergebnis eines Hauttests ist nicht immer der Beweis für das Vorhandensein einer manifesten Allergie: Es weist lediglich auf eine allergische Sensibilisierung hin. Eine solche Sensibilisierung muss aber noch nicht bedeuten, dass der Betroffene in diesem speziellen Feld auch tatsächlich Beschwerden hat. Die Reaktion zeigt vielmehr an, dass der Körper in der Vergangenheit einmal gegen einen bestimmten Stoff (z. B. Birkenpollen) Antikörper gebildet hat. Verursachen die Birkenpollen jedoch keine allergische Reaktion, hat der Körper die Allergie verarbeitet.

Allergien können sich verändern

Es können auch Allergieverschiebungen über Jahre auftreten. So kann es sein, dass der Patient vor drei Jahren eine Pollenallergie hatte und danach keine Beschwerden mehr zeigte, dafür aber jetzt eine Amalgam-Quecksilber-Allergie nachweisbar ist, die vielleicht im noch nicht nachweisbaren Zustand der Wegbereiter der Pollenallergie in früheren Jahren war.

Wichtig:

Der Nachweis einer Typ IV-allergischen Sensibilisierung der Haut erfolgt gewöhnlich mit dem Epikutantest (sogenannte Kontaktallergie). Auf den LTT als Möglichkeit des in vitro-Nachweises von spezifischen T-Zellen wird aber gerade bei Nahrungsmittelallergenen zurückgegriffen, weil der Epikutantest (hier Atopie Patch Test) nicht die ausreichende Sensitivität und Spezifität hat (Richtlinie Nahrungsmittel-Allergiediagnostik 2012).

Der LTT wird allgemein empfohlen bei:
1. Testung mit potentiell sensibilisierenden oder kanzerogenen Substanzen
2. fraglichen oder widersprüchlichen Ergebnissen im Epikutantest
3. Allergenen bei denen die Sensibilisierung nicht über die Haut erfolgte (z. B. auch Nahrungsmittel, Medikamente, Zahnmaterialien)

13.7 LTT = Lymphozyten-Transformationstest (Bluttest)

Er basiert auf dem Prinzip der antigen-(allergen)-spezifisch induzierten Zellteilung von Lymphozyten nach Kontakt mit dem „passenden" Allergen. Eine positive Reaktion im LTT beweist die Existenz von antigen-spezifischen Lymphozyten (= Gedächtniszellen) im Blut des Patienten.

Die T-Lymphozyten (= weiße Blutkörperchen)-Reaktionen laufen prinzipiell verzögert ab, d. h. innerhalb von 24 bis 72 Stunden nach Antigenkontakt ab (= Spättyp).

Die komplexen Immunreaktionen der sensibilisierten, allergisch reagierenden T-Zellen können in manchen Fällen eine Autoimmunkrankheit (z. B. Hashimoto, MS, Rheuma) auslösen. Im Gegensatz zu allen anderen Allergieformen ist eine spätere Verträglichkeit des Allergens nicht mehr möglich. Die neuerdings verwendeten optimierten LTT-Varianten haben durch Zusatz von gentechnisch hergestelltem Interferon-alpha zur Zellkultur eine gesteigerte Sensitivität und Spezifität erlangt. Zinkmangel kann eine erhöhte allergische Reaktion vom Typ IV begünstigen.

Dentalwerkstoffallergien und Nahrungsmittelallergien lassen sich mit dieser Testmethode sehr gut nachweisen.

Verwendung bei
- Sensibilisierungen bei Typ-IV-Allergien
- Defekten und Funktionsstörungen des Immunsystems
- Zellulärer Kompatibilität / Inkompatibilität (Transplantationsmedizin)
- Lymphozytärer Reaktivität gegenüber Infektionserregern (z. B. Borreliose)

Der LTT ist die derzeit einzige in vitro-Labormethode zum Nachweis einer spezifischen zellulären Sensibilisierung (Typ IV-Allergie). Der Test wurde erstmals 1960 beschrieben und hat sich seitdem durch Entwicklung der Zellkulturtechniken und der Analyseverfahren zu einem reproduzierbaren und hochsensitiven Verfahren für die medizinisch-biologische Forschung entwickelt. Er basiert auf dem Prinzip der Antigen-(Allergen)-spezifisch induzierten Zellteilung von Lymphozyten nach Kontakt mit ihrem „passenden Allergen". Eine positive Reaktion im LTT beweist die Existenz von allergen-spezifischen Lymphozyten (Gedächtniszellen) im Blut des Patienten. Die heute verwendeten optimierten LTT-Varianten haben durch Zusatz von gentechnisch hergestelltem Interferon-alpha zur Zellkultur eine gesteigerte Sensitivität und Spezifität erlangt (von Baehr 2001, Paquette RL 1998, Marrack P 1999).

Noch vor ca. 15 Jahren hatte der LTT eine relativ geringe Empfindlichkeit und war dem Hauttest allenfalls gleichwertig, wenn nicht sogar unterlegen. Seine Spezifität war noch gering, was an zahlreichen fraglich positiven Reaktionen erkennbar war, welche die Interpretation der Ergebnisse erschwerten. In den letzten 15 Jahren hat sich der Stellenwert des LTT grundlegend geändert. Die heute in immunologischen Speziallabors angewandten LTT-Technologien sind sehr verlässlich und zeichnen sich durch hohe Sensitivität und Spezifität aus. Dazu haben die Weiterentwicklungen der Zellkulturtechniken und –medien, die Qualität der zur Zellstimulation verwendeten Allergene und nicht zuletzt die grundlegend verbesserten Messmethoden beigetragen. Die früher zur 3H-Thymidin-Aktivitätsbestimmung verwendeten Flüssigszintillations-Geräte sind durch Festphase-beta-Counter ersetzt wurden, die jegliche nachträgliche Manipulation der Allergen-stimulierten Zellen erübrigen. Zudem wird der LTT heute in so genannten Mikrokulturtechniken durchgeführt, weshalb Mehrfachansätze mit jedem Allergen möglich sind, was die Sicherheit der Aussage bedeutend erhöht (IMD-Labor-Berlin).

Als Konsequenz der methodischen Entwicklungen und auch in Anerkennung der erreichten Sensitivität und Spezifität wurde der LTT in der derzeit standardisierten Form im IMD-Labor Berlin Labor durch Fachgutachter der DACH schon im Frühjahr 2006 erstmals nach DIN EN ISO 15189 als Prüfverfahren akkreditiert. Im September 2018 fand die letzte Re-Akkreditierung statt. Wesentliche Inhalte dieser Prüfung waren die Validität und die Reproduzierbarkeit der Ergebnisse. Im Übrigen finden auch schon seit 2012 Ringversuche statt, welche auch die Vergleichbarkeit zwischen verschiedenen Institutionen und Universitätsklinika prüfen.

Der Lymphozytentransformationstest ist auch auf Nahrungsmittelallergene nach DIN 15189 von der DAkkS akkreditiert, d.h. einem staatlich koordiniertem Prüfverfahren hinsichtlich validerter und reproduzierbarer Methodik aber auch medizinischer Aussagekraft unterzogen worden und wird dadurch von den meisten Krankenkassen anerkannt.

Studien im Anhang.

Bei einer Vollversicherung werden die Kosten von den privaten Krankenkassen übernommen. Von den Ersatzkassen wird das Testverfahren zwar anerkannt, eine Kostenübernahme findet aber bisher nicht statt.

Das bewertende Labor kann eine Histamin-Einnahme erkennen und errechnet, inwieweit diese das Testverfahren beeinflusst!

13.8 BDT = Basophiler Degranulations-Test

Der Basophile Degranulations-Test weist, im Unterschied zum IgE-Nachweis im CAP-Test, auch an Basophile gebundene allergenspezifische IgE-Antikörper nach und besitzt daher eine sehr hohe Sensitivität.

Im Gegensatz zum früher üblichen, sehr störanfälligen Histamin-Freisetzungs-Test, wird im CAST-Test die Sekretion von Sulfidoleukotrien C4 (LTC4) gemessen. LTC4 wird erst unmittelbar zum Zeitpunkt der Basophilenaktivierung de novo gebildet, was die Stabilität und Spezifität der Nachweisreaktion im Vergleich zum Histamintest erheblich verbessert. Durch eine Vorbehandlung der aus einer EDTA-Blutprobe des Probanden im Labor gewonnenen Zellen mit Interleukin-3 wurde der Test entscheidend optimiert. Es handelt sich somit um einen realen „in vitro Provokationstest". Eine unspezifisch bedingte Freisetzung präformierter Mediatoren stört den Test nicht (Quelle: IMD-Labor).

Als klassischer „in vitro Provokationstest" ist der Test auch zum Nachweis von nicht IgE-vermittelten Überempfindlichkeitsreaktionen vom Soforttyp geeignet (Pseudoallergien / Idiosynkrasien auf einige Kunststoffe, Medikamente, Berufs- und Umweltallergene, Nahrungsmittelzusätze und -farbstoffe). Hinsichtlich Sensitivität und Spezifität hat sich der BDT gegenüber anderen in vitro-Provokationstesten (wie Histamin-Freisetzungs-Test oder CD63-Test) als eindeutig überlegen erwiesen.

Anwendung zur Testung der Verträglichkeit von

- Anästhesiemitteln und Medikamenten
- Acrylaten und anderen Kunststoffbestandteilen
- Tierstaub, Hefen, Mehlstaub
- Lacken und Harzen (z. B. im Baugewerbe)
- Latexhandschuhen, Desinfektionsmitteln
- Duftstoffen, Lösemitteln, Bioziden u. a.

Vorteil des BDT ist, dass er auch auf toxischen und karzinogenen Nativmaterialien durchgeführt werden kann, da bei diesem Labortest keine Kontamination des Patienten erfolgt. Die Nativmaterialien müssen gemeinsam mit der Blutprobe in das Labor eingesendet werden.

Der BDT-Test kommt nicht bei Metallen zur Anwendung, weil er hier keine Reaktion aufweist![136]

13.9 Redem-Speicheltest

Der Speichelanalysetest ist ein zuverlässiges und günstiges Verfahren, welches ebenfalls bei jeder Zahnmaterialtestung im Vorfeld hinzugezogen werden sollte.

Das „Resonanz-Dämpfungs- und -Entdämpfungs-Messverfahren" (REDEM) ist ein Verfahren zur elektrophysikalischen Diagnose der Verträglichkeit nicht körpereigener Stoffe im oder am Körper des Patienten. Es ist ein Vergleichsverfahren, bei dem mit dem Labil-Stabiler-Oszillator (LSO) Körperreaktionen durch Frequenzänderungen beim Kontakt mit Fremdstoffen festgestellt werden. Als bestes Vergleichsmedium hat sich der Mundspeichel erwiesen.

Vorgehensweise
Die Speichelproben werden vor und nach einer Einlage des zu testenden Zahnmaterials im Mund (fünf Minuten) entnommen und im Labor miteinander verglichen.

Der Speichel verändert sich sofort in seiner Zusammensetzung, wenn ein unverträgliches Material in den Mund eingelegt wurde.

Eine biochemisch, pathologische (= krankmachende) Veränderung, die durch verschiedene **Zahnmaterialien untereinander** ausgelöst werden kann, ist ebenfalls durch ein gemeinsames Einlegen der zukünftigen Dentalmaterialien in den Mund testbar.

Es ist das einzige Testverfahren, welches erkennt, ob sich durch die Zusammenstellung der zukünftigen Materialien untereinander ein neues Allergen gebildet hat.

---

[136] IMD-Labor, Berlin

Das Testverfahren lässt sich bis zu acht Mal pro Sitzung wiederholen. Nach Beendigung der Testreihe werden die Teströhrchen ins Analyselabor geschickt.

Zusammenfassung
Das REDEM-System als elektromagnetisches, den resonatorischen Widerstand erfassendes Frequenzanalyseverfahren hat sich so gut bewährt, dass es gleichwertig neben anderen komplexen Verfahren (wie der Spektralanalyse) stehen kann. Die reproduzierbare, oszillometrisch arbeitende Vergleichsanalyse ist heute eine Möglichkeit für jeden Therapeuten, direkt vor Ort die Speichelanalyse in seiner Praxis vorzunehmen. Um einen Verdacht von schon vorhandenen unverträglichen Materialien im Mund abzuklären, kann die Analyse einer einzigen Speichelprobe den Hinweis auf einen notwendigen Wechsel geben (z. B. Argumentationshilfe Amalgamsanierung).

13.10 Multielementanalyse (Speichel- und Bluttest)

Aufgrund der Zusammensetzung, dem Zustand, der Lage und der Größe geben Zahnersatzmaterialien und auch Endoprothesen durch Abrieb und Korrosion unterschiedliche Mengen an Metallen in den Speichel und in das umliegende Gewebe ab. In Einzelfällen kann dies eine lokale oder auch generalisierte Entzündung des Zahnfleisches oder der umliegenden Gelenkgewebe verursachen.

Speichel: Eine dauerhaft erhöhte Metallkonzentration im Speichel steigert aber auch das Risiko für eine systemische Belastung des Organismus. So werden chronische Metallbelastungen als Triggerfaktoren für die Entwicklung von zahlreichen chronisch entzündlichen Erkrankungen diskutiert. Gut belegt ist der Zusammenhang u. a. mit Erschöpfungszuständen, Bluthochdruck und neurologischen Störungen.

Für die Art und den Umfang der Symptomatik ist neben dem Ausmaß der Metallbelastung auch die individuelle Suszeptibilität (= die Empfindlichkeit biologischer Systeme gegenüber äußeren Einflüssen) des Patienten von Bedeutung.

Die Metallbestimmung im Speichel gibt Auskunft über die Freisetzung aus dem Zahnersatz. Man unterscheidet die basale Freisetzung, die in einer einfachen Speichelprobe gemessen wird (Speichel I) von der sogenannten „stimulierten" Freisetzung, die durch mehrminütiges Kaugummikauen angeregt wird (Speichel II). Der Speichelfluss beim Kauen bedingt zwar eine Verdünnung des Speichels. Dennoch ist ein Anstieg der

Speichelkonzentrationen durch mechanischen Abrieb und durch die Ausschwemmung von in den Speicheldrüsen abgelagerten Metallen möglich.[137]

Urin: Nach Mobilisation durch Chelate zeigt dieser Befund zwar eine momentane Bindung der Metalle an Chelate, er gibt aber keine Auskunft auf die tatsächliche Belastung in den Organen, Bindegeweben etc.

13.11 Effektortypisierung – Allergienachweis ohne Symptome

Nach einem Hauttest-, bzw. einem LTT-Test-Ergebnis weiß man, auf welches Material man immunologisch mit Schwächung reagiert. Der Körper muss aber nicht immer mit sichtbar überschießenden Reaktionen reagieren. Es gibt auch Sensibilisierungen ohne allergisch sichtbare Reaktionen (z. B. Rötungen im Mundschleimhautbereich). Allergene können vom Körper toleriert werden (die meisten nur bis zu einer gewissen Menge), ohne ein Krankheitssymptom zu zeigen.

Mit der Effektortypisierung (Bluttest-Labor) hat man die Möglichkeit, Entzündungsantworten des Allergens zu testen und damit herauszufinden, ob eine bestehende körperliche Problematik tatsächlich mit dem Allergen durch ein Zahnmaterial zu tun hat. Wird dieser Test bestätigt, kann das Allergen die Ursache der Beschwerden sein. Der Test differenziert zwischen entzündungsfördernden Immunzellen (IFN-gamma) und regulatorischen Immunzellen (IL10). Ein Ergebnis mit Erhöhung der entzündungsfördernden Immunzellen zeigt einen Zusammenhang der Erkrankung mit dem Allergen.

Hierbei ist eine ganzheitliche Zusammenarbeit zwischen Zahnarzt- und Therapeut wichtig, um auf der einen Seite die Entzündungen körperlich zu behandeln und auf der anderen Seite die Ursachen der Entzündung zu beseitigen oder zu vermeiden.

13.12 Neuversorgung mit Zahnmaterialien

Vor einer Neuversorgung mit Zahnmaterialien sollte das neue Material bereits einmal im Mund gewesen sein (Erstkontakt). Häufig zeigt sich erst beim Zweitkontakt mit einem Material eine allergische Reaktion.

- Die zukünftigen Proben der Zahnmaterialien 1–2 Stunden im Mund belassen.
- Nach Stunden oder mindestens zwei Tagen zur Blutentnahme gehen.

[137] IMD-Labor, Berlin

- Die IFNg-Erhöhung der Effektortypisierung bedeutet hier genauso wie eine IL10-Erhöhung eine zukünftige Vermeidung des getesteten Materials.
- Alternativ-Materialien sollten bei Erhöhungen auch getestet werden, um das Immunsystem zukünftig zu schonen.

13.13 Wurzelfüllmaterialien und devitale (tote) Zähne als Störfeld?

Um Entzündungen mit Körper-Fernwirkungen auszuschließen, können Leichengifte (= Eiweißzerfallsprodukte wie Mercaptan, Thioether, Skatol, Putreszin) aus toten Zähnen, mit und ohne Wurzelmaterialien nach Zahnnerv-Entfernung, mit der Effektortypisierung auf Mercaptan / Thioether auch noch Jahre nach der Behandlung getestet werden[138].

Da eine perfekte Wurzelkanalbehandlung, durch die Verzweigung des Nervenkanales (siehe Abb.) nahezu unmöglich ist, können organische Gewebe im nun toten Zahn zurückbleiben und durch den Zerfall der Eiweißabbauprodukte immunologische Störungen fördern, wie

- Allergien
- Autoimmunerkrankungen
- Chronische Infektionen
- Entzündungsprozesse (wie z. B. Gelenkschmerzen)[139]

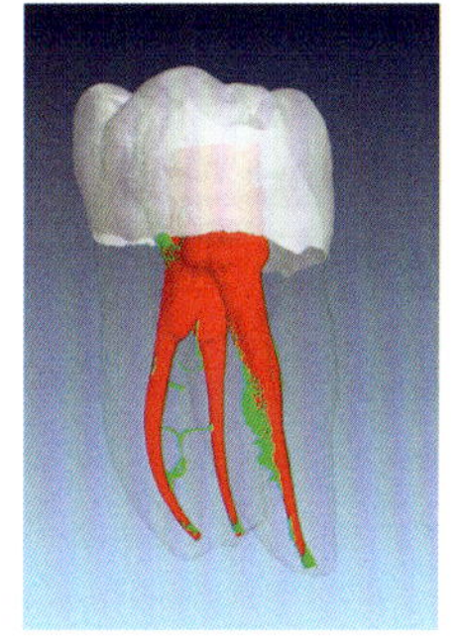
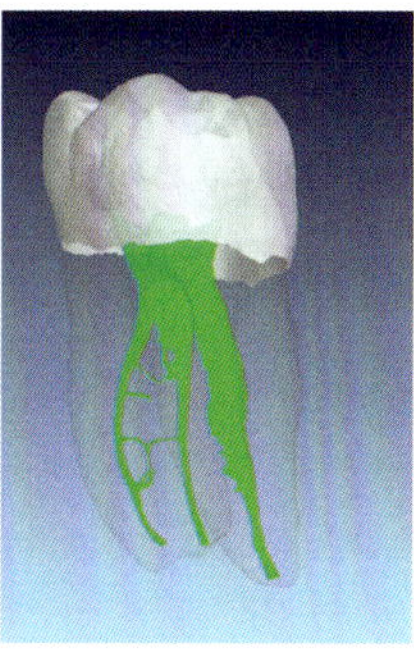

Micro-CTBilder: 3 sichtbare Nervenkanäle mit Seitenästen, Dr. Frank Paqué, M.Sc., Praxis für Endodontologie, (Uni- Zürich), für die Vermittlung Dank an ZA Philipp, Mannheim)

Wurzelfüllmaterial-Allergie

Wenn ein wurzelgefüllter Zahn in Verdacht steht, Probleme zu verursachen, röntgenologisch ohne Befund ist und auch die Effektortypisierung auf Mercaptan / Thioether kein Ergebnis erbracht hat, kann eine Allergie auf das eingebrachte Wurzelfüllmaterial die Ursache sein.

Testung

LTT, BDT, Effektortypisierung-Bluttest140 (verwendetes Wurzelfüllmaterial im Endverarbeitungszustand mitliefern!).

[138] Blutabnahme Heparin, IMD-Labor, Berlin

[139] Dr. Volkmer, Buch: Herd, Focus, Störfeld

[140] IMD-Labor, Berlin

Neuralgien im Kiefergebiet durch NICO – Herde Nachweis durch RANTES-Bluttest:

Studien von Dr. Johann Lechner (München) wiesen auf eine unmittelbare Bedeutung von RANTES bei Patienten mit Kieferosteonekrose (NICO) hin. Man konnte nachweisen, dass in dem fettig-osteolytischen Operationsgewebe bei NICO (»Neuralgie auslösende Kavitationen verursachende Kieferosteonekrose, engl. »Neuralgia Inducing Cavitational Osteonecrosis«) in allen untersuchten Fällen sehr hohe lokale RANTES-Spiegel messbar waren. Dagegen waren die Markerzytokine einer akuten Entzündung wie IL-1β oder IL-6 in dem Operationsgewebe kaum messbar. In den aktuellen Untersuchungen, die wir gemeinsam mit Dr. Lechner durchführen, soll die Bedeutung von RANTES für die systemischen (körperliche) Fernwirkungen einer NICO untersucht werden (IMD-Labor-Berlin)

NICO's sind im OPG - Röntgenbild sehr schwer zu diagnostizieren. Ein 3D-Bild gibt mehr Aufschluß über vorhandenen Entzündungsgebiete.

Wir konnten bestätigen, dass nach der Entfernung der NICO-Herde, der Patient bestehende Erkrankungsmerkmale wie

- Erschöpfung, Antriebschwäche
- Fatigue
- Schlaflosigkeit
- Abwehrschwäche
- Allergieneigung
- Knochen-Gelenkschmerzen
- Konzentrationsstörungen
- Kopfschmerzen
- Muskelverspannungen auch paravertebral (neben der Wirbelsäule)
- Depressive Phasen

innerhalb von drei Monaten abnahmen. Dies kontrollierten wir mit der stetigen Abnahme des RANTES Blutwertes.

Die Patienten waren z.T. krankgeschrieben oder kurz davor eine Rente einreichen zu müssen, da das Tageswerk nicht ohne Hilfe verrichtet werden konnte.

3-6 Monaten nach der OP arbeiteten alle Patienten wieder. Eine zusätzlich angewandte psychologische Betreuung zur Wiedereingliederung, durch Hypnose und Tagesablauf Planungen erleichterte den Weg in die schmerzfreie Selbstständigkeit wieder.

Literatur: "Kavitäten bildende Osteolysen des Kieferknochens" Dr. J. Lechner

Studie im Anhang

Therapie:

- Kieferchirurgische Entfernung
- Odonton Echtroplex Trpf
- Mikroimmuntherapie: LABO'LIFE RANTES Kps.: 2 Zyklen
- + LABO'LIFE 2LINFLAM Kps. gegen Entzündungen

Zahnmaterialien nur einsetzen, wenn LTT + BDT-Bluttest + Redem-Speicheltest und eventuell die Effektortypisierung keine Auffälligkeiten zeigen!

14 Vorgehensweise bei Neuplanung eines Zahnersatzes Implantat + Krone oder besser Brücke?

14.1 Pro Implantat (Voraussetzungen)

- Knochen- und Zahnfleischprofil im Bereich des fehlenden Zahnes werden erhalten.
- Wenn die Nachbarzähne der Lücke nicht geschädigt sind, wäre ein Beschleifen ein Eingriff in eine gesunde Substanz.
- Die Nachbarzähne sind parodontal geschädigt: eine Brückenversorgung hält eventuell nicht, oder ein Knochenaufbau ist nötig, um dem Implantat nach Sanierung der Pfeiler Halt zu geben.
- Ausreichend Knochen (Implantat-Länge von 8–12 mm) sollte vorhanden sein.
- Die Lücke ist größer als zwei Zähne.
- Titanoxid oder Zirkonoxid werden laut Blut- und Gentest vertragen (Tests und Allergie- / Unverträglichkeits-Symptome siehe unter dem jeweiligen Material)

14.2 Pro Brücke (Voraussetzungen)

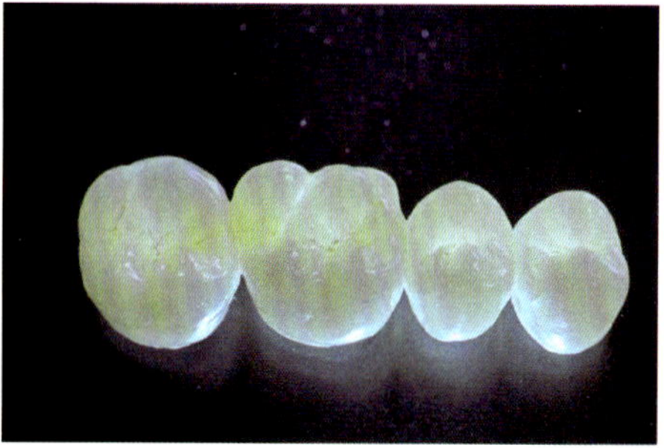

Keramik Brücke / Behm Dental

- Der Knochen eignet sich auch nach künstlichem Aufbau nicht für ein Implantat.
- Titan-Unverträglichkeit (Stimulation, Genetik, Redem-Test)
- Zirkonoxid-Implantat-Allergie (LTT, BDT, Redem-Test)
- Der Patient ist ein Jugendlicher mit noch nicht abgeschlossenem Kieferknochenwachstum.
- Nicht eingestellte Zuckerkrankheit
- Einnahme von Blutgerinnungsmedikamenten und Biphosphonaten (Osteoporose)
- Herz-Kreislauf-Erkrankungen
- Lichen ruber mucosae (orale Knötchenflechte)
- Bestrahlungstherapie an Kopf und Hals

- Behinderte oder Menschen, die durch Krankheit oder Alter eine eingeschränkte Fähigkeit zur Mundhygiene aufweisen
- Nikotinabusus

14.3 Neue Krone oder Brücke wird eingesetzt, auch auf Implantaten

1. Zahnarzt bespricht die in Frage kommenden Zahnmaterialien.

2. Allergien entstehen erst bei einem Zweitkontakt! Aus diesem Grund zuerst die zukünftigen Proben des Zahnersatzes dem Patienten Wochen vorher mitgeben mit der Bitte, die Testmaterialien je Stück jeweils 1–5 Minuten pro Tag im Mund zu lutschen. So kann bei einem Zweitkontakt das Allergen reagieren (z. B. in Blut oder Mund). Dieser Vorgang sollte zwei Tage vor der Blutabnahme oder einer anderen Allergietestung abgeschlossen sein.

3. Die Zahnmaterial-Proben sollten im gleichen Zustand sein wie später im Mund. Zemente in fester Form und Kunststoffe ausgehärtet, Goldlegierungsproben sollten vorher im Ofen gewesen sein, und es sollte sichergestellt werden, dass später die gleiche Chargen-Nr. verwendet wird. Farben (z. B. bei Keramik- und Kunststoffverblendungen) sollten ebenfalls aufgebracht sein.

4. Blutabnahme LTT-Allergietest: Metall-Legierungsbestandteile, Kunststoffbestandteile, Keramikbestandteile. Eine Allergiepass-Aushändigung ist nur hiermit möglich!

5. Blutabnahme: LTT-Allergietest: Zahnmaterial-Proben des Zahnarztes, des zukünftigen oder des bereits vorhandenen Zahnersatzes.

6. BDT Kunststoffproben und Zemente / Kleber (keine Metalle)

7. Redem-Speichelanalyse: Alle noch übrig gebliebenen und für gut befundenen Materialien werden nun in den Mund gelegt. Nach einer fünfminütigen Einlage werden Leitwertmessungen des Speichels durch ein „Resonanz-Dämpfungs- und -Entdämpfungs-Messverfahren

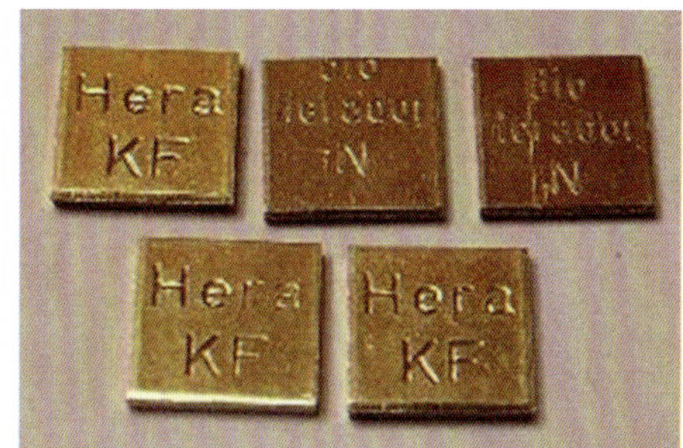

Goldplättchen / Behm-Dental

(REDEM) vorgenommen, um Reaktionen der Zahnmaterial-Mischungen untereinander auszuschließen.

8. Alle Ergebnisse sollten dem Zahnarzt und dem Dental Labor mitgeteilt werden.

9. Konformitätserklärung vom Dental Labor aushändigen lassen (= Materialnachweis und prozentuale Zusammensetzung des Zahnersatzes)

Goldplättchen sind nicht für die Testung geeignet, da sie noch nicht gebrannt wurden!

14.4 Materialtest – Vorgang: Prothese / Teilprothese

1. Zahnarzt bespricht die in Frage kommenden Prothesenmaterialien

2. Prothesenmaterial in ausgehärteter, fester Form anfertigen lassen. Proben zu Hause jeweils 5 Minuten in den Mund nehmen und auf die Zunge legen (= Erstkontakt zur Allergieprovozierung).

3. Blutabnahme: LTT zur Ausschließung einer Allergie auf die Bestandteile: Edelmetalle, Nichtedel-Metalle, Kunststoffe.

4. Blutabnahme: LTT und BDT zur Testung der Zahnmaterialproben des Zahnarztes

5. Redem-Speicheltest nach Einlage einzelner und aller Proben gemeinsam im Mund

6. Ergebnisse dem Zahnarzt und dem Dental-Labor mitteilen.

7. Konformitätserklärung aushändigen lassen.

Bei Prothesen sollten die vorgesehenen möglichen Farben vor einer Testung in die jeweiligen Probekörper mit eingearbeitet sein.

14.5 Materialtest-Vorgang: Implantat

Materialtest-Vorgang: Titan-Implantat

1. Titan-Implantat-Testung

2. Zahnarzt: Implantat-Form- und Hersteller festlegen
   Blutabnahme: Titanstimulation
   Titan-Genetik,
   Titan-Metalle (Nickel, Vanadium, Aluminium);
   Achtung: 2 %-Klausel! Metalle, die um ein Implantat herum als Oberfläche zur besseren Osseointegration, unterschiedlich verarbeitet werden.

Materialtest-Vorgang: Zirkon-Implantat

1. Zahnarzt: Implantat-Form und Hersteller festlegen

2. Zirkonproben und andere Zahnmaterialproben einschließlich des abgebundenen Zementes zu Hause 1–5 Minuten jeweils täglich lutschen

3. LTT + BDT-Allergietests (Blutabnahme): Bestandteile des Implantates (zweiteilig: Abutment und Schraube)

4. Redem-Speicheltest

5. LTT + BDT + Redem: Testung des Zementes und der Kronenbestandteile (Gerüst, Verblendung mit Farben)

Tabelle der Alternativ-Zahnmaterialien n. Wilfried Aichhorn (ganzh. Dentaltechniker Meister):

Patient:
Sind Sie ein Patient, der die zweite-dritte oder vierte Prothese / Krone / Brücke erhalten hat und sie erzeugt wieder Schleimhautreizungen und Unverträglichkeiten?

Zahnarzt:
Haben Sie einen Patienten, der trotz veränderter Materialien immernoch auf die neu hergestellte Prothese innerhalb von ca. 2 Wochen wieder mit Unverträglichkeiten reagiert?

Es gibt leider sehr wenig ganzheitliche Dental-Labore in Deutschland, die sich Gedanken um eine verträgliche Variante für den Patienten machen.

Es ist sehr wichtig, dass die Zahnmaterial-Testung von einem Fachmann vorgenommen wird:

1. Erstkontakt-Lutschen des Materials im Mund (AK-Erzeugung)
2. LTT-BDT-Bluttest
3. SRT Redem Speichel Test

Diese drei Allergie / Unverträglichkeits-Messungen sollten vor einer endgültigen Freigabe der neuen Materialien an das Dental Labor vorliegen. Nur dann ist eine verlässliche Aussage über eine Verträglichkeit möglich.

Sie finden Spezialisten unter www.allergo-dental

Aichhorn's – bevorzugte Zahnmaterialien für empfindliche / allergische Patienten:
Materialien ohne MMA (Methylmethacrylat) und Benzoylperoxid:

- Duropont LC Zahnfarben
- Futura Gen rosa
- Polyethylen farblos
- Breflex Zahnfarben
- Breflex rosa
- Flexite Supreme
- Grilamid
- Grivory
- Jaspis- Pulver rosa Farbstoff
- Kautschuk hart-grün-braun
- Major Plus Comp Zahn
- Molloplast B
- Polyethylen clear mit Jaspis- Farbe
- Bredentan Zahnfarben
- Puran HC rosa
- Puran HC clear
- Tetric EVO Ceram Verblendmat.
- Vitapan Zahn
- Vita Lumin Zahn mit Porz. Krampon
- Vita Lumin Backenzahn
- (Signum Verblendmaterial)
- Visio Lign Verblendmaterial
- Polypropylen milchig weiß
- Luxene clear mit Jaspis Farbstoff
- Aqua Meron- Glas Ionomer Zement

Erfahrungsberichte zu den aufgeführten Zahmaterialien:
Duropont LC Zahnfarben, Major plus comp Zahn, Puran HC rosa, Puran HC Clear (dies sind alles Materialien ohne MMA =Kunststoff-Methylmethacrylat auf der Basis von Poliurethanoligomere ohne Benzolperoxid)

Futura cem ist ein sehr verträglicher MMA Kunststoff Polyethylen farblos ist die Außenhülle der Einmalspritzen.

Breflex Zahnfarben, Breflex rosa, Flexite Supreme, Grivory mit Glasfasern (dies sind Nylonmischungen mit unterschiedlichen Verträglichkeiten.

Grivory ist geeignet als Metallersatz.

Erkodur C ist ein Material auf Cellulosebasis. Grilamid ist klar stabil und sehr gut verträglich.

Poliethylen Clear Jaspis Pulver rosa eingefärbt ist die Hülle der Einmalspritzen, die sehr streng getestet werden (C2H4), damit Medikamente keine Zusatzstoffe abgeben, die dem Patienten Schaden können.

Kautschuk hart-grün-braun, ist ein Material, welches ich entwickelt habe. Es ist nur Naturkautschuk (der Saft vom Gummibaum) Kreide, Zinkoxid, Schwefel. Die rosa Farbe erzeugt eventuell Unverträglichkeiten.

Jaspis Pulver kann außer bei rosa Einfärbung , die Verträglichkeit von Kunststoffen erhöhen.

Moloplast B ist ein weich bleibendes, sehr verträgliches Material und hält bei guter Pflege mindestens sieben Jahre.

Bredentan zahnfarben ist ein thermoplastisches sehr verträgliches MMA ohne Benzolperoxid!

Tetric-EVO-Ceram ist ein Füllungsmaterial, welches wegen seiner guten Verträglichkeit zu Verblendungen verarbeitet werden kann. Die Polierbarkeit ist nicht so gut wie bei herkömmlichen Verblendmaterialien.

Vitapan Zahn ist ein MMA und Bezolperoxid freies Material.

Vita Lumin Zahn mit angebrannten Krampons ist ein Frontzahn, bei dem die Krampons aus Palladium, Nickel, Zinn und Vergoldungen bestehen, entfernt werden und durch Porzellan Krampons ersetzt werden. Achtung: Problematisch bei thermoplastischen Kunststoffen, weil beim heißen Spritzvorgang manche Krampons sich vom Zahn lösen.

Vita Lumin Vac Backenszahn ist sehr gut verträglich.

Das Signum Verblendematerial hat schöne natürliche Farben und gute Poliereigenschaften, muss aber unbedingt auf Verträglichkeit getestet werden.

Visio. Lign ist ein hochverträgliches Verblendmaterial, welches auf die Verbindung mit Peek sehr gut abgestimmt ist.

Polypropylen milchig weiß ist der Kolben in den Einmalspritzen. Es ist streng auf Schadstoffinhalte getestet.

C3H6 ist im Notfall geeignet Zähne daraus zu spritzen.

Luxene Clear mit Jaspis Farbstoff ist ein Vinylmaterial mit MMA- Anteilen. Es ist sehr gut verträglich und zeigt sich auch nach jahrelanger Tragedauer ohne Alterungserscheinungen. Die Original rosa Farbe ist schlecht verträglich, deshalb Einfärbung mit Jaspis Pulver.

Vestakeep 2000 G bzw. Peek ist das Materia l, welches in England seit 1980 schon zum implantieren zugelassen ist. Wirbelknochen, Fingergelenke und Implantatschrauben werden hier mit PEEK ersetzt. Ein Zahnarzt in Bordeaux (Frankreich) stellt Zahnimplantate aus diesem Material her. Es ist hervorragend geeignet für Primär-und Sekundärkronen, für Brückengerüste, Modellgußarbeiten (metallfrei!).

Aqua- Maron Zement ist geeignet und zugelassen zum Einsetzen von Kronen und Inlays. Er hat seit 1990 bei unseren Testungen (60 Zemente) immer am verträglichsten getestet. Das Einsetzen ist schmerzlos, weil keine Säure anwesend ist.

Beachte: Hochverträgliche Materialien die noch keine Zulassung haben, brauchen eine rechtliche Absicherung vor dem Einsatz am Patienten. Bitte bei den Herstellern nachfragen. Auf Zertifizierung achten.

Zu diesen Materialien gehören:

- Polyethylen
- Grilamid

- Polyethylen clear mit Jaspis Farbe
- Jaspis-Pulver rosa
- Polyprpylen

Schall- oder Ultraschall Zahnbürsten?

Schall-Zahnbürste und Ultraschall-Zahnbürste – zwei Begriffe, die recht ähnlich klingen und mitunter auch synonym zueinander verwendet werden. Doch das ist grundlegend falsch. Denn es handelt sich um zwei vollkommen verschiedene Arten der Zahnreinigung. Hinter den Zahnbürsten stecken verschiedene Technologien. Denn auch wenn es der Name Schall-Zahnbürste suggeriert; so kommt bei dieser Zahnbürstenvariante keine Form von Schall zur Anwendung. Nur Ultraschallzahnbürsten arbeiten auf der Basis von echtem Ultraschall. Schall-Bürsten setzen letztendlich wie konventionelle elektrische Modelle und Handzahnbürsten auf eine mechanische Reinigung bei der Zahn- und Mundhygiene. Bei einer echten Ultraschallzahnbürste erfolgt die Zahnreinigung dagegen durch den Ultraschall – das ist deutlich schonender als das Zähneputzen mit der Schall-Variante durch die non-abrasiven Bürstenbewegungen. An dieser Stelle erklären wir Ihnen gerne die Unterschiede zwischen beiden Varianten und stellen in einem Vergleich Schall-Zahnbürste und Ultraschall-Zahnbürste direkt gegenüber.

Ultraschall-Zahnbürsten stellen eine Revolution der Zahnpflege dar. Durch die nicht-notwendigen Bürstenbewegungen schonen Sie das Zahnfleisch und reinigen effektiv und gründlich die Zähne und Zahnzwischenräume. Möglich wird dies durch ein innovatives Reinigungsverfahren auf der Basis von unsichtbaren Ultraschallwellen. So müssen Sie die Zähne mit der Ultraschall-Zahnbürste nicht mehr sauber schrubben, was für Zähne und Zahnfleisch eine große Belastung darstellt. Bei dem klassischen Makro-Reinigungsverfahren entsteht ein mechanischer Abrieb, bei dem bei unsachgemäßer Handhabung Schäden an Zahnfleisch oder Zahnschmelz entstehen können. Bei dem neuartigen Reinigungsverfahren der Ultraschall-Zahnbürste entfallen die mechanischen Bewegungen des Borstenkopfes komplett. Darin besteht auch der wesentliche Unterschied zur elektrischen Schall-Zahnbürste, welche die Zähne im Prinzip auch nur durch Bürstenkopfbewegungen – und damit mechanisch reinigt.

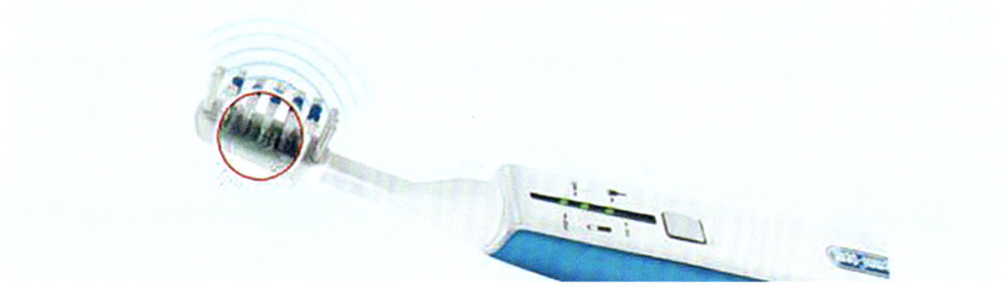

Bild emmi®-dent Ultraschall Zahnbürste

Die Ultraschalltechnologie erzielt bis zu 96 Millionen Schwingungen pro Minute, ohne die Borsten zu bewegen, die Schall-Zahnbürsten lediglich bis zu ca. 40.000 Borstenbewegungen pro Minute. Insofern ist die Bezeichnung Schall-Zahnbürste für Anwender ein wenig irreführend. Eine echte Ultraschall-Zahnbürste funktioniert nur in Verbindung mit einer eigens dafür entwickelten Ultraschall-Zahnpasta, die keine abrasiven (die Oberfläche zerstörenden) Putzkörper enthält. Im direkten Vergleich unterscheiden sich beide Varianten in folgenden Punkten:

- der Technologie und dadurch in der verwendeten Frequenz der Zahnbürste
- dem Reinigungsverfahren
- der Art der Zahnpasta und der Handhabung

Zahnbürste mit Schall:
Elektrische Zahnbürsten sind schon seit vielen Jahrzehnten auf dem Markt erhältlich. Mit Schall-Zahnbürsten wurde die Technologie weiterentwickelt, sodass die Zahnpflege deutlich schonender vonstattengeht – mit echtem Schall arbeitet sie dennoch nicht. Anders als herkömmliche elektrische Modelle rotiert der Borstenkopf der Schall-Zahnbürste nicht, sondern vibriert – und zwar mit einer relativ hohen Frequenzzahl. Dahinter steckt kein Elektromotor wie bei konventionellen elektrischen Modellen, sondern ein elektrischer Schallwandler. Durch die Rotation wird der Bürstenkopf mit einer Frequenz von 250 bis 300 Hertz in Schwingungen versetzt und bewegt sich etwa 30.000 bis 40.000 Mal pro Minute. Auch wenn die Schall-Zahnbürste in puncto Reinigungsleistung herkömmlichen elektrischen Modellen überlegen ist, so basiert die Wirkweise lediglich auf der Makroreinigung in Form einer mechanischen Reinigung. Das heißt: Gereinigt werden die Zähne bei einer Schall-Zahnbürste letztendlich nur durch konventionelles Schrubben.

Mit einer elektrischen mit Schall arbeitenden Zahnbürste putzen Sie sich die Zähne so ähnlich, wie Sie es von Handzahnbürsten gewohnt sind. Die Zahnbürste wird an die Zähne gehalten. Da Schall-Zahnbürsten wie echte Ultraschall-Zahnbürsten häufig über längliche Borstenköpfe verfügen, wird pro Putzbewegung eine größere Zahnfläche auf einmal erreicht, als mit herkömmlichen elektrischen Modellen. Viel Druck muss dabei nicht ausgeübt werden. Nach einer kurzen Wartezeit, in der die Bürste auf der aufgesetzten Fläche vibriert, kann der nächste Bereich geputzt werden. Auf diese Weise wird die Schall-Zahnbürste Zahn für Zahn durch den Mundraum geführt. An die leichte Vibration, die bei der Zahnpflege mit einer Schall-Zahnbürste einhergeht, müssen sich die meisten Anwender erst einmal gewöhnen.

Ultraschall-Zahnbürsten

Im Bereich der professionellen Zahnreinigung setzen Zahnärzte schon seit Jahren auf die Ultraschalltechnologie. Von einer echten Ultraschall-Zahnbürste spricht man erst, wenn Schwingungsfrequenzen oberhalb der 300 Hertz erreicht werden. So erzeugt die Ultraschall-Zahnbürste bis zu 96 Millionen Schwingungen in der Minute. Die Zahnreinigung selbst erfolgt bewegungslos durch den Ultraschall. Das bedeutet, dass sich der Bürstenkopf überhaupt nicht bewegt – die Ultraschallwellen säubern die Zähne im Zusammenspiel mit einer eigens mit Mikrobläschen angereicherte Zahncreme – Bestätigung über die Existenz der Mikrobläschen durch die Goethe Universität Frankfurt 2015: https://www.emmi-dent.de/informationen/studien/mikroblaeschen-zertifikat-goethe-universitaet) , die als Übertragungsmedium dient, von ganz allein. Dadurch müssen Sie die Zähne beim Putzen nicht mehr schrubben, wie Sie es auch von einer normalen Handzahnbürste gewohnt sind. Der Ultraschall ist bei der Mundhygiene dazu in der Lage, selbst an schwer erreichbare Stellen vorzudringen und kann diese wirkungsvoll von Plaque und Bakterien reinigen. Dadurch ist das Zähneputzen mit einer Ultraschall-Zahnbürste nicht nur besonders gründlich, sondern auch ausgesprochen schonend, gerade für empfindliche Bereiche wie das Zahnfleisch.

Die Anwendung der Ultraschall-Zahnbürste ist für viele Menschen zunächst einmal gewöhnungsbedürftig, denn im Vergleich zu allen anderen Putztechniken benötigen die Borsten der Zahnbürste lediglich Kontakt zu den Zähnen. Die Ultraschall-Zahnbürste putzt die Zähne ohne jegliche Putzbewegung. So gehen Sie bei der Zahnreinigung mit der Ultraschall-Zahnbürste vor:

- die Borsten der Ultraschall-Zahnbürste vor der Anwendung mit etwas Wasser befeuchten
- eine erbsengroße Menge der speziellen Ultraschall-Zahncreme im kompletten Mundraum verteilen
- die Ultraschall-Zahnbürste an die Zähne halten. Die Borsten müssen dabei Kontakt zu den Zähnen haben, Druck ist jedoch nicht nötig.

Weil die Ultraschall-Zahnbürste im Vergleich zur Schall-Bürste ohne Vibrationen arbeitet, erfolgt das Zähneputzen geräuschlos, denn die vom Ultraschall erzeugten Schwingungen liegen außerhalb der menschlichen Wahrnehmung. (emmi®-dent)

Wirkung von Ultraschall im oralen Bereich – Reinigung / Mundhygiene

- Jede einzelne Borste überträgt den Ultraschall.
- Durch die Zahncreme bilden sich mehr als 3 Millionen Mikrobläschen pro mm^3 (Stecknadelkopfgröße).
- Vorgang: Die Mikrobläschen implodieren, werden neu gebildet, implodieren usw. – ein sich wiederholender Prozess.

- Bakterien- Reduzierung durch die Implosionseigenschaften.
- Achtung: Die Borsten bei der Zahnreinigung dürfen nicht bewegt werden und nicht auf die Zähne gedrückt werden. Bei Borsten- Verbiegungen trifft der Ultraschall in einem Winkel auf die Zähne der teilweise reflektiert wird, d.h. die Wirkung ist wesentlich reduziert.

Wir empfehlen die Ultraschall Zahnbürste auch gerne bei Parodontitis / ose und zur Regeneration des Knochens und der Schleimhaut nach Operationen. Zur Sauberhaltung der Implantate ist Ultraschall bereits in der Einheilungsphase geeignet. Durch die Eigenschaft, dass Ultraschall entzündungshemmend wirkt, kann sie in Absprache mit dem Zahnarzt sofort benutzt werden. Sie stellt eine unkomplizierte Zahnpflege auch für Träger von festen Spangen und Zahnersatz, wie z. B. Prothesen. dar

Wir empfehlen die Ultraschall Zahnbürste auch bei Tieren, bei Behinderten und bei Koma Patienten, da man Ultraschall nicht sehen oder hören kann. Eine sehr angenehme Variante sich im Mundraum zu schützen.

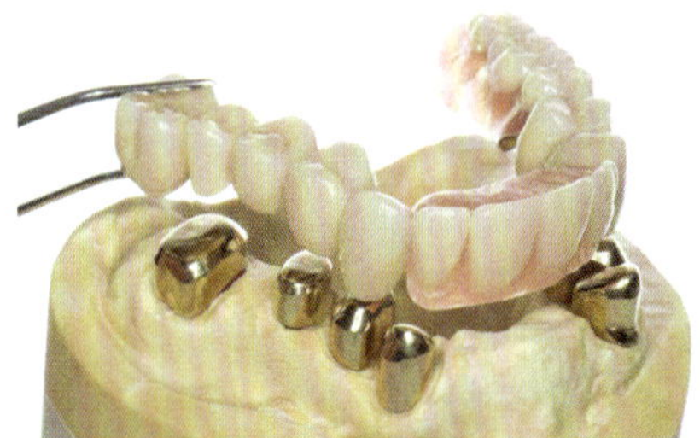

Teilprothese mit Teleskopen aus Gold

Bakterielle Entzündungen im Mundraum: Im menschlichen Körper befinden sich 80 Trillionen Bakterien – 80% dieser Bakterien gelangen über den Mundraum in den Körper.

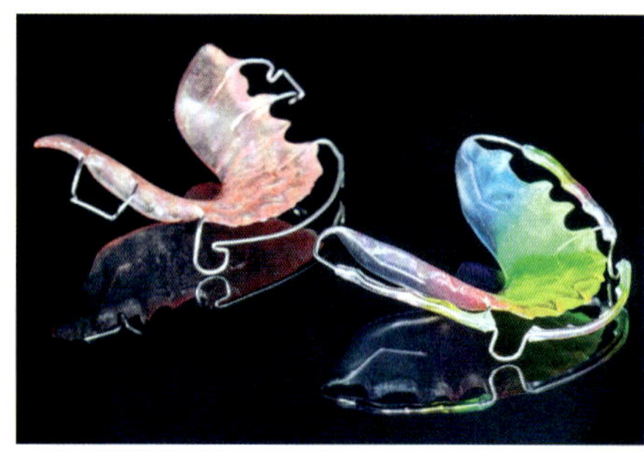

Zahnspangen

Die Zahnreinigung mit Ultraschall reduziert Bakterien im Ultraschallgebiet, auch die „nützlichen". Nach Abschluss der Zahnreinigung werden die Bakterien wieder oral aufgenommen (z. B. Probiodent Tbl. v. Syxyl) und können sich in der Mundflora wieder ansiedeln.

Die Zähne erhalten durch die Ultraschall Reinigung eine Glattheit, die für bis zu 12 Stunden halten kann und keine Bakterien an den Zähnen anhaften lässt, selbst wenn man zwischendurch Speisen oder Getränke zu sich nimmt.

Unterschied Schall – Ultraschall:

	Schall-Zahnbürste	Ultraschall-Zahnbürste
Schwingungsrate	bis zu 300 Hertz	oberhalb 300 Hertz
Frequenz	30.000 – 40.000 Schwingungen pro Minute	bis zu 96 Millionen Schwingungen pro Minute
Reinigungsart	mechanische Reinigung	Reinigung auf der Basis von Ultraschall, wobei auch schwer zugängliche Bereiche wie Zahnfleisch und Zwischenräume von Plaque gesäubert werden.
Funktionsprinzip	Bürstenkopf schwingt hin und her	bewegungsloser Bürstenkopf
Zahncreme	handelsübliche Zahnpasta mit Abrasionspartikeln	spezielle Ultraschall-Zahncreme, die keinerlei Abrasionspartikel enthält

Quelle: emmi®-dent Ultraschall

Wissenschaftliche Untersuchungen der Wirkung von Ultraschall im Bereich der Vernichtung von Bakterien:
Siehe Anhang

1953 – die wissenschaftliche Grundlagenforschung der Wirkung von Ultraschall auf Bakterien geht zurück bis zum Jahr 1953, in dem Dr. Hartwick (Freie Universität Berlin) seine Studienergebnisse „Wirkung von Ultraschall auf Bakterien" veröffentlicht hat.

1978 – den Forschern Sajas und Gorbatow gelang es, die Vernichtung von Mikroorganismen durch Ultraschall nachzuweisen.

1992 – Schütt, Abraham et al. veröffentlichten neue Studienergebnisse ihrer Untersuchungen bezüglich des Aufbrechens von Zellen der Bakterien und Enzyme durch Ultraschall.

2002 – Bestätigung der Ergebnisse durch Böhm (team-white.com)

2012 – 2018 Studien von Prof. Dr. Dr. Gängler-Omed Institut of oral medicin UNI Witten-Herdecke (Inhalt bei www.emmi-dent.de) anfordern)

Links zu den Studien:
http://www.ormed.net/download/03-2012-pdf-ormed-emag-us-toothbrush-iadr-2012.pdf
http://www.ormed.net/download/04-2013-emag-pdf-emag-poster-2013-final.pdf
http://www.ormed.net/download/17-iadr-poster-2018-gaengler.pdf

15 Anhang

15.1 Erkrankungen – welches Schwermetall kann die Ursache sein?

http://downloads.ml-buchverlag.de/Zahnmaterialien/Zahnmaterialien_Erkrankung_Tabelle_1.xlsx

http://downloads.ml-buchverlag.de/Zahnmaterialien/Zahnmaterialien_Erkrankung_Tabelle_2.xlsx

15.2 Erkrankungen – die Wahl der richtigen Aminosäure

http://downloads.ml-buchverlag.de/Zahnmaterialien/Zahnmaterialien_Aminosauren_Tabelle_3.xlsx

15.3 Selbsthilfegruppen / Krankenhäuser / Beratungszentren:

- Spezialklinik Neukirchen GmbH & Co. KG
  Krankenhausstr. 9, 93453 Neukirchen b. Hl. Blut
  Tel.: 09947 280, Fax: 09947 28109
  www.spezialklinik-neukirchen.de

- Dallas Umweltklinik EHC (Environmental Health Center-Dallas)
  8345 Walnut Hill Lane, Suite 220
  Dallas, Texas 75231 USA

- Verein für Umwelterkrankte Bredstedt e.V.
  Husumer Straße 43, 25821 Bredstedt
  Tel.: 04671 933405, Fax: 04671 / 933409
  vereinsvorstand@umweltkranke.de, www.umweltkranke.de/

- Institut für Umweltkrankheiten
  Im Kurpark 1, 34308 Bad Emstal
  Tel.: 05624 8061

- Fachkrankenhaus Nordfriesland
  Krankenhausweg 3, 25821 Bredstedt
  Tel.: 04671 904140, Fax: 04671 904240

- Paracelsus Klinik Lustmühle AG
  Battenhusstrasse 12, CH-9053 Teufen AR
  Tel.: +41 71 3357171
  info@paracelsus.ch, www.paracelsus.ch

- Paracelsus Clinica al Ronc
  Biologisch-medizinisches Zentrum
  Strada Cantonale 158, CH-6540 Castaneda GR
  Tel. +41 91 8204040, Fax: +41 91 8204041
  info@alronc.ch

- Zentrum für Zahnmaterialtestung
  www.dental-diagnostik.de

- Institut für Umweltmedizin und Krankenhaushygiene
  Breisacher Straße 115 b, 79106 Freiburg
  Sekretariat Annette Keldermann, Telefon: 0761 270-82070
  Telefax: 0761 270-82030
  annette.keldermann@uniklinik-freiburg.de

- Selbsthilfegruppen Amalgamgeschädigter
  http://www.bnz.de/sites/service/initiativen.shtml
  http://www.de.zz-l.de/patienten/metalle-im-mund/amalgam/selbshilfegruppen.html
  http://toxcenter.org/artikel/Amalgam-SHG.php

- Selbsthilfegruppe Fibromyalgie Baden-Württemberg e.V.
  www.fibromyalgie-bw.de

- Chelat-Ausleitungs-Akademie
  www.chelattherapeuten.com

- Selbsthilfegruppe Amalgam Reinhard Lauer
  www.bbfu.de

- GZM – ganzheitliche Zahnmedizinische-Gesellschaft: www.natuerlichzahngesund.de/pressemeldungen/ganzheitlichezahnmedizin

- Fibromyalgie Selbsthilfegruppe für Umweltmedizin und Schmerzerkrankungen Baden Württemberg http://fibromyalgie-bw.de/

- SHG Toxcenter: http://toxcenter.org/artikel/Amalgam-SHG.php

- Deutsche Gesellschaft für Umwelt-ZahnMedizin
  Siemensstraße 26a, 12247 Berlin
  Telefon: 030 76 90 45-20
  Telefax: 030 76 90 45-22
  E-Mail: info@deguz.de
  www.deguz.de

- Heilpraktiker „allergo-dental": www.allergo-dental.de unter Adressen-Therapeuten dann unter Heilpraktiker. Blutabnahmen / Speichelproben für die Zahnmaterialtestung werden hier abgenommen

- Ultraschall Beratung: Emmi-dent Club: Rudi Rhein, Allfelder Str. 8, 74861 Neudenau, Mobil: 0170-3838162, E-Mail: r_u_rhein@t-online.de www.uschall.com

- Spezialklinik Neukirchen, 93453 Neukirchen, Krankenhausstr. 9, Tel: 09947-280: Allergie-Haut u. Umwelterkrankungen ohne Cortison

15.4 Quellen-Nachweise

Alpha-Liponsäure

- *http://wirksam-oder-unwirksam.blogspot.de/2012/05/alpha-liponsaure-zur-behandlung-der.htm*
- *Labor Dr. Miller-Hamburg*
- *Park S. et al., Physilogical Effect and Therapeutic Application of Alpha Lipoic Acid. Curr Med Chem. 2014 Jul 6 (Köhler Presse Spiegel Dr. Kaske)*

Aluminium + Silicium

- *Carlisle EM, Curran MJ, "Effect of dietary silicon and aluminum on silicon and aluminum levels in rat brain", Alzheimer disease and associated disorders, 1987, (Wirkung von Silicium und Aluminium aus der Nahrung auf Aluminiumspiegel im Gehirn von Ratten) (Studie als PDF)*
- *Belles M, Sanchez DJ et al., „Silicon reduces aluminum accumulation in rats: relevance to the aluminum hypothesis of Alzheimer disease", Alzheimer disease and associated disorders, Juni 1998, (Silicium reduziert Aluminiumanreicherung bei Ratten: Bedeutung für die Aluminiumhypothese in Bezug auf die Alzheimer Krankheit) (Studie als PDF)*

- *Gillette Guyonnet S, Andrieu S, Vellas B, "The potenzial influence of silica present in drinking water on Alzheimer`s disease and associated disorders", März/April 2007, Journal of Nutrition, Health & Aging, (Der mögliche Einfluss von Silicium im Trinkwasser auf die Alzheimer Krankheit und damit verbundene Beschwerden) (Studie als PDF)*
- *Domingo JL, Gomez M, Colomina MT, "Oral silicon supplementation: an effective therapy for preventing oral aluminum absorption and retention in mammals", Nutrition Reviews, Januar 2011, (Nahrungsergänzung mit Silicium: Eine wirksame Therapie, um die Resorption von oral aufgenommenem Aluminium und seine Ablagerung in Säugetieren zu verhindern) (Studie als PDF)*
- *ZDF Dokumentation „Planet Erde"21.04.13 Aluminium-die geheime Gefahr, www.zdf.de/ZDFmediathek*
- *Rondeau V. Commenges D et al: Relation between aluminium concentration in drinking water and Alzheimer diseas: 8 years follow up study. Am J. Epidemiolo. 2000 July: 152(1):59-66*
- *Autoimmunerkrkg, Hirnentzündungen, neurolog. Symptome L. Tomljenovic, C. A. Shaw, Current Medicinal Chemistry pp.2630-2637*
- *Rocz Panstw Zakl Hig. 1993;44(1):73-80. luminium compounds for use in vaccines. Lindblad EB Aluminum as an adjuvant in vaccines and post-vaccine reactions.*
- *Baylor NW. Vaccine, 2002, 20, S18-S23*
- *Brett J. Clin Rheumatol DOI 10.1007/s10067-007-0793-9*
- *Brewer, J.M. J Immunol 1999;163:6448-54*
- *Di Muzio, A. Neuromuscul Disord. 2004 Feb;14(2):175-7*
- *Exley C. Med Hypotheses. 2009 Feb;72(2):135-9. Epub 2008 Nov 11.*
- *Gherardi RK. Rev Neurol (Paris). 2003 Feb;159(2):162-4*
- *Guis S. Arthritis Rheum 46:2535-7, 200*
- *Gupta RK Pharm Biotechnol 1995;6:229-48*
- *Israeli E. Clin Rev Allergy Immunol. 2011 Oct;41(2):163-8.*
- *Lacson AG. Pediatr Dev Pathol. 2002 Mar-Apr;5(2):151-8.*
- *Neuzil K.M. Vaccine 1997;15(5):525-32*
- *Nossal GJ Lancet 1997;350(9087):1316-9*
- *Santiago T. Rheumatol Int. 2015 Jan;35(1):189-92. (Abruf 14.03.2016)*
- *Terhune TD. J Immunotoxicol. 2013 Apr-Jun;10(2):210-22. doi: 10.3109/1547691X.2012.708366.*
- *Terhune TD. Vaccine. 2014 Sep 8;32(40):5149-55. doi: 10.1016/j.vaccine.2014.07.052.*
- *Wahn U; Pädiatrische Allergologie und Immunologie; Stuttgart 1994*

Aminosäuren

- *Univ.-Prof. Dr. Jürgen Spona: Vitalogic, Praterstrasse 45/12, 1020 Wien-Wissenschaftliche Evidenz: Aminosäuren, insbesondere L- Phenylananin fördern die Freisetzung von Cholecystokinin, dem „Sattheits-Hormon".*
- *Yu Wang et al.: Amino acids stimulate cholecystokinin release through the Ca2+-sensing receptor. AJP-GI, 2011*
- *P. Lucotti et al.: Beneficial effects of a long-term oral l-arginine treatment added to a hypocaloric diet and exercise training program in obese, insulin-resistant type 2 diabetic patients. AJP-Endocr.Metab., 2006*
- *J.R. McKnight et al.: Beneficial effects of L-arginine on reducing obesity: potenzial mechanisms and important implications for human health. Amino Acids, 2010*
- *E.L. Dillon et al.: Amino Acid Supplementation Increases Lean Body Mass, Basal Muscle Protein Synthesis, and Insulin-Like Growth Factor-I Expression in Older Women. J.Clin.Endocr.Metab., 2009*
- *S.B. Solerte et al.: Metabolic effects of orally administered amino acid mixture in elderly subjects with poorly controlled type 2 diabetes mellitus. Am.J.Cardiol, 2004*
- *Ynober L. Amino acid metabolism in thermal burns. JPEN (1989) 13: 196 und De Bandt JP, Coudray-Lucas C, Lioret N et al. A randomized controlled trial of the influence of the mode of enteral ornithine alpha-ketoglutarate administration in burn patients. J Nutr (1998) 128: 563-569*
- *Stanislavov R, Nikolova V: Treatment of erectile dysfunction with pycnogenol and L-arginine. 2003*
- *Gianfrilli D, Lauretta R, Di Dato C, Graziadio C, Pozza C, De Larichaudy J, Giannetta E, Isidori AM, Lenzi A. Propionyl-L-ornithine, L-arginine and niacin in sexual medicine: a nutraceutical approach for erectile dysfunction. Andrologia. 2011 Oct 4. doi: 10.1111/j.1439-0272.2011.01234.x.*
- *Buch: Bausteine des Lebens, Autorin: Felicitas Reglin*

- *Buch: Vitalquelle Aminosäuren: Autoren: Dr. I. Spona, Prof. Dr. J. Spona*
- *Weitere Recherchen über Wikipedia und den dort angegebenen Studien*

Barium

- *Daunderer, klinische Toxokologie 1994*
- *Hypokaliaemi og aeidose ved bariumforgiftning. Ugeskr. Laeg. 137, 1109-1111 (1975) BERNING*
- *Y.C.: The absorption, fate and concentration in serum of barium in acute experimental poisoning. Chin. Med. j. 61,313-322 (1943)DIENGOTT, D., ROZSA, O., LEVY, N., MUAMMAR*
- *Barium sulfide poisoning. Arch. Int. Med. 891-894 (1973)HABICHT, W.,V. SMEKAL, P., ETZRODT*
- *Verlauf und Behandlung einer Bariumvergiftung, Med. Welt 21,1292-1295(1970)JOBBA, G., R.ENGEL*
- *Ein Beitrag zur Kenntnis von Vergiftung mit Barium. Med. Klin. (Munich) 52,1950-1953 (1957M. AURAS*
- *Trace metals in man: Strontium and barium. J. Cron: Dis. 25,491-517 (1972) SUTTON, A., SHEPHERD*

Bor

- *MARTIN, G. I.: Asymptomatic boric acid intoxication. N. Y. St. J. Med. 71,1842 (1971).*

Cadmium

- *Dt. Ärtzteblatt 72, Thürau/Scahller/Valentin, Umweltgefährdung und Gesundheitsschäden durch Cadmium, 1975*
- *Taylor, D., Cadmium 81, Third intern. Cadmium conference, Miami, p, 75-81, Cadmium Assoc. London, New York, 1982*
- *Stöppler, M., "Metalle in der Umwelt", (Hrsg. Merian), Weinheim, Verlag Chemie, 375-408, 1984*
- *Chelattherapie: Akademie für Chelattherapie: Homepage: www.chelat.biz/berichte*
- *Quecksilber und Alzheimer: Alzheimer und Co breiten sich weiltweit schneller aus als vermutet. Artikel aus "Spiegel Online Wissenschaft".*
- *Quecksilber bei der Alzheimer-Erkrankung, Medizinische Dissertation, Uniklinik Freiburg 2008, Doktorantin von Dr. J. Mutter*
- *Quecksilber und Alzheimer-Erkrankung, Artikel von Prof. Dr. Schmidtke*
- *ALS, Bericht von Dr. med Naumann und Dr. med. Mutter*
- *ADHS und Amalgam, Bericht von Dr. med Naumann und Dr. med. Mutter*
- *Multiple Sklerose und Dentalmetalle?, Bericht von Dr. med Mutter, Prof. Dr. Daschner und Dr. med Naumann*

Blei

- *Leserbrief von Dr. Mutter zur Bleientgiftung*

Amalgam

- *Risikobewertung Amalgam: Antwort auf Halbachs Kommentar, Artikel von Dr. Mutter, Dr. Naumann, Dr. Wallach und Dr. Daschner*
- *Sondervotum zu Amalgam: Stellungnahme aus umweltmedizinischer Sicht", eine Mitteilung der Kommission "Methoden und Qualitätssicherung in der Umweltmedizin" des Robert Koch-Instituts, Berlin, von Prof. Dr Daschner und Dr. med Mutter, Universitätsklinikum Freiburg kommentiert.*
- *Gefahr durch Amalgamfüllungen Teil 1, Film in Englisch. Empfohlen von Dr. Mutter.*
- *Gefahr durch Amalgamfüllungen Teil 2*
- *Gefahr durch Amalgamfüllungen Teil 3*
- *What´s in your mouth? Links zu Amalgam, englisch. Empfohlen von Dr. Mutter.*
- *Patientenbeispiele*
- *Artikel von Dr. Joachim Mutter, Dr. Johannes Naumann und Dr. Harald Wallach*
- *Xenobiotika-Ausleitung bei einer Patientin mit Fibromyalgie, chronischer Erschöpfung und stammbetonter Adipositas. Bericht von Joachim Mutter, Johannes Naumann und Corinna Guethlin*
- *Methylquecksilber in Plazenta und Fötus und Ausleitung mit DMSA und DMPS, englisch von Dr. Pahlpatz*

Vitamin C und Bildung freier Radikale

- *EDTA-Chelation-Therapy, without Added Vitamin C, Decreases Oxydative DNA Damage and Lipid Peroxydation*

Elektrosmog, Funkmaststrahlungen

- *Bei Anruf Hirntumor, Interessantes über Elektrosmog, Sendung in „Report" vom Oktober 2007*
- *Unterwegs mit Anzug und Visir - Ulrich Weiner ist strahlenkrank, Ausschnitt aus der SWR-Sendung "Zur Sache - Baden-Württemberg" vom 5.2.2009, mit Dr. Joachim Mutter (nach Erscheinen der Linkseite etwas nach unten scrollen zum deutschen Video)*
- *Schädlichkeit von Handystrahlen, Videos über Mobilfunk, empfohlen von Dr. Mutter*

Chrom

- *Daunderer „Toxikologie der Umweltgifte" und weitere Quellenangaben*
- *P.C. Dartsch, P. Laalla, H.-P. Germann, F.W. Schmahl, Nephrotoxizität von sechswertigen Chromverbindungen im Vergleich zu einem basischen Chrom(III)-Gerbstoff: Untersuchungen an kultivierten Epithelzellen der Niere, Das Leder 48, 1/1997. S. 8-13*
- *Wetterhahn, K. E., Hamilton, J.W.: Molecular basis of hexavalent chromium carcinogenicity: effect of gene expression. Sei. Total Environ. 86 (1989) 1,13-129*
- *Dartsch, P. C, Betz, E.: Response of eultured endothelial cells to mechanical Stimulation. Basic Res. Cardiol. 84 (1989) 268-281*
- *Glauner, B.: Cytotoxicity quantification with a cell counter and analyser System. Int. Biotechnol. Lab. August 10 (1996)*
- *Dartsch, P .C: Kultivierung von Gefäßwandzellen. Mikrokosm. 76 (1987)98-206*
- *Dartsch, P.C.: Möglichkeiten und Grenzen von Zellkulturen der Gefäßwand zur Erforschung der Atherosklerose. Med. Welt 43 (1992)718-726*
- *Buja, L.M.; Eigenbrodt, M.L; Eigenbrodt, E.H.: Apoptosis and necrosis. Basic types and mechanisms of cell death. Arch. Pathol. Lab. Med. 117 (1993) 1208-1214*
- *Alberts, B.; Bray, D; Lewis, J.; Raff, M.; Roberts, K.: Watson, J. D.: Molekularbiologie der Zelle. VCH Verlagsgesellschaft, Weinheim (1986)*
- *Darnell, J.; Lodish, H.; Baltimore, D.: Molecular cell biology. Scientific American Books, New York (1986)*
- *Buch „Industrielle anorganische Chemie" Martin Bertau...*

Eisen

- *„Lehrbuch der Pharmakologie und Toxikologie 131" H-H. Frey, W. Löscher*
- *„Labordiagnostik in der naturheilkundlichen Praxis" Wolfgang Ebert*
- *Eisenüberladung (Hämochromatosis), ein Artikel von Frau Dr. Blaurock-Busch, englisch*

Gallium

- *Eintrag zu Gallium in der GESTIS-Stoffdatenbank des IFA, 2014 (JavaScript erforderlich)*
- *Bernard Martel, Keith Cassidy: Chemical risk analysis: a practical handbook. Taylor & Francis, 2000, ISBN 1-56032-835-5, S. 376.*
- *A. F. Holleman, E. Wiberg, N. Wiberg: Lehrbuch der Anorganischen Chemie. 102. Auflage. de Gruyter, Berlin 2007, ISBN 978-3-11-017770-1 S. 1179*

IHHT

- *Prokopov A. Exploring overlooked natural mitochondria - rejuvenative intervention. The puzzle of bowhead whale and naked mole rats. Rejuvenation Research. 2007. V.10. N pp. 543-555*
- *Prokopov A, Voronina T. Intermittent Hypoxic Therapy / Training (IHT): The aetiologic and pathogenetic anti-aging treatment. Rejuvenation Research. 2007. Vol.10. S1. p. 45*
- *Prokopov A, Voronina T. Presentation: Clinical experience in a novel anti-aging treatment modality: the Intermittent Hypoxic Therapy (IHT). Anti-Aging Conference London, The RoyalSociety of Medicine. 14-16 Sept. 2007*
- *http://cellgym.de/wissenschaft*

Indium

- *M. Nakajima et. al.: Comparative developmental toxicity study of indium in rats and mice. In: Teratog Carcinog Mutagen. 20/2000, S. 219–27. PMID 10910472*
- *R. E. Chapin et.al.: The reproductive and developmental toxicity of indium in the Swiss mouse. In: Fundam Appl Toxicol. 27/1995, S. 140–8. PMID 7589924*
- *M. Nakajima et. al.: Developmental toxicity of indium chloride by intravenous or oral administration in rats. In: Teratog Carcinog Mutagen. 18/1998, S. 231–8. PMID 9876012*
- *M. Nakajima et. al.: Developmental toxicity of indium in cultured rat embryos. In: Teratog Carcinog Mutagen. 19/1999, S. 205–9. PMID 10379844*
- *J. L. Zurita et. al.: Toxicological assessment of indium nitrate on aquatic organisms and investigation of the effects on the PLHC-1 fish cell line. In :Sci Total Environ. 387/2007, S. 155–65. PMID 17804041*

Iridium

- *Schmidt, Lang: Physiologie des Menschen. 30. Auflage, S. 856.*
- *Kurt Hausmann: Die Bedeutung der Darmbakterien für die Vitamin B12- und Folsäure-Versorgung der Menschen und Tiere In: Journal of Molecular Medicine, Volume 33, Numbers 15–16, S. 354–359, doi:10.1007/BF01467965.*
- *Cem Ekmekcioglu, Wolfgang Marktl: Kobaltmangel In: Essenzielle Spurenelemente: Klinik und Ernährungsmedizin, Springer 2006; S. 198. ISBN 978-3-211-20859-5. In Google books.*
- *Wolfgang Löscher, Fritz Rupert Ungemach, Reinhard Kroker: Vitamin B12 In: Pharmakotherapie bei Haus- und Nutztieren, 7. Auflage, Georg Thieme Verlag 2006; S. 346. ISBN 9783830441601.*
- *Hans-Konrad Biesalski, Stephan C. Bischoff, Christoph Puchstein (Hrsg.): 11.4 Kobalt In: Ernährungsmedizin: nach dem neuen Curriculum Ernährungsmedizin der Bundesärztekammer, 4. Auflage, Georg Thieme Verlag 2010; S. 205. ISBN 9783131002945.*
- *C. Thomas: Spezielle Pathologie. Schattauer Verlag, 1996, ISBN 3-7945-2110-2, S. 179 (eingeschränkteVorschau in der Google-Buchsuche).*
- *Expert Group on Vitamins and Minerals. 2002.*
- *Cardiology: When Beer Brought the Blues. In: New York Times Ausgabe vom 10. Januar 1967.*
- *W. Jelkmann: The Disparate Roles of Kobalt in Erythropoiesis, and Doping Relevance. Open Journal of Hematology, 2012, 3–6.*

Kobalt

- *Schmidt, Lang: Physiologie des Menschen. 30. Auflage, S. 856.*
- *Kurt Hausmann: Die Bedeutung der Darmbakterien für die Vitamin B12- und Folsäure-Versorgung der Menschen und Tiere In: Journal of Molecular Medicine, Volume 33, Numbers 15–16, S. 354–359, doi:10.1007/BF01467965.*
- *Cem Ekmekcioglu, Wolfgang Marktl: Kobaltmangel In: Essenzielle Spurenelemente: Klinik und Ernährungsmedizin, Springer 2006; S. 198. ISBN 978-3-211-20859-5. In Google books.*
- *Wolfgang Löscher, Fritz Rupert Ungemach, Reinhard Kroker: Vitamin B12 In: Pharmakotherapie bei Haus- und Nutztieren, 7. Auflage, Georg Thieme Verlag 2006; S. 346. ISBN 9783830441601.*
- *Hans-Konrad Biesalski, Stephan C. Bischoff, Christoph Puchstein (Hrsg.): 11.4 Kobalt In: Ernährungsmedizin: nach dem neuen Curriculum Ernährungsmedizin der Bundesärztekammer, 4. Auflage, Georg Thieme Verlag 2010; S. 205. ISBN 9783131002945.*
- *C. Thomas: Spezielle Pathologie. Schattauer Verlag, 1996, ISBN 3-7945-2110-2, S. 179 (eingeschränkte Vorschau in der Google-Buchsuche).*
- *Expert Group on Vitamins and Minerals. 2002.*
- *Cardiology: When Beer Brought the Blues. In: New York Times Ausgabe vom 10. Januar 1967.*
- *W. Jelkmann: The Disparate Roles of Kobalt in Erythropoiesis, and Doping Relevance. Open Journal of Hematology, 2012, 3–6.*

Kupfer

- *Tägliche Aufnahme von 0,5 mg / kg unbedenklich laut: A. F. Holleman, E. Wiberg, N. Wiberg: Lehrbuch der Anorganischen Chemie. 102. Auflage. de Gruyter, Berlin 2007, ISBN 978-3-11-0177701, S. 1434.*
- *A. Ala, A. P. Walker, K. Ashkan, J. S. Dooley, M. L. Schilsky: Wilson's disease. In: The Lancet. Band 369, Nummer 9559, Februar 2007, S. 397–408, doi:10.1016/S0140-6736(07)60196-2, PMID 17276780.*

- *Warnes, SL. und Keevil, CW. (2013): Inactivation of norovirus on dry copper alloy surfaces. In: PLoS One 8(9); e75017; PMID 24040380, PMC 3767632 (freier Volltext, PDF).*
- *Ratschlag24.com: Kupferdraht gegen Schneckenplage. vom 17. März 2008.*
- *Sat1.de: Sendung 24: clever! - Wissensbuch*
- *Med.de: Eintrag zu Kupfer, abgerufen am 23. Februar 2013.*
- *Merck Manual: Copper*
- *J. F. Mercer: Menkes syndrome and animal models. In: The American journal of clinical nutrition. Band 67, Nummer 5 Suppl, Mai 1998, S. 1022S–1028S, PMID 9587146. (Review).*
- *S. Lutsenko, N. L. Barnes u. a.: Function and regulation of human copper-transporting ATPases. In: Physiological review. Band 87, Nummer 3, Juli 2007, S. 1011–1046, doi:10.1152/physrev.00004.2006. PMID 17615395. (Review).*
- *T. A. Bayer: Dietary Cu stabilizes brain superoxide dismutase 1 activity and reduces amyloid AÃ, production in APP23 transgenic mice. In: Proceedings of the National Academy of Sciences. 100, 2003, S. 14187–14192, doi:10.1073/pnas.2332818100.*
- *Holger Kessler, Frank-Gerald Pajonk, Daniela Bach, Thomas Schneider-Axmann, Peter Falkai, Wolfgang Herrmann, Gerd Multhaup, Jens Wiltfang, Stephanie Sch fer, Oliver Wirths, Thomas A. Bayer: Effect of copper intake on CSF parameters in patients with mild AlzheimerÃ¢€™s disease: a pilot phaseÃ, 2 clinical trial. In: Journal of Neural Transmission. 115, 2008, S. 1651–1659, doi:10.1007/s00702-008-0136-2.*
- *N. G. Faux, C. W. Ritchie, A. Gunn, A. Rembach, A. Tsatsanis, J. Bedo, J. Harrison, L. Lannfelt, K. Blennow, H. Zetterberg, M. Ingelsson, C. L. Masters, R. E. Tanzi, J. L. Cummings, C. M. Herd, A. I. Bush: PBT2 rapidly improves cognition in Alzheimer's Disease: additional phase II analyses. In: Journal of Alzheimer's disease : JAD. Band 20, Nummer 2, 2010, S. 509–516, doi:10.3233/JAD-2010-1390. PMID 20164561.*
- *I. .. Singh, A. P. Sagare, M. .. Coma, D. .. Perlmutter, R. .. Gelein, R. D. Bell, R. J. Deane, E. .. Zhong, M. .. Parisi, J. .. Ciszewski, R. T. Kasper, R. .. Deane: Low levels of copper disrupt brain amyloid-Ã, homeostasis by altering its production and clearance. In: Proceedings of the National Academy of Sciences. , S. , doi:10.1073/pnas.1302212110.*
- *Deutsches Kupferinstitut: Kupfer und seine Anwendungen*

Kunststoffe

- *A F Fleisch et al.: Bisphenol A and Related Compounds in Dental Materials. Pediatrics (2010), online veröffentlicht 6. September 2010*
- *G Schmalz: Bisphenol A in Dentistry – an Unacceptable Biological Risk? AADR Annual Meeting, Washington D.C., 3.-6. März 2010*
- *Zahlreiche nicht dokumentierte Acrylate und Rückstände in Kompositen. Zahnmedizin Report Nr. 11/2008, S.2*
- *Dr. Just Neiss – Veröffentlichung DZW 01/2013 Machen Komposite krank?*

LTT

- *Agata H,. et al. Evaluation of lymphocyte proliferative responses to food antigens with regard to age and food-specific IgE antibodies in food-sensitive atopic dermatitis. J Investig Allergol Clin Immunol. 1993;3:174-177.*
- *Fukutomi, O. et al. Timing of onset of allergic symptoms as a response to a double-blind, placebo-controlled food challenge in patients with food allergy combined with a radioallergosorbent test and the evaluation of proliferative lymphocyte responses. Int Arch Allergy Immunol. 1994;104(4):352-357.*
- *Kondo N. et al. Lymphocyte responses to food antigens in patients with atopic dermatitis who are sensitive to foods. J Allergy Clin Immunol. 1990;86:253-260.*
- *Reekers R. et al. The role of circulating food antigenspecific lymphocytes in food allergic children with atopic dermatitis. Br J Dermatol. 1996;135:935-941.*
- *Tainio VM, Savilahti E. Value of immunologic tests in cow milk allergy. Allergy. 1990;45(3):189-196.*
- *Werfel T et al. Milk-responsive atopic dermatitis is associated with a casein-specific lymphocyte response in adolescent and adult patients. J Allergy Clin Immunol. 1997;99:124-133.*
- *Ivana Setinova et al. Diagnostic value of the lymphocyte transformation test for non-IgE mediated food allergy Poster prsesentation from Food Allergy and Anaphylaxis Meeting 2014, Dublin*

- *Kimura M. Usefulness of lymphocyte stimulation test for the diagnosis of intestinal cow's milk allergy in infants. Int Arch Allergy Immunol. 2012;157:58-64.*
- *Matsumoto K. Non-IgE-related diagnostic methods (LST, patch test). Chem Immunol Allergy. 2015;101:79-86..*

Mangan

- *Mangan –Parkinsonismus Chronische Kobaltvergiftung in der Endoprothetik. Steens, W. / et al. In: Der Orthopäde 2006; 35: 860 - 864. [Abrieb einer Gelenk - Endoprothese aus Metall kann eine Kobalt - Vergiftung mit Parkinsonismus - ähnlichen Symptomen, siehe oben, verursachen.]*
- *Eintrag zu Mangan in der GESTIS-Stoffdatenbank des IFA, abgerufen am 28. März 2011 (JavaScript erforderlich).*
- *Annette Santamaria, Sandra Sulsky: Risk Assessment of an Essential Element: Manganese. In: Journal of Toxicology and Environmental Health, Part A. 73, 2010, S. 128–155, doi:10.1080/15287390903337118.*
- *Merkblatt zur BK Nr. 1105 Bek. des BMA v. 19.5.1964, BArbBl Fachteil Arbeitsschutz 1964, 128f*
- *J. Strähle, E. Schweda: Jander • Blasius – Einführung in das anorganisch-chemische Praktikum. 14. Auflage, S. Hirzel Verlag, Stuttgart 1995, ISBN 978-3-7776-0672-9, S. 186–192.*

Natriumthiosulfat (NTS)

- *Kaji A, McElroy WD; Mechanism of hydrogen sulfide formation from Thiosulfate; J Bacteriol 1959; 77; 630-637 (s. Artikel)*
- *Olson KR et al.; Thiosulfate: a Readily Accessible Source of Hydrogen Sulfide in Oxygen Sensing; Regulatory, Integrative and Comparative*
- *Physiology 2013; DOI: 10.1152/ajpregu.00421.2012*
- *Ke-Yi et al., Mechanisms and Kinetics of the HOSO+NO Reaction; Acta Phys Chim Sin 2004; 20(7):772-775*
- *Bebarta VS et al.; Hydroxocobalamin versus sodium thiosulfate for the treatment of acute cyanide toxicity in a swine (Sus scrofa) model.*
- *Ann Emerg Med. 2012;59(6):532-9.*
- *Hall AH, Rumack BH; Hydroxycobalamin / sodium thiosulfate as a cyanide antidote. J Emerg Med. 1987;5(2):115-21.*
- *Pfeifle CE et al.; High-dose cisplatin with sodium thiosulfate protection. JCO 1985; 3; 237-244*
- *Sooriyaarachchi M et al.; The effect of sodium thiosulfate on the metabolism of cis-platin in human plasma in vitro.*
- *Metallomics. 2012;4(9):960-7.*
- *Nagai N et al.; Effects of sodium thiosulfate on the pharmacokinetics of unchanged cisplatin and on the distribution of platinum species in rat kidney: protective mechanism against cisplatin nephrotoxicity. Cancer Chemother Pharmacol1995;36(5):404-10.*
- *Resgalla CJr et al.; Evaluation of effectiveness of EDTA and sodium thiosulfate in removing metal toxicity toward sea urchin embryo-larval applying the TIE. Chemosphere. 2012;89(1):102-7.*
- *Oh SR et al.; Dechlorination with sodium thiosulfate affects the toxicity of wastewater contaminated with copper, cadmium, nickel, or zinc. Environ Toxicol. 2008;23(2):211-7*
- *Ghosh CK et al.; Chronic Arsenicosis of Cattle in West Bengal and It's Possible Mitigation by Sodium Thiosulfate. Toxicol Int. 2011;18(2):137-9.*
- *Issaro N et al.; Thermodynamic and kinetic study of the single extraction of mercury from soil using sodium-thiosulfate. Talanta. 2010 Oct 15;82(5):1659-67*
- *Farese S et al.; Sodium Thiosulfate Pharmacokinetics in Hemodialysis Patients and Healthy Volunteers; Clin J Am Soc Nephrol 2011; 6(6):1447-55.*
- *Brucculeri M et al.; Role of sodium thiosulfate therapy in the treatment of digital necrosis due to Mönckeberg sclerosis. Hemodial Int. 2013;doi: 10.1111/hdi.12115. [Epub ahead of print]*
- *Yerram P et al.; Nephrogenic systemic fibrosis: a mysterious disease in patients with renal failure-role of gadolinium-based contrast media in causation and the beneficial effect of intravenous sodium thiosulfate. Clin J Am Soc Nephrol 2007;2(2):258-63.*
- *Weening RH et al.; Calciphylaxis: Natural history, risk factor analysis, and outcome; J Am Acad Dermatol. 2007; 56(4):569-79*

- *Hackett BC et al.; Calciphylaxis in a patient with normal renal function: response to treatment with STS; Clin Exp Dermatol 2009 Jan;34(1):39-42*
- *Subramaniam K et al.; Complete resolution of recurrent calciphylaxis with long-term intravenous sodium thiosulfate; Australasian Journal of Dermatology 2008, 49, 30–34*
- *Araya CE et al.; Sodium Thiosulfate Treatment for Calcific Uremic Arteriolopathy in Children and Young Adults, Clin J Am Soc Nephrol 2006; 1(6):1161-6*
- *Cicone JS et al.; Successful treatment of calciphylaxis with intravenous sodium thiosulfate. Am J Kidney Dis 2004; 43(6):1104-8.*
- *Heiro M et al.; Sodium thiosulfate--new hope for the treatment of calciphylaxis; Duodecim 2011; 127(16):1690-6.*
- *Cohen GF, Vyas NS; Sodium Thiosulfate in the Treatment of Calciphylaxis; J Clin Aethet Dermatol 2013; 6; 41-44*
- *Zacharias JM, Fontaine B, Fine A; Calcium use increases risk of calciphylaxis: a case-control study. Perit Dial Int. 1999;19(3): 248-52.*
- *Kuypers DR; Skin problems in chronic kidney disease. Nat Clin Pract Nephrol. 2009; 5:157-70*
- *Mathews SJ et al.; Effects of Sodium Thiosulfate on Vascular Calcification in Ende-Stage Renal disease: A pilot study of Feasibility, Safety and Efficacy; Am J Nephrol. 2011;33(2):131-8*
- *Sen U et al; Cardioprotective Role of Sodium Thiosulfate on chronic heart failure by modulationg endogenous H2S Generation; Pharmacology 2008; 82; 201-213*
- *Pouyatos B et al.; Oxidative stress pathways in the potentiation of noise-induced hearing loss by acrylonitrile. Hear Res. 2007 Feb;224(1-2):61-74.*
- *Karageuzyan KG. Oxidative stress in the molecular mechanism of pathogenesis at different diseased states of organism in clinics and experiment. Curr Drug Targets Inflamm Allergy. 2005 Feb;4(1):85-98.*
- *Laggner H et al.; The novel gaseous vasorelaxant hydrogen sulfide inhibits angiotensin-converting Bhatia M; Hydrogen sulfide as a vasodilator. IUBMB Life 2005 Sep;57(9):603-6. Hildebrandt TM; Grieshaber MK; Three enzymatic activities catalyze the oxidation of sulfide to thiosulfate in mammalian and invertebrate mitochondria; FEBS Journal 2008; 275, 3352–3361*
- *KimuraY et al.; Hydrogen sulfide increases glutathione production and suppresses oxidative stress in mitochondria; Antioxid Redox Signal 2010; 12; 1-13*
- *Wallace JL; Hydrogen sulfide releasing anti-inflammatory drugs; Trends Pharmacol Sci 2007; 28; 501-505*
- *Tang XQ et al.; ACS6 a Hydrogen sulfide-donating derivate of sildenafil inhibits homocysteine induced apoptosis by preservation of mitochondrial function; Medical Gas Research 2011; 1; 20*
- *Sparatore A et al.; Therapeutic potenzial of new hydrogen sulfide-releasing hybrids; Expert Rev Clin Pharmacol 2011; 4; 109-121*
- *Zavaczki E et al.; Hydrogen sulfide inhibits the calcification and osteoblastic differentiation of vascular smooth muscle cells, Kidney Int 2011; 80; 731-739*
- *Yang G et al.; H2S as a physiologic Vasorelaxant: Hypertension in Mice with Deletion of Cystathione Gamma-Lyase; Science 2008; 322; 587-590*
- *Bos EM et al.; Hydrogen Sulfde-Induced Hypometabolism prevents renal ischemia/Reperfusion Injury; JASN Express 2009; 20; 1901-1905*
- *Mani S et al.; Decreased endogenous production of hydrogen sulfide accelerates atherosclerosis. Circulation. 2013; 127(25):2523-34.*
- *Mishra PK et al.; H2S ameliorates oxidative and proteolytic stresses and protects the heart against adverse remodeling in chronic heart failure. Am J Physiol Heart Circ Physiol. 2010; 298(2):H451-6.*
- *Perna AF et al.; Hydrogen sulfide, the third gaseous signaling molecule with cardiovascular properties, is decreased in hemodialysis patients. J Ren Nutr. 2010; 20(5 Suppl):S11-4*
- *Rong W et al.; The neurophysiology of hydrogen sulfide. Inflamm Allergy Drug*

Mikrobiota Stuhltransplantation

- *Kho, Z. Y. & Lal, S. K. The human gut microbiome - A potential controller of wellness and disease. Front. Microbiol. 9, 1–23 (2018).*
- *Weber, D. & Holler, E. Interaktionen zwischen Immunsystem und Mikrobiota. in Mikrobiom (eds. Stallmach, A. & Verhreschild, M. J. G. T.) 219–231 (De Gruyter, 2016).*

- *De Palma, G., Collins, S. M., Bercik, P. & Verdu, E. F. The microbiota-gut-brain axis in gastrointestinal disorders: Stressed bugs, stressed brain or both? J. Physiol. 592, 2989–2997 (2014).*
- *Britton, R. A. & Young, V. B. InteractionsInteraction between the intestinal microbiota and host in Clostridium difficile colonization resistance. Trend Microbiol. 20, 313–319 (2012).*
- *Quraishi, M. N. et al. Systematic review with meta-analysis: the efficacy of faecal microbiota transplantation for the treatment of recurrent and refractory Clostridium difficile infection. Aliment. Pharmacol. Ther. 46, 479–493 (2017).*
- *Borody, T. J., Leis, S., Campbell, J., Torres, M. & Nowak, A. Fecal microbiota transplantation (FMT) in multiple sclerosis (MS) [abstract]. Am. J. Gastroenterol. 106, 352 (2011).*
- *Ananthaswamy, A. Faecal transplant eases symptoms of Parkinson's disease. New Sci. 209, 8–9 (2011).*
- *Vrieze, A. et al. Transfer of intestinal microbiota from lean donors increases insulin sensitivity in individuals with metabolic syndrome. Gastroenterology 143, 913–916.e7 (2012).*

Nickel

- *Schnuch, W. Uter, J. Geier, O. Gefeller: Epidemiology of contact allergy. An estimation of morbidity employing the clinical epidemiology and drug-utilization research (CE-DUR) approach. In: Contact Dermatitis 47(1), 2002, S. 32–39; PMID 12225411.*
- *BfR: Kontaktallergene in Spielzeug: Gesundheitliche Bewertung von Nickel und Duftstoffen (PDF; 178 kB), Aktualisierte Stellungnahme Nr. 010/2012 des BfR vom 11. April 2012.*
- *Jürgen Strutz, Olaf Arndt, Wolfgang Mann: "Praxis der HNO-heilkunde, Kopf- und Halschirurgie", Thieme, 2001, ISBN 3-13-116971-0, S. 386.*
- *Prevalence of nickel sensitization and urinary nickel content of children are increased by nickel in ambient air; PMID 21168833.*
- *Allergenes Potenzial: Nickel im Trinkwasser*

NICO-RANTES

- *Dr. J. Lechner, 2011, Neuralgie induzierende Hohlraum bildende Osteonekrosen (NICO) – Immunmediatoren und Systementgleisungen, UMG 2/20112.*
- *Lechner J, Mayer W. Immune messengers in Neuralgia Inducing Cavitational Osteonecrosis (NICO) in jaw bone and systemic interference. Eur J Integr Med 2010; 2: 71-77*
- *Dr. J. Lechner, Kavitätenbildende Osteolysen des Kieferknochens , ISBN: 978-3-931351-19-9, 276 Seiten*

Ozon

- *Biedunkiewicz B, Natural killer cell activity unaffected by ozonated autohemotherapy in patients with end-stage renal disease on maintenance renal replacement therapy. In: Int J Artif Organs. 2004 Sep;27(9):766-71*
- *O. S. León et al.: Ozone Oxidative Preconditioning: a Protection A*
- *Sieper A., Wehmeyer C. Kinderzahnheilkunde und Prophylaxe. ALL DENTE GmbH 2005,1. Auflage, 116-117.*
- *Kim JG, Yousef AE, Dave S: Application of ozone for enhancing the microbiological safety and quality of foods: a review. J Food Prot 1999, 62:1071-87.*
- *Bocci V. How ozone acts and how it exerts therapeutic effects. Lynch E, ed. Ozone: the revolution in dentistry. London: Quintessence Publishing; 2004: 15–22.*
- *Xu P, Janex ML, Savoye P, Cockx A, Lazarova V. Wastewater disinfection by ozone: main parameters for process design. Water Res 2002; 36: 1043–1055.*
- *Dyas A, Boughton BJ, Das BC: Ozone killing action against bacterial and fungal species; microbiological testing of a domestic ozone generator. J Clin Pathol 1983, 36:1102-4.*
- *Barber E, Menendez S, Leon OS, Barber MO, Merino N, Calunga JL, Cruz E, Bocci V. Prevention of renal injury after induction of ozone tolerance in rats submitted to warm ischemia. Mediators Inflamma, 1999; 8: 37–41.*
- *Sandhaus S, Ozone therapy in oral surgery and clinical dentistry. Zahnärztliche Praxis, 1969, 20:277-80.*
- *Baysan A, Lynch E, The use of ozone in dentistry and medicine. Prim Dent Care 2005, 12:47- 52.*
- *Huth KC, Paschos E, Brand K, Hickel R: Effect of ozone on non-cavitated fissure carious lesions in permanent molars. A controlled prospective clinical study. Am J Dent 2005, 18:223-8.*

- *Noetzel J, Moter A, Walkenbach S, Schulze S, Neumann, Kielbassa AM: Wirksamkeit von Ozon und einem Diodenlaser gegenüber Biofilmen von Candida albicans in Wurzelkanälen. Autoreferate-Band der Deutschen Gesellschaft für Zahnerhaltung, Abstraktnummer 40, ISBN- 978-3-86611-433-3, S. 96, 2009.*
- *Huth KC, Quirling M, Maier S, Kamereck K, Alkhayer M, Paschos E, Welsch U, Miethke T, Brand K, Hickel R, Effectiveness of ozone against endodontopathogenic microorganisms in a root canal biofilm model. Int Endod J 2009, 42:3-13.*
- *Lutz Laurisch: Gratwanderung Kariesdiagnostik: invasiv oder präventiv? Deutsche Zahnärztliche Zeitschrift, 2007, 62- 4.*
- *Baysan, A. Whiley, R A, Lynch, E: Antimicrobial effect of a novel ozone generating device on microorganisms associated with primary root carious lesions in vitro. Caries Res 2000, 34, 498-501.*
- *Botzenhart, UU, Frentzen, M: Die Behandlung des überempfindlichen Zahnhalses. ZWR 2007, 116 (1+2); 8-18.*
- *Abu-Naba'a L. Management of primary occlusal pit and fissure caries using ozone. [PhD Thesis] Belfast, UK: Queens University; 2003.*
- *Beighton D, Lynch E. Comparison of selected microflora of plaque and underlying carious dentine associated with primary root caries lesions. Caries Res 1995; 129: 154–158.*
- *Prof. Dr. H.-G. Schneider, Die Wirksamkeit hängt davon ab, wie Diffusionsbarrieren beseitigt werden können, Praxis aktuell, Woche 23, 04.*

- *Noetzel J, Moter A, Walkenbach S, Schulze S, Neumann, Kielbassa AM: Wirksamkeit von Ozon und einem Diodenlaser gegenüber Biofilmen von Candida albicans in Wurzelkanälen. Autoreferate-Band der Deutschen Gesellschaft für Zahnerhaltung, Abstraktnummer 40, ISBN- 978-3-86611-433-3, S. 96, 2009.*

- *Brauner A. Clinical studies of therapeutical results from ozonized water for gingivitis and periodontitis. Zahnärztl. Praxis 1991; 42: 48–50.*
- *Filippi A. Ozoniertes Wasser als Kühl- und Spülmedium bei Osteotomie. DZZ 1999; 54: 619.*
- *Lussi und J.E. Dähnhardt . Behandlung unkooperativer Kinder mit HealOzone. A / Universität Bern, 2003.*

Palladium

- *Lenntech*
- *Dr. Geissler AT / Zeitbombe im Körper*
- *www.doctao.de/media/ToxischeMetalleV.pdf*
- *Dr. Lechner , http://www.zahnmetalle.de/*
- *Dr. Daundere, Handbuch der Umweltgifte, 06/2006 http://www.toxcenter.org/stoff-infos/p/palladium.pdf*
- *Amalgam-Schadstoffinformation / Dr. Daunderer / 6. Auflage*
- *Gifte im Alltag / Dr. Max Daunderer*

Platin

- *http://www.rohkostwiki.de/wiki/Vortrag_von_Dr._med._Dietrich_Klinghardt_%C3%BCber_Schwermetalle#Schwermetalle_in_Zahnmaterialien*
- *http://www.aerztezeitung.de/medizin/krankheiten/krebs/bronchial-karzinom/article/311804/lungen-krebs-gemcitabin-plus-platin-besonders-wirksam.html*
- *http://www.homoeopathiewelt.com/einzelmittel/platinum-metallicum/*

Quecksilber

- *Huggins,H.A., Huggins, S.A.: It`s all in your head. Diseases caused by silver mercury fillings. Hal A Huggins DDS (1985)*
- *Gerhard I. Fortpflanzungsstörungen durch Umweltgifte? Therapeuthikon 7 (11) 478-491, November 1993 und Gerhard I.,B. Runnebaum: Schadstoffe und Fertilitätsstörungen Schwermetalle und Mineralstoffe. Geburts- und Frauenheilkunde 52 (1992) 383-396*
- *Suzuki,T., Miyama T., Katsunuma, H.: Comparison of mercury contents in maternal blood, umbilical cordblood, and Plazental tissues. Bull. Environ. Caontam.TOXICOL: 5 (1971) 502-508*
- *Diamagnetische Stoffe sind z. B. Quecksilber und Silber, sie geben Magnetismus ab und können im Kernspintomogramm nachgewiesen werden. Andere in der Zahnheilkunde verwendete Materialien, wie Palladium, sind paramagnetisch, nehmen Magnetismus auf und können nicht im Kernspin nachgewiesen werden. Dazu gehören auch Aluminium, Chrom, Magnesium, Kalium und Sauerstoff.*

- *Daunderer, Amalgam, ecomed Verlag*
- *Pelikan W.: Quecksilber im menschlichen Kulturbereich. In: Sieben Metalle. Dornach: Philosophisch-Antroposophischer Verlag 1981*
- *Pelikan W.: Quecksilber im menschlichen Kulturbereich. In: Sieben Metalle. Dornach: Philosophisch-Anthroposophischer Verlag 1981*
- *Ziff S: The toxic Zime bomb. Santa Fe: Aurora Press 1986*
- *Diener, J, Hippokrates des 20.Jahrhunderts, Institut für geistige und bioenergetische Heilverfahren, 65817 Eppstein*
- *Krankheitsbild erstmals 1903 beschrieben: starke Beinkrämpfe durch Nervenstörungen, Gewichtsverlust, Herzklopfen, und Schwäche, schlaffe Muskeln, Reizbarkeit, Photophobie, schmerzende Haut, die sich schält mit rosa Stellen darunter., Polyurie, Schlaflosigkeit, Haarausfall, Bewegungsunlust, überdehnte Gliedmaßen, Rektumprolaps, Nierenversagen.*
- *Warkany & Hubbard: Acrodynia and mercury. J.Pedatr. 1953;42:365-386*
- *Uecker: Metalle in der ganzheitlichen Therapie ISBN: 9783830491460*
- *Schreiber: Die Medzin der Zukunft ist eine Entgiftungsmedizin, HMS Schreiber Verlag München*
- *W.Splittstoeßer S.48-50 Goldrausch ISBN3-934-02230-8*
- *Dr.W.Splittstoeßer:Goldrausch-oder die Frage: Sind Impfungen notwendig, geeignet und zumutbar.1999 ISBN3-934022-30-*
- *Bolt HM, Greim H, Marquardt H, Neumann HG, Oesch F, Ohnesorge FK , Stellungnahme der Beratungskommission Toxikologie der Deutschen Gesellschaft für Pharmakologie und Toxikologie zur Toxizität von Zahnfüllungen aus Amalgam.In Amalgam-Pro und Contra. Gutachten, Referate, Statements-Diskussion. 2. Erweiterte Auflage. Köln: Deutscher Ärzteverlag 310-313*
- *Strubelt O, Schiele R, Estler CJ. Zur Frage der Embryotoxizität aus Amalgamfüllungen. Zahnärztl Mitt 1988;78:641-646*
- *Clarkson TW, Hursh JB, Sager PR, Syversen TLM. Mercury. In:Biological monitoring of toxic metals. New York, London: Plenum Press 1988; 199-246*
- *Clarkson TW, Friberg L, Hursh, JB, Nylander M. The prediction of intake of mercury vapor from amalgams. In : Clarkson TW, Friberg L, Nordberg GF, F Sager PR (eds) Biological monitoring of toxic metals. New York, London: Plenum press,1988; 247-264.*
- *Schiele R. Die Amalgamfüllung-Verträglichkeit. Dtsch Zahnärztl Z 1991;46:515-518*
- *Daunderer, M.:Klinische Toxikologie. Band 1-7, Econ Verlag 1989.*
- *Gerhard I., Frick A., Bondo Monga, Diagnostik der chronischen Quecksilberbelastung. Clin.Lab. 1997; 43,637-647*
- *http://www.deguz.de/fachkreise/fachinformationen/metalle-und-Metallischer-zahnersatz/toxische-effekte-von-metallen-im-organismus.html*
- *Gonzales-RAmirez,D. et al. J.Pharm.and Exp.Therapeutics,272:264-274,1995*
- *http://www.amalgam-informationen.de/dokument/anklage.htm*

Reduziertes Glutathion

- *Quelle: http://glutathion-news.com/de/klinische-tests-beweisen-die-langzeit-wirksamkeit-bei-einer-einnahme-von-oral-zugefuehrtem-glutathion-als-nahrungsergaenzung/*

Rhodium

- *Rhodium (nur Pulver; komp. Metall ohne R-/S-Sätze) in der GESTIS-Stoffdatenbank des IFA, abgerufen am 4. April 2008 (JavaScript erforderlich).*
- *Bernd Sures, Sonja Zimmermann: Untersuchungen zur Toxizität von Platin, Palladium und Rhodium. Programm Lebensgrundlage Umwelt und ihre Sicherung, Universität Karlsruhe, 2005 (PDF).*
- *Esther B. Royar, Stephen D. Robinson: Rhodium(II)-Carboxylato Complexes. In: Platinum Metals Rev., 1982, 26 (2), S. 65–69 (PDF). B. Desoize: Metals and metal compounds in cancer treatment. In: Anticancer Res 24/2004, S. 1529–1544; PMID 15274320.*
- *N. Katsaros, A. Anagnostopoulou: Rhodium and its compounds as potenzial agents in cancer treatment. In: Critical Reviews in Oncology Hematology 42, 2002, S. 297–308; PMID 12050021*

Ruthenium

- *Claire S. Allardyce, Paul J. Dyson: Ruthenium in Medicine: Current Clinical Uses and Future Prospects. (PDF-Datei; 612 kB) In: Platinum Metals Review. 45, Nr. 2, 2001, S. 62–69.*
- *Emmanuel S. Antonarakis, Ashkan Emadi: Ruthenium-based chemotherapeutics: are they ready for prime time? In: Cancer Chemotherapy and Pharmacology. 66, Nr. 1, 2010, S. 1–9, doi:10.1007/s00280-010-1293-1.*

Salz + Autoimmunerkrankung

- *http://www.nature.com/nature/journal/v496/n7446/full/nature11868.html. Departments of Neurology and Immunobiology, Yale School of Medicine, 15 York Street, New Haven, Connecticut 06520, USA. Broad Institute of MIT and Harvard, 7 Cambridge Center, Cambridge, Massachusetts 02142, USA. These authors contributed equally to this work. Dominik N. Muller & David A. Hafler*

Selen

- *McKenzie R. et al.: Selenium: an essential element for immune function. Immunol Today 1998;19:342-5.*
- *Peretz A. et al.: Selenium supplementation in rheumatoid arthritis investigated in a double blind, placebo-controlled trial. Scand J Rheumatol 2001;30(4):208-212. (2001).*
- *Stranges S. et al.: Effects of selenium supplementation on cardiovascular disease incidence and mortality: secondary analyses in a randomized clinical trial. Am J Epidemiol. 15;163(8):694-9. (2006).*
- *Gartner R. et al.: The effect of a selenium supplementation on the outcome of patients with severe systemic inflammation, burn, and trauma. BioFactors 14 2001; 199-204.*
- *Neve J.: Human selenium supplementation as assessed by changes in blood selenium concentration and glutathione peroxidase activity. J Trace Elem Med Biol 1995;9:65-73.*
- *Fleet J.: Dietary selenium repletion may reduce cancer incidence in people at high risk who live in areas with low soil selenium. Nutr Rev 1997;55:277-9.*
- *Grimble RF. Nutritional antioxidants and the modulation of inflammation: Theory and practice. New Horizons 1994;2:175-85.*
- *Look M. et al.: Serum selenium versus lymphocyte subsets and markers of disease progression and inflammatory response in human. 10. Romero-Alvira D.: The keys of oxidative stress in acquired immune deficiency syndrome apoptosis. Medical Hypotheses 1998;51(2):169-73*

Serrapeptase

- *1. Rajinikanth, B., Venkatachalam, V. V., & Manavalan, R. (2014). Investigations on the potential of serratiopeptidase—a proteolytic enzyme, on acetic acid induced ulcerative colitis in mice. International Journal of Pharmacy and Pharmaceutical Sciences 6(5), 525-531.*
- *2. Harpreet, K., Singh A. Design, development and characterization of serratiopeptidase loaded albumin nanoparticles. Journal of Applied Pharmaceutical Science 5(2), 103-109.*
- *3. Mazzone, A., Catalani, M., Costanzo, M., Drusian, A., Mandoli, A., Russo, S., ... & Vesperini, G. (1990). Evaluation of Serratia peptidase in acute or chronic inflammation of otorhinolaryngology pathology: a multicentre, double-blind, randomized trial versus placebo. Journal of International Medical Research, 18(5), 379-388.*
- *4. Bhagat, S., Agarwal, M., & Roy, V. (2013). Serratiopeptidase: a systematic review of the existing evidence. International Journal of Surgery, 11(3), 209-217.*
- *5. Jadav, S. P., Patel, N. H., Shah, T. G., Gajera, M. V., Trivedi, H. R., & Shah, B. K. (2010). Comparison of anti-inflammatory activity of serratiopeptidase and diclofenac in albino rats. Journal of Pharmacology and Pharmacotherapeutics, 1(2), 116.*

Silber

- *Mit Silber beschichteter Tubus senkt Pneumonierisiko. In: aerzteblatt.de. 20. August 2008, abgerufen am 26. Dezember 2014.*
- *J. R. Morones-Ramirez, J. A. Winkler u. a.: Silver enhances antibiotic activity against gram-negative bacteria. In: Science translational medicine. Band 5, Nummer 190, Juni 2013, S. 190ra81, doi:10.1126/scitranslmed.3006276. PMID 23785037.*

- *M. Glehr, A. Leithner, J. Friesenbichler, W. Goessler, A. Avian, D. Andreou, W. Maurer-Ertl, R. Windhager, P.-U. Tunn: Argyria following the use of silver-coated megaprostheses. The Bone and Joint Journal 2013, Band 95-B, Ausgabe 7 vom Juli 2013, S. 988–992.*
- *Silver (CASRN 7440-22-4). auf der Webseite der amerikanischen Umweltschutzbehörde EPA*
- *ECHA-Veröffentlichung des CORAP vom 26. März 2014*

Taurin

- *Azuma J. et al.: Usefulness of taurine in chronic congestive heart failure and its prospective application. Jpn Circ J. 1992;56:95-99.*
- *Azuma J. et al.: Beneficial effect of taurine on congestive heart failure induced by chronic aortic regurgitation in rabbits. Res Commun Chem Pathol Pharmacol. 1984;45:261-270.*
- *Balakrishnan S. et al.: Taurine Modulates Antioxidant Potential and Controls Lipid Peroxidation in the Aorta of High Fructose-fed Rats. J Biochem Mol Biol Biophys 2002 Apr;6(2):129-33.*
- *Gaby, A. et al.: Nutritional factors in degenerative eye disorders: Cataract and macular degeneration. J Adv Med 6(1): 27-4O, Spring 1993.*
- *Hayes, K. et al.: Retinal degeneration associated with taurine deficiency in the cat Science l88(4191): 949-51, May 30, 1975.*
- *Nakanishi K.: Recent bioorganic studies on rhodopsin and visual transduction, Chem. Pharm. Bull. 48, 1399 – 1409 (2000). 7. Murakami S.: Taurine suppresses development of atherosclerosis in Watanabe heritable hyperlipidemic (WHHL) rabbits." Atherosclerosis 2002 Jul;163(1):79-87.*

Tantal

- *www.rohstoff-welt.de/basiswissen/tantal-tantalum.php*
- *www.uni-protokolle.de/Lexikon/Tantal.html*
- *www.smt-metall.de/lieferprogramm/tantal/*

Titan

- *Titan-Nanopartikel zerstören Gehirnentwicklung bei Föten, Artikel empfohlen von Dr. Mutter, englisch*
- *Zeitung „Die Welt" Veröffentlichung: http://www.welt.de/gesundheit/article8315256/So-gefaehrlich-koennen-Titan-Implantate-sein.html*
- *Albrektsson et al.: Osseointegrated titanium implants. Requirements for ensuring a long-lasting, direct bone-to-implant anchorage in man. Acta Orthop Scand 52(2):155-70, 1981*
- *Alvim-Pereira et al.: Genetic susceptibility to dental implant failure: a critical review. Int J Oral Maxillofac Implants 23(3):409-16, 2008*
- *Andreiotelli et al.: Relationship between interleukin-1 genotype and peri-implantitis: a literature review. Quintessence Int 39(4):289-98, 2008*
- *Andus et al.: Imbalance of the interleukin 1 system in colonic mucosa-association with intestinal inflammation and interleukin 1 receptor antagonist genotype 2. Gut 41(5):651-7, 1997*
- *Assuma et al.: IL-1 and TNF antagonists inhibit the inflammatory response and bone loss in experimental periodontitis. J Immunol 160(1):403-9, 1998*
- *Baig & Rajan: Effects of smoking on the outcome of implant treatment: a literature review. Indian J Dent Res18(4):190-5. 2007*
- *Baumann et al.: Synergistic effects of mixed TiAlV and polyethylene wear particles on TNFalpha response in THP-1 macrophages. Biomed Tech 51(5-6):360-6, 2006*
- *Birkedal-Hansen: Role of cytokines and inflammatory mediators in tissue destruction. J Periodontal Res 28(6 Pt 2): 500-10, 1993, Review.*
- *Burian et al.: Systemic spread of wear debris--an in-vivo study. Z Orthop Ihre Grenzgeb 144(5):539-44, 2006*
- *Campos et al.: Early failure of dental implants and TNF-alpha (G-308A) gene polymorphism. Implant Dent 13(1):95-101, 2004*
- *Campos et al.: Evaluation of the relationship between interleukin-I gene cluster polymorphisms and early implant failure in non-smoking patients. Clin Oral Implants Res 16(2): 194–201, 2005*
- *Cury et al.: Evaluation of the effect of tumor necrosis factor-alpha gene polymorphism on the risk of peri-implantitis: a case-control study. Int J Oral Maxillofac Implants 24(6):1101-5, 2009*

- *Danesh-Meyer: Dental Implants. Part I: Biological basis, implant types, and the peri-implant sulcus. J N Z Soc Periodontol 77:15-22, 1994*
- *Dörner et al.: Implant-related inflammatory arthritis. Nat Clin Pract Rheumatol 2(1):53-6, 2006*
- *Dominici et al.: Cloning and functional analysis of the allelic polymorphism in the transcription regulatory region of interleukin-1 alpha. Immunogenetics 54(2):82-6, 2002*
- *el Askary et al.: Why do dental implants fail? Part I. Implant Dent 8(2):173-85, 1999*
- *Esposito et al.: Biological factors contributing to failures of osseointegrated oral implants. (II). Etiopathogenesis. Eur J Oral Sci. 106(3):721-64, 1998*
- *Esposito et al.: Interventions for replacing missing teeth: different types of dental implants. Cochrane Database Syst Rev 1: CD003815, 2005*
- *Feloutzis et al.: IL-1 gene polymorphism and smoking as risk factors for peri-implant bone loss in a wellmaintained population. Clin Oral Implants Res 14(1): 10–17, 2003*
- *Fox et al.: Activation of osteoclasts by interleukin-1: divergent responsiveness in osteoclasts formed in vivo and in vitro. J Cell Physiol 184(3):334-40, 2000*
- *Gruica et al.: Impact of IL-1 genotyp and smoking status on the prognosis if osseointegrated implants. Clin Oral Implants Res 15(4): 393–400, 2004*
- *Guis et al.: Influence of -308 A/G polymorphism in the tumor necrosis factor alpha gene on etanercept treatment in rheumatoid arthritis. Arthritis Rheum 57(8):1426-30, 2007*
- *Hallab : Metal sensitivity in patients with orthopedic implants. J Clin Rheumatol 7(4):215-8, 2001*
- *Holm-Pedersen et al.: What are the longevities of teeth and oral implants? Clin Oral Implants Res 18 (Suppl. 3):15-9, 2007*
- *Jacobi-Gresser et al.: Genetic and immunological markers predict titanium implant failure: a retrospective study. Int J Oral Maxillofac Surg. dx.doi.org 10.1016/ j.ijom. 2012.07.018*
- *Jacobs et al.: Osteolysis: basic science. Clin Orthop Relat Res 393:71-7, 2001*
- *Jansson et al.: Clinical consequences of IL-1 genotype on early implant failures in patients under periodontal maintenance. Clin Implant Dent Relat Res 7(1): 51–59, 2005*
- *Kaufman et al.: Human macrophage response to UHMWPE, TiAlV, CoCr, and alumina particles: analysis of multiple cytokines using protein arrays. J Biomed Mater Res A 84(2):464-74, 2008*
- *Kronström et al.: Early implant failures in patients treated with Brånemark System titanium dental implants: a retrospective study. Int J Oral Maxillofac Implants 16(2):201-7, 2001*
- *Laine et al.: IL-1RN gene polymorphism is associated with peri-implantitis. Clin Oral Implants Res 17(4): 380–385, 2006*
- *Lütjering & Williams: Titanium (ed 2). Berlin, Heidelberg, Springer, 2007, p 50*
- *Matthew & Frame: Ultrastructural analysis of metal particles released from stainless steel and titanium miniplate components in an animal model. J Oral Maxillofac Surg 56(1):45-50, 1998*
- *Montes et al.: Failing factors associated with osseointegrated dental implant loss. Implant Dent 16(4):404-12, 2007*
- *Montes et al.: Analysis of the association of IL1B (C+3954T) and IL1RN (intron 2) polymorphisms with dental implant loss in a Brazilian population. Clin Oral Implants Res 20(2):208-17, 2009*
- *Nakashima et al.: Signaling pathways for tumor necrosis factor-alpha and interleukin-6 expression in human macrophages exposed to titanium-alloy particulate debris in vitro. J Bone Joint Surg Am 81(5):603-15, 1999*
- *Perala et al. : Relative production of IL-1b and TNF-a by mononuclear cells after exposure to dental implants. J Periodontol 63(5): 426–430, 1992*
- *Pociot et al.: A TaqI polymorphism in the human interleukin-1 beta (IL-1 beta) gene correlates with IL-1 beta secretion in vitro. Eur J Clin Invest 22(6):396-402, 1992*
- *Porter & von Fraunhofer: Success or failure of dental implants? A literature review with treatment considerations. Gen Dent. 53(6):423-32, 2005*
- *Rader et al.: Cytokine response of human macrophage-like cells after contact with polyethylene and pure titanium particles. J Arthroplasty 14(7):840-8, 1999*
- *Shimpuku et al.: Genetic polymorphisms of the interleukin-1 gene and early marginal bone loss around endosseous dental implants. Clin Oral Implants Res 14(4): 423–429, 2003*
- *Sinha et al.: Osteolysis: cause and effect. Instr Course Lect 47:307-20, 1998*
- *Solar et al.: In vitro corrosion testing of titanium surgical implant alloys: an approach to understanding titanium release from implants. J Biomed Mater Res 13(2):217-50, 1979*

- *Sterner et al.: Effects of clinically relevant alumina ceramic, zirconia ceramic and titanium particles of different sizes and concentrations on TNF-alpha release in a human macrophage cell line. Biomed Tech 49(12):340-4, 2004*
- *Strietzel et al.: Smoking interferes with the prognosis of dental implant treatment: a systematic review and meta-analysis. J Clin Periodontol 34(6):523-44, 2007*
- *Torgersen et al.: Metal particles and tissue changes adjacent to miniplates. A retrieval study. Acta Odontol Scand 53(2):65-71, 1995*
- *Wilson et al.: Effects of a polymorphism in the human tumor necrosis factor alpha promoter on transcriptional activation. Proc Natl Acad Sci 94(7):3195-9, 1997*
- *Wilson & Nunn: The relationship between the interleukin-1 periodontal genotype and implant loss. Initial data. J Periodontol 70(7): 724–729, 1999*
- *Ying et al.: The relationship between IL-1 gene polymorphism and marginal bone loss around dental implants. J Oral Maxillofac Surg 65(11): 2340–2344, 2007*

Tyrosin

- *Bernheimer H. et al.: Brain dopamine and the syndromes of Parkinson and Huntington. Clinical, morphological and neurochemical correlations. J Neurol Sci 20:415-455 (1973).*
- *Banderet L. et al.: Treatment with tyrosine, a neurotransmitter precursor, reduces environmental stress in humans. Brain Res Bull. 22:759-762 (1989).*
- *Bickel H. et al.: The influence of phenylalanine intake on the chemistry and behaviour of a phenylketonuric child. Acta Paediatr 43:64–77 (1954).*
- *Eisenberg M. et al.: Effect of tyrosine on attention deficit disorder with hyperactivity. J Clin Psychiatry. 49:193-195 (1988).*
- *Gibson C.: Tyrosine for the treatment of depression. Adv Biol Psychiatry. 10:148-159 (1983).*
- *Neri D. et al: The effects of tyrosine on cognitive performance during extended wakefulness. Aviat Space Environ Med 66(4):313-319 (1995).*
- *Melamed E. et al.: Plasma tyrosine in normal humans: effects of oral tyrosine and protein-containing meals. J Neural Transm 47:299-306 (1980).*
- *Schwahn D. et al.: Tyrosine levels regulate the melanogenic response to alphamelanocyte-stimulating hormone in human melanocytes: implications for pigmentation and proliferation. Pigment Cell Res 14:32-39 (2001)*

Ultraschall

- *1953 – die wissenschaftliche Grundlagenforschung der Wirkung von Ultraschall auf Bakterien geht zurück bis zum Jahr 1953, in dem Dr. Hartwick (Freie Universität Berlin) seine Studienergebnisse „Wirkung von Ultraschall auf Bakterien" veröffentlicht hat. 1978 – den Forschern Sajas und Gorbatow gelang es, die Vernichtung von Mikroorganismen durch Ultraschall nachzuweisen.*
- *1992 – Schütt, Abraham et al. veröffentlichten neue Studienergebnisse ihrer Untersuchungen bezüglich des Aufbrechens von Zellen der Bakterien und Enzyme durch Ultraschall.*
- *2002 – Bestätigung der Ergebnisse durch Böhm (team-white.com)*
- *2012-2018 Studien von Prof. Dr. Dr. Gängler-Omed Institut of oral medicin UNI Witten-Herdecke (Inhalt bei www.emmi-dent.de) anfordern)*
- *Links zu den Studien:*
- *http://www.ormed.net/download/03-2012-pdf-ormed-emag-us-toothbrush-iadr-2012.pdf*
- *http://www.ormed.net/download/04-2013-emag-pdf-emag-poster-2013-final.pdf*
- *http://www.ormed.net/download/17-iadr-poster-2018-gaengler.pdf .*

Vanadium

- *http://www.yazio.de/ernaehrungslexikon/vanadium.html#zu-vanadium-eigenschaften-zahlt-auch-toxizitat*
- *www.toxcenter.org/stoff-infos/v/vanadium.pdf*
- *www.seilnacht.com › Chemikaliendatenbank*

Zellentartung und Schwermetalle

- *AL-SALEHI SK. (2009): Effects of bleaching on mercury ion release from dental amalgam. J Dent Res. 88(3): 39-43.*
- *APOSHIAN HV. (1998): Mobilization of mercury and arsenic in humans by sodium 2,3-dimercapto-1-propane sulfonate (DMPS). Environ Health Perspect. 106(Suppl 4): 1017–1025.*
- *BELLES M, ALBINA ML, SANCHEZ DJ et al. (2002): Interactions in developmental toxicology: effects of concurrent exposure to lead, organic mercury, and arsenic in pregnant mice. Arch Environ Contam Toxicol. 42(1): 93-98.*
- *BORDIGNON V, PALAMARA F, CORDIALI-FEI P et al. (2008): Nickel, palladium and rhodium induced IFN-gamma and IL-10 production as assessed by in vitro ELISpotanalysis in contact dermatitis patients. BMC Immunol. 9: 19.*
- *BUSSELBERG D. (1995): Calcium channels as target sites of heavy metals.Toxicol Lett. 82-83: 255-261.*
- *DGPT - DEUTSCHE GESELLSCHAFT FÜR PHARMAKOLOGIE UND TOXIKOLOGIE (1990): Stellungnahme zur Toxizität von Zahnfüllungen aus Amalgam. Beratungskommission Toxikologie der DGPT. Mitteilungen 1990(5): 24-26. Nachdruck: Med Klin 85: 350-352.*
- *DU H, ZHU X, FAN C, XU S, WANG Y, ZHOU Y. (2012): Oxidative damage and OGG1 expression induced by a combined effect of titanium dioxide nanoparticles and lead acetate in human hepatocytes. Environ Toxicol. 27(10): 590-597.*
- *FOURNIE GJ, MAS M, CAUTAIN B et al. (2001): Induction of autoimmunity through bystander effects. Lessons from immunological disorders induced by heavy metals. J Autoimmun. 16(3): 319-326.*
- *HALLAB NJ, CAICEDO M, FINNEGAN A et al. (2008): Th1 type lymphocyte reactivity to metals in patients with total hip arthroplasty. J Orthop Surg. 3: 6.*
- *IARC - INTERNATIONAL AGENCY FOR RESEARCH ON CANCER (2010): Carbon black, titanium dioxide, and talc. IARC Monographs on the Evaluation of Carcinogenic Risks to Humans. Vol. 93. International Agency for Research on Cancer, World Health Organization, Lyon, France.*
- *IARC - INTERNATIONAL AGENCY FOR RESEARCH ON CANCER (2004): Overall Evaluations of Carcinogenicity to Humans As evaluated in IARC Monographs Volumes 1-88. International Agency for Research on Cancer, World Health Organization, Lyon, France.*
- *INSTITORIS L, KOVACS D, KECSKEMETI-KOVACS I et al. (2006): Immunotoxicological investigation of subacute combined exposure with low doses of Pb, Hg and Cd in rats. Acta Biol Hung. 57(4): 433-439.*
- *JENNETTE KW. (1981): The role of metals in carcinogenesis: biochemistry and metabolism. Environ Health Perspect. 40: 233-252.*
- *JENNRICH P. (2007): Schwermetalle – Ursache für Zivilisationskrankheiten. CO`MED Verlagsgesellschaft mbH, Hochheim.*
- *JENNRICH P. (2011): Europarat ruft dazu auf, die Umweltbelastung durch Schwermetalle zu reduzieren. COMED 07/2011: 1-5.*
- *JENNRICH P. (2012): Persönliche Aufzeichnungen: Kreisbürgerversammlung in Wonfurt 26.06.2012.*
- *KALICANIN B, AJDUKOVIC Z. (2008): Influence of saliva medium on freeing heavy metal ion from fixed dentures. Sci Total Environ. 397(1-3): 41-45.*
- *KATIYAR S, AWASTHI SK, SRIVASTAVA JK. (2009): Effect of chromium on the level of IL-12 and IFN-gamma in occupationally exposed workers. Sci Total Environ. 407(6):1868-1874.*
- *KHAN Z, COMBADIÈRE C, AUTHIER FJ et al. (2013): Slow CCL2-dependent translocation of biopersistent particles from muscle to brain. BMC Med. 11: 99. doi:10.1186/1741-7015-11-99.*
- *KLEIN CL, KÖHLER H, KIRKPATRICK CJ. (1994): Increased adhesion and activation of polymorphonuclear neutrophil granulocytes to endothelial cells under heavy metal exposure in vitro. Pathobiology. 62(2): 90–98.*
- *LLOBET JM, FALCÓ G, CASAS C et al. (2003): Concentrations of arsenic, cadmium, mercury, and lead in common foods and estimated daily intake by children, adolescents, adults, and seniors of Catalonia, Spain. J Agric Food Chem. 51(3): 838-842.*
- *MARTIN MB, REITER R, PHAM T et al. (2003): Estrogen-like activity of metals in MCF-7 breast cancer cells. Endocrinology. 144(6): 2425-2436.*
- *NAIR J, CARMICHAEL PL, FERNANDO RC et al. (1998): Lipid peroxidation-induced etheno-DNA adducts in the liver of patients with the genetic metal storage disorders Wilson's disease and primary hemochromatosis. Cancer Epidemiol Biomarkers Prev. 7(5): 435-440.*

- *NIEBOER E, GIBSON BL, OXMAN AD, KRAMER JR. (1995): Health effects of aluminium: a critical review with emphasis on aluminium in drinking water. Environ. Rev. 3(1): 29-81.*
- *NIOSH - NATIONAL INSTITUTE FOR OCCUPATIONAL SAFETY AND HEALTH (2011): Occupational exposure to titanium dioxide. Publication No. 2011-160, US Department of Health and Human Services, Public Health Service, Centers for Disease Control, National Institute of Occupational Safety and Health, Cincinnati, Ohio, USA.*
- *PRIEST ND (1993): Satellite symposium on Alzheimer's disease and dietary aluminium. Proc Nutr Soc. 52: 231-240.*
- *PRIEST ND. (2004): The biological behaviour and bioavailability of aluminium in man, with special reference to studies employing aluminium-26 as a tracer: review and study update. J. Environ. Monit. 6: 375-403.*
- *PULEO DA, HUH WW. (1995): Acute toxicity of metal ions in cultures of osteogenic cells derived from bone marrow stromal cells. J Appl Biomater 6: 109-116.*
- *REICHL FX (Hrsg.) (2000): Taschenatlas der Umweltmedizin. Georg Thieme Verlag, Stuttgart.*
- *REICHL FX (Hrsg.) (2002) : Taschenatlas der Toxikologie. 2. akt. Aufl.. Georg Thieme Verlag, Stuttgart.*
- *RKI – ROBERT KOCH-INSTITUT (2007): Amalgam: Stellungnahme aus umweltmedizinischer Sicht. Mitteilung der Kommission „Methoden und Qualitätssicherung in der Umweltmedizin". Bundesgesundheitsbl-Gesundheitsforsch-Gesundheitsschutz 50: 1304-1307.*
- *SCHUBERT J, RILEY EJ, TYLER SA. (1978): Combined effects in toxicology--a rapid systematic testing procedure: cadmium, mercury, and lead. J Toxicol Environ Health. 4(5-6): 763-776.*
- *SMITH KL, LAWRENCE DA. (1998): Immunomodulation of in vitro antigen presentation by cations. Toxicol Appl Pharmacol. 96(3): 476-484.*
- *STRIETZEL R, HOSCH A, KALBFLEISCH H et al. (1998): In vitro corrosion of titanium. Biomaterials. 19(16): 1495-1499.*
- *TOMLJENOVIC L. (2011): Aluminium and Alzheimer's disease: after a century of controversy, is there a plausible link? J Alzheimers Dis. 23(4): 567-598.*
- *TRAISNEL M, LE MAGUER D, HILDEBRAND HF, IOST A. (1990): Corrosion of surgical implants. Clin Mater. 5(2-4): 309-318.*
- *UBA – UMWELTBUNDESAMT (1999): Einsatz von Chelatbildnern in der Umweltmedizin? Stellungnahme der Kommission "Human-Biomonitoring" des Umweltbundesamtes. Bundesgesundheitsbl–Gesundheitsforsch–Gesundheitsschutz 42(19): 823-824.*
- *WAGNER M, KLEIN CL, VAN KOOTEN TG, KIRKPATRICK CJ. (1998): Mechanisms of cell activation by heavy metal ions. J Biomed Mater Res 42: 443-452.*
- *WANG X, GARRICK MD, YANG F et al. (2005): TNF, IFN-gamma, and endotoxin increase expression of DMT1 in bronchial epithelial cells. Am J Physiol Lung Cell Mol Physiol. 289(1): L24-33.*
- *WARNER GL, LAWRENCE DA. (1998): The effect of metals on IL-2-related lymphocyte proliferation.Int J Immunopharmacol. 10(5): 629-637.*
- *WATAHA JC, HANKS CT, SUN Z. (1994): Effect of cell line on in vitro metal ion cytotoxicity. Dent Mater 10: 156-161.*
- *WITSCHI H. (1999): Some Notes on the History of Haber's Law. Toxicol Sci. 50(2):164-168.*
- *ZHENG D, WANG N, WANG X, et al. (2012): Effects of the interaction of TiO2 nanoparticles with bisphenol A on their physicochemical properties and in vitro toxicity. J Hazard Mater. 199-200: 426-432.*

Zink

- *Rhw-redaktion (Hrsg.): Ökotrophologie. Band 2. Verlag Neuer Merkur GmbH, 2005, ISBN 3-937346-03-1, S. 202.*
- *Liu Ming-Jie et al.: ZIP8 Regulates Host Defense through Zinc-Mediated Inhibition of NF-kB. Cell Reports vom 21. Februar 2013, Abgerufen am 2. November 2013 (PDF, 2.6 MB)*
- *Hans Konrad Biesalski, Stephan Bischoff, Christoph Puchstein: Ernährungsmedizin. 4., vollständig überarbeitete und erweiterte Auflage. Georg Thieme, Stuttgart 2010, ISBN 978-3-13-100294-5.*
- *WHO: Zinc in Drinking-water – Background document for development of WHO Guidelines for Drinking-water Quality (PDF; 152 kB)*
- *Colin Tidy: Zinc Supplements. Patient.co.uk. 22. März 2010, Abgerufen am 2. November 2013*
- *Präparate mit Zink plus Vitamin C. Ökotest. In: Ratgeber Essen, Trinken und Genießen. Ausgabe 8/2008, Abgerufen am 2. November 2013*

- *Panel on Micronutrients, Subcommittees on Upper Reference Levels of Nutrients and of Interpretation and Use of Dietary Reference Intakes, and the Standing Committee on the Scientific Evaluation of Dietary Reference Intakes: Dietary Reference Intakes for Vitamin A, Vitamin K, Arsenic, Boron, Chromium, Copper, Iodine, Iron, Manganese, Molybdenum, Nickel, Silicon, Vanadium, and Zinc, 2001.*
- *Europäische Behörde für Lebensmittelsicherheit: Wissenschaftliches Gutachten: Nahrungsergänzungsmitteln für Ernährungszwecke zugesetztes Chrompicolinat, Zinkpicolinat und Zinkpicolinatdihydrat. von 2009, (Volltext als PDF-Datei).*
- *PD Dr. Helmut Schafft (2014): BMEL-BfR-Symposium: Wild – Gut erlegt? Bewertung gesundheitlicher Risiken von Blei, Kupfer und Zink*
- *EUFIC: Zink – ein Super-Nährstoff?, FOOD TODAY 05/2008*
- *Rhw-redaktion (Hrsg.): Ökotrophologie. Band 2. Verlag Neuer Merkur GmbH, 2005, ISBN 3-937346-03-1, S. 204.*
- *Burgerstein Zinktabletten 15 mg. In: Arzneimittel-Kompendium der Schweiz, vom 7. September 2009, Abgerufen am 2. November 2013.*
- *Wissenschaft.de: Zink macht Jugendliche geistig fit vom 5. April 2005, abgerufen am 27. Mai 2013.*
- *Irmgard Niestroj: Praxis der orthomolekularen Medizin: Physiologische Grundlagen. Therapie mit Mikronährstoffen. 2. Ausgabe. Georg Thieme Verlag, 2000, ISBN 3-7773-1470-6 (S. 419 in der Google-Buchsuche).*
- *Ivonne Silvester: Psyche-Physe-Fit. BoD – Books on Demand, ISBN 978-3-8311-2209-7, S. 199–200.*
- *Colagar AH, Marzony ET, Chaichi MJ.(2009). Zinc levels in seminal plasma are associated with sperm quality in fertile and infertile men. Nutr Res. 2009 Feb;29(2):82-88*
- *Rainer Elschenbroich: Zinkmangel durch Kupfer-Wasserleitungen (PDF; 87 kB), 2009.*
- *Zink – Wirkung und Anwendung bei aktivapo.de*
- *Österreichische Apothekerkammer: Zink: ein wichtiges Spurenelement*
- *Tabelle - Nährwert und Zinkgehalt. Abgerufen am 18. Mai 2010 (deutsch).*
- *Empfehlung der Deutschen Gesellschaft für Ernährung (DGE). Abgerufen am 18. Mai 2010 (deutsch).*
- *Medizinauskunft.de: Zink: Hilfe für die Haut, vom 16. Mai 2006, abgerufen am 27. Mai 2013.*
- *Meenu Singh, Rashmi R. Das: Zinc for the common cold (Intervention Review). The Cochrane Library. Abgerufen am 17. Februar 2011.*
- *Zink hilft bei Erkältungen in Spiegel Online vom 16. Februar 2011*
- *Caruso TJ, Prober CG, Gwaltney JM: Treatment of naturally acquired common colds with zinc: a structured review. In: Clin. Infect. Dis.. 45, Nr. 5, September 2007, S. 569–574. doi:10.1086/520031. PMID 17682990.*
- *Marshall I: Zinc for the common cold. In: Cochrane Database Syst Rev. Nr. 2, 2000, S. CD001364. doi:10.1002/14651858.CD001364. PMID 10796643.*
- *WHO/UNICEF JOINT STATEMENT: CLINICAL MANAGEMENT OF ACUTE DIARRHOEA*
- *G. Nowak, M. Siwek u. a.: Effect of zinc supplementation on antidepressant therapy in unipolar depression: a preliminary placebo-controlled study. In: Polish journal of pharmacology. Band 55, Nummer 6, 2003 Nov-Dec, S. 1143–1147, ISSN 1230-6002. PMID 14730113.*

Zinn

- *http://www.lenntech.de/pse/elemente/sn.htm*
- *http://toxcenter.org/artikel/Zinn.php*
- *MAGOS 1986, DAUNDERER 1987*
- *http://www.seilnacht.com/Lexikon/50Zinn.htm*

Zirkonoxid

- *Arzneimittelgesetz in der Fassung der Bekanntmachung vom 12. Dezember 2005 (BGBl. I S. 3394), das durch Arti kel 1 des Gesetzes vom 10. Oktober 2013 (BGBl. 1S. 3813) geändert worden ist. Stand: Neugefasst durch Bek. v. 12.12.2005 I 3394; zuletzt geändert durch Art. 1 G v. 7.8.2013 I 3108*
- *Cales B, Peille CN: Radioactive properties of ceramic hip Joint heads. In: Heimle G (ed.): Bioceramics 2. Deutsche keramische Gesellschaft 1990, 152-159*
- *Fischer-Brandies E, Pratze! H, Wendt T: Zur radioaktiven Belastung durch Implantate aus Zirkoniumoxid. Dtsch Zahnärztl Z 1991;46:688-690*

- *Hopf W, Hopf CG, Glöbel B: About radioactivity of some PMMA bone cements. A Orthop Bei 1990;56:443-444*
- *International Organization for Standardization. ISO 4824: Dentistry-Ceramic denture teeth. Geneva 2000*
- *Medizinproduktegesetz in der Fassung damit eine Quelle der natürlichen Radioaktivität. Für den medizinischen Einsatz kommt nur effizient gereinigtes Zirkoniumdioxid in Präge. Bei der Betrachtung von isolierten Grenzwerten der Aktivität ist zu beachten, dass dies noch keine Aussage zur effektiven Strahlenbelastung eines bestimmtes Organes oder eines Körpergewebes wie der Gingiva, dem Alveolarknochen oder dem Dentin zulässt. Die Angabe von Grenzwerten macht nur Sinn, wenn dazu auch die zu erwartenden Organdosen berechnet worden sind. der Bekanntmachung vom 7. August 2002 (BGBl. I S. 3146), das durch Artikel 4 Absatz 62 des Gesetzes vom 7. August 2013 (BGBl. I S. 3154) geändert worden ist. Stand: Neu gefasst durch Bek. v. 7.8.2002 I 3146; zuletzt geändert durch Art. 11 G v. 19.10.2012 I 2192*
- *Normenausschuss Dental (NADENT) im DIN. Zahnheilkunde-Keramische Werkstoffe. Deutsche Fassung F.N ISO 6872:2008. Beuth Verlag, Berlin*
- *Normenausschuss Dental (NADENT) im DIN. Chirurgische Implantate-Keramische Werkstoffe aus yttriumstabilisiertem, tetragonalem Zirkonoxid (Y-TZP). Deutsche Fassung EN ISO13356:2013. Beuth Verlag, Berlin*
- *I'iconi C, Maccauro G: Zirconia as a ceramic biomaterial. Biomaterials 1990;20:1-25*
- *Pohl VfL: Mineralische und Energie-Rohstoffe. Eine Einführung zur Entstehung und nachhaltigen Nutzung von ©Deutscher Ärzte-Verlag I DZZ I Deutsche Zahnärztliche Zeitschrift I2014; 69(7)Danksagung: Herrn Prof. Dr. Henning von Philipsborn (Radiometrisches Seminar der Universität Regensburg) und Herrn Dr. Ulrich Kratze] (Messstelle für Radiotoxikologie und Strahlenschutzlabor Nordbayern, Kulmbach) danke ich für die Messung der Stichprobe und für wertvolle fachliche Hinweise und Ratschläge bei der Abfassung des Manuskriptes. M. Behr, Regensburg Lagerstätten. W. und W. E. Petrascheck's Lagerstättenlehre. In: Begr. v. W. u. Walther E. Petrascheck. 5. Aufl., E. Schweizerbarfsche Verlagsbuchhandlung, Stuttgart 2005, 208-209*
- *Postendörfer J, Reineking A, Willert HG: Radiation risk estimation based on activity measurements of zirconiumoxide implants.J Biomedical Mater Res 1996;32:663-667*
- *Rösler rfj: Lehrbuch der Mineralogie. 5.Aufl., Deutscher Verlag für Grundstoffindustrie, Leipzig 1991*
- *Strahlenschutzverordnung vom 20. Juli 2001 (BGBl. IS. 1714; 2002 IS. 1459),die zuletzt durch Artikel 5 Absatz 7 des Gesetzes vom 24. Februar 2012 (BGBL IS. 212) geändert worden ist. Stand: Zuletzt geändert durch Art. 5 Abs. 7 G v.24.2.2012 I 212. Anlage I, Teil A*
- *Trueb I.F: Die chemischen Elemente. Ein Streifzug durch das Periodensystem. S. Hirzel Verlag, Stuttgart, Leipzig1996*
- *Lechner, J.: Biochemisch völlig inert: Zahnersatz mit metallfreiem Gerüst aus Zirkonoxid: Zeitschr. f. Umweltmedizin 8. Jg. Heft 6/2000, S. 342-345. Lechner, J.: Hyposensibilisierter Zahnersatz. GZM Praxis und Wissenschaft 5. Jg. Heft 2/2000.*
- *http://www.integrative-zahnheilkunde.de/zahnersatzauszirkon.html Strahlung Zirkon*
- *Postendörfer, J.; Reineking, A.; Willert, H.-G.: Radiation risk estimation based on activity measurements of zirconium oxide implants. Journal of Biomedical Materials Research, Vol. 32 (1996), S. 663-667.*
- *Cales, B.; Peille, C.N.: Radioactive properties of ceramic hip joint heads. In: Heimke, G. (Hrsg.): Bioceramics Bd. 2: Dtsch Keramische Ges., Köln 1990.*
- *Zimmermann M.; Fischer-Brandies E.; Winkler R.; Roos H.: Strahlenexposition durch zirkonoxidhaltige Werkstoffe. Wehrmedizinische Monatsschrift 42 (1999), S. 4-8.*
- *Rieger, W.: Studies of Biocompatibility of* ZrO_2 *and* Al_2O_3 *ceramics. Contribution, 6th Biomaterial Symposium Göttingen (1994).*
- *Houchin MR, Jenkins DH, Sinha HN: Production of high-purity zirconia from zircon. Veramic Bull. 69 (1990) 1706.*
- *Christel P.; Meunier A.; Heller M.: Mechanical properties and long term invivo evaluation of yttrium-oxide-partially-stabilized zirconia. Jbiomed Mater Res 23.*
- *Umweltmedizinische Aspekte für die Verwendung von Zirkonoxid in der Umweltmedizin. Dr. Dr. Claus Muss, Dr. J. Mellinghoff 2006*
- *Bieger, W.P., Noppeney, H., Mayer,W., von Baehr, R: Immuntoxikologie der Dentalmetalle. Zt. Umw. Med.(4) 232-238 (1997).*

15.5 Literaturempfehlungen

Folgende Bücher kann ich als weiter führende Literatur empfehlen. Ich habe sie selbst für meine Recherchen benutzt. Danke für die hervorragende Arbeit der Verfasser

Peter Jennrich: Schwermetalle-Ursache für Zivilisationskrankheiten
Dr. Joachim Mutter: Amalgam – Risiko für die Menschheit
Dr. Jochim Mutter: Gesund statt chronisch krank
Dr. Karlheinz Graf: Störfeld Zahn
HP Wolfgang Ebert: Labordiagnostik in der naturheilkundlichen Praxis 1-3
Dr. sc. Med. Bodo Kuklinski: Mitochondrientherapie – die Alternative
Dr. Johann Lechner: Der Feind in meinem Mund
Dr. Dagmar Maria Uecker: Metalle in der ganzheitlichen Therapie.

Achten Sie auf Ihre Gesundheit, die Ihrer Familie und Ihrer Patienten,
Sie haben es in der Hand! Ich wünsche Ihnen viel Erfolg dabei.
Ihre Carola Martina D'Mexis

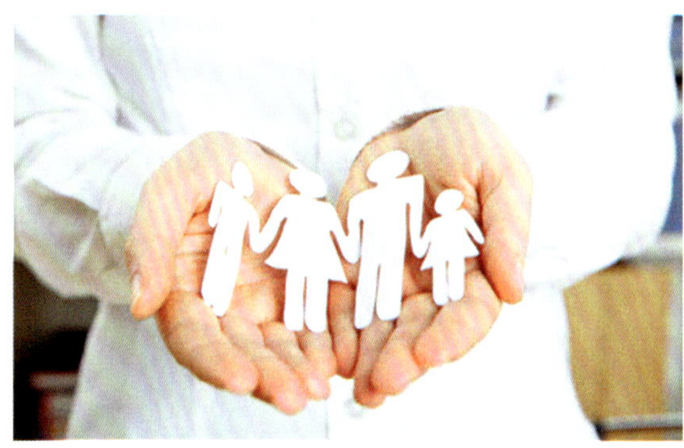

Robert Kneschke / Fotolia

Wenn sich die Weisheit der Natur mit der Intelligenz der Wissenschaft verbindet,
dient dies der Gesundheit des Patienten

Fortbildung und Praktika für Therapeuten
www.dental-diagnostik.de
www.deguz.de
www.allergo-dental.de

15.6 Fortbildung und Praktika für Therapeuten

www.dental-diagnostik.de
www.deguz.de

15.7 Fachbegriffe und Erläuterungen

Fachbegriff	Erläuterung
Abusus	*Missbrauch und Abhängigkeit*
Adipositas	*Fettsucht, es handelt sich um eine Ernährungs- und Stoffwechselkrankheit mit starkem Übergewicht*
Adrenalin	*Stresshormon, das im Nebennierenmark gebildet wird*
ADS	*Aufmerksamkeitsdefizitsyntom*
Affinität	*das Bestreben von Atomen und Molekülen, Wechselwirkungen einzugehen*
ALA	*Alpha-Liponsäure*
Aldolase	*Enzym, das die Spaltung von Fructose-1,6-bisphosphat in Dihydroxyacetonphosphat (DHAP) und Glycerinaldehyd-3-Phosphat (GADP) katalysiert*
Allergie	*überschießende Abwehrreaktion des Immunsystems*
Allopathie	*Bezeichnung für nicht-homöopathische Behandlungsmethoden*
ALS	*Die Amyotrophe Lateralsklerose ist eine degenerative Erkrankung des motorischen Nervensystems*
Alzheimer	*neurologische Erkrankung des Gehirns*
Ammoniak	*eine chemische Verbindung von Stickstoff und Wasserstoff*
Anämie	*Blutarmut, Blutmangel*
Anazidität	*das Fehlen von Salzsäure im Magensaft*
Aneurysma	*Arterienerweiterung*
Angina pectoris	*vorübergehende Durchblutungsstörung des Herzens*
Antagonist	*der Gegenhandelnde, der Gegenspieler*
antioxidativ	*eine chemische Verbindung, die eine unerwünschte Oxidation anderer Substanzen gezielt verhindert*
Antitussiva	*unterdrückt den Hustenreiz*
Antziada	*neutralisieren die Magensäure*
Aortitis	*eine Entzündung der Aorta, d. h. der großen Körperschlagader die vom Herz durch den Brustkorb bis in den Bauchraum führt*
Apoptose	*„Selbstmordprogramm" einzelner biologischer Zellen*
Arteriosklerose	*Arterienverkalkung oder Arterienverhärtung*
Arthritis	*entzündliche Gelenkerkrankung*
Ascaridien	*Darmparasit*
Aspatam	*Süßstoff mit aromaverstärkender Wirkung*
Autoimmunerkrankung	*eine überschießende Reaktion des Immunsystems gegen körpereigenes Gewebe*
B-Lymphozyten	*Gruppe von Leukozyten, antikörperbildende Zellen*
BDT	*Basophiler Degranulationstest*
Bisphenol	*eine Substanz mit schwacher östrogener Wirkung*
Blutplasma	*flüssige, zellfreie Teil des Blutes*
Brachytherapie	*interne Strahlentherapie, Therapie mit umschlossenen Strahlenquellen oder Kurzdistanztherapie*
Bronchiolitis	*eine Entzündung der kleinsten, knorpellosen Bronchien (Bronchiolen)*
Brushit	*findet in der Medizin als Knochenzement Anwendung*
Bulimie	*Ess-Brechsucht*
Bürstensaumepthel	*bürstenartige Ausstülpungen der Zellmembran der Epithelzellen in der Darmschleimhaut (dienen der Oberflächenvergrößerung)*
Kancerogen	*Stoff, kann krebserregend sein*
Candida albicans	*ein Hefepilz, der häufig bei einer Fehlbesiedelung des Darms anzutreffen ist*

Fachbegriff	Erläuterung
Carbamazepin	*ein Antiepileptikum*
Carbonatapatit	*Hydroxylapatit bildet die Grundlage der Hartsubstanz (Knochen, Zähne) aller Wirbeltiere.*
Casein	*der Proteinanteil der Milch der höheren Säugetiere*
Chelattherapie	*klinische Metallausleitung*
Chelator	*Chemische Verbindung mit mehr als einem freien Elektronenpaar (z. B. EDTA)*
Chlorophyll	*Blattgrün*
Cholesterin	*ein in allen tierischen Zellen vorkommender Bestandteil der Membranen und Vorläufer von Steroidhormonen*
Chronische Erkrankung	*sich langsam entwickelnde oder lang andauernde Erkrankungen (Beschwerden bestehen länger als 4 Wochen)*
Clostridien	*Sporen bildende Bakterien*
Co-Enzym Q10	*unterstützt die Funktion von Enzymen*
Co-Enzym	*ein Überbegriff für verschiedene Moleküle und Molekülgruppen, die für die Funktion von bestimmten Enzymen unerlässlich sind*
Colitis ulzerosa	*gehört zur Gruppe der chronisch-entzündlichen Darmerkrankungen*
Colostrum	*Erstmilch*
Cortisol	*ein Hormon, das den Stoffwechsel akriviert*
Chronisches Müdigkeits Syndrom CFS	*bei der sich die Betroffenen ständig müde und erschöpft, unglücklich und häufig krank fühlen*
Darmperistaltik	*Muskeltätigkeit verschiedener Hohlorgane, hier: Darm*
Defibrillator	*Schockgeber für das Herz*
Degeneration	*Oberbegriff für formale, strukturelle und funktionelle Abweichungen von der Norm*
Depression	*eine psychische Störung mit Zuständen psychischer Niedergeschlagenheit*
DHA	*Docosahexaensäure, eine mehrfach ungesättigte Fettsäure*
Diagnose	*griechisch: Unterscheidung, Entscheidung*
Dialyse	*Blutreinigungsverfahren bei Nierenversagen*
Dihydroliponsäure	*reduzierte Form der a-Liponsäure*
DMPS	*Dimercaptopropansulfonsäure*
DMSA	*Dimercaptobernsteinsäure*
Dopamin	*im Volksmund gilt es als Glückshormon*
Dyskrasie (Blutdyskrasie)	*auch Humoralpathalogie oder (Vier) Saftlehre genannt ist eine medizinische Theorie*
EDTA	*Ethylendiamintetraessigsäure*
Effektortypisierung	*Begriff der Molekularbiologie*
Endoprothesen	*Implantate, die dauerhaft im Körper verbleiben und den geschädigten Körperteil ganz oder teilweise ersetzen*
Endorphin	*ein vom Körper selbst produziertes Opioid*
Enzyme	*steuern den überwiegenden Teil biochemischer Reaktionen im Körper*
EPA	*Eicosapentaensäure, mehrfach ungesättigte und biologisch aktivste Omega-3-Fettsäure*
Epilepsie	*im Deutschen Fallsucht oder auch Krampfleiden genannt*
Equines Sarkoid	*ein Hauttumor des Pferdes*
erektile Dysfunktion	*Erektionsstörung, Potenzstörung*
Erythrozyten	*rote Blutkörperchen, dienen zum Transport des Sauerstoffs*
Extremitäten	*Gliedmaße*
Fermentation	*die enzymatische Umwandlung organischer Stoffe*
Fibromyalgie	*verbreitete Schmerzen mit wechselnder Lokalisation in der Muskulatur*

Fachbegriff	Erläuterung
Fölling-Krankheit	*Stoffwechselstörung durch die geistige Zurückgebliebenheit entstehen kann*
Folsäure	*ein hitze- und lichtempfindliches Vitamin aus dem B-Komplex*
Fructose	*Fruchtzucker*
Gamma-Linolensäure	*eine dreifach ungesättigte Omega-6-Fettsäure*
Gastritis	*Magenschleimhautentzündung*
Gelatine	*ein Stoffgemisch aus geschmacksneutralem tierischem Eiweiß*
Gicht	*eine Purin-Stoffwechselerkrankung, mit Ablagerungen von Harnsäurekristallen in verschiedenen peripheren Gelenken und Geweben*
Gliadin	*alle Reserveproteine des Weizens*
Glukagon	*ein Hormon, dessen Hauptaufgabe die Erhöhung des Blutzuckerspiegels ist*
Gluten	*Klebereiweiß, das im Samen einiger Arten von Getreide vorkommt*
Glykogen	*Speicherform von Blutglukose (Leber)*
Granulozyten	*Gruppe von Leukozyten, die in der Lage sind, Krankheitserreger in sich aufzunehmen und zu zerstören*
Halluzination	*Wahrnehmung eines Sinnesorgans, ohne dass eine nachweisbare Reizgrundlage vorliegt*
Hämochromatose	*Erkrankung, bei der es zu einer erhöhten Aufnahme von Eisen im oberen Dünndarm komm*
Hämoglobin	*Blutfarbstoff, Bestandteil der Erythrozyten und Träger des aufgenommenen Sauerstoffs*
Hashimoto	*eine Autoimmunerkrankung, die zu einer chronischen Entzündung der Schilddrüse führt*
Hepatitis C	*Infektionskrankheit, die im Verlauf zu schweren Leberschädigungen wie Leberzirrhose und Leberzellkarzinom führen kann*
Herpes / Herpes simplex	*durch Herpes-Viren hervorgerufene Infektion mit verschiedenen Ausprägungen*
Herpes zoster	*Gürtelrose, wird durch einen Virus aus der Herpes-Familie verursacht*
Histamin	*stickstoffhaltige Verbindung, spielt eine zentrale Rolle bei allergischen Reaktionen*
Histaminose	*Unverträglichkeit des mit der Nahrung aufgenommenen Histamins*
HIV	*Menschliches Immunschwäche-Virus oder Menschliches Immundefekt-Virus*
Hydroxiprolin	*eine Aminosäure*
Hyperammonämie	*krankhaft erhöhter Ammoniumgehalt im Blut*
Hypofermentie	*unzureichende Bildung der zur Stoffwechselregulation notwendigen Enzyme*
Hypoglykämie	*zu niedriger Blutzuckerspiegel*
Hypophyse	*Hirnanhangdrüse, eine Hormondrüse im Gehirn, die als „Taktgeber“ für andere Drüsen im Körper dient*
IgE	*Immunglobulin E, im Blutlabor Parameter bei Allergien und Endoparasiten*
IHHT	*Intervall-Hyper- und Hypooxietherapie*
Immunglobuline	*Antikörper*
Implantat	*ein fest in den Körper eingebrachtes künstliches Material, das einen Teil des Körpers funktional ersetzen soll*
Insektizide	*Insektenvertilgungsmittel*
intrazellulär	*innerhalb der Zelle*
Itai-Itai-Krankheit	*eine chronische Vergiftung durch Cadmium*

Fachbegriff	Erläuterung
Kachexie	*krankhafte, sehr starke Abmagerung*
Kapillaren	*die kleinsten Blutgefäße*
Katalysator	*ein Stoff, der die Geschwindigkeit einer chemischen Reaktion erhöht*
Korrosion	*bezeichnet man den Vorgang, dass ein Material durch einen scharfen Stoff angegriffen und zersetzt wird*
Kreatin	*eine organische Säure, die u. a. zur Versorgung der Muskeln mit Energie beiträgt*
Laktose	*ein in Milch und Milchprodukten enthaltener Zucker*
Leaky-Gut-Syndrom	*die Schleimhaut des Darms derart verändert, dass Fremdstoffe aus dem Darm in den Blutkreislauf gelangen können*
Leberzirrhose	*das Endstadium chronischer Leberkrankheiten*
Leukoplakie	*alle weißen, nicht abwischbaren Effloreszenzen der Schleimhaut*
Leukozyten	*weiße Blutkörperchen*
Lipidperoxidation	*eine Kettenreaktion in der Zellmembran, die zur Zellschädigung führt*
Listeria monocystogen	*ein nicht-sporenbildendes, stäbchenförmiges bewegliches Bakterium*
LTT	*Lymphozytentransformations Test*
Lungenfibrose	*eine Erkrankung des Lungengewebes*
Makrophagen	*zählen zu den Fresszellen*
maligne Tumore	*bösartige Tumore*
MAO-Hemmer	*Antidepressiva*
Melancholie	*Zustand von Schwermut oder Traurigkeit*
Melanin	*rötliche, braune oder schwarze Pigmente, die durch die enzymatische Oxidation des Tyrosins entstehen (enzymatische Bräunung) und die die Färbung der Haut, Haare und Augen bewirken*
Melatonin	*ein Hormon, das in der Zirbeldrüse – einem Teil des Zwischenhirns – aus Serotonin produziert wird und den Tag-Nacht-Rhythmus des menschlichen Körpers steuert.*
methilillinresistent	*Resistenz bezeichnet den Umstand, dass normalerweise wirksame Substanzen keinen Effekt mehr ausüben (hier: Methicillin ein Penicillin)*
Migräne	*periodisch wiederkehrender, anfallartiger, pulsierender und halbseitiger Kopfschmerz*
Mikrocystin	*gehört im weiteren Sinne zu den Eiweißen*
Milieu	*eine charakteristische biochemische Umgebung*
Mitochondrien	*Zellorganellen, fungieren unter anderem als „Energiekraftwerke"*
Morbus Crohn	*eine chronisch Entzündung, die im gesamten Verdauungstrakt von der Mundhöhle bis zum After auftreten kann*
Morbus Parkinson	*eine langsam fortschreitende neurologische Erkrankung*
Morbus Wilson	*Kupferspeicherkrankheit*
Morphin	*ist eines der stärksten bekannten natürlichen Schmerzmittel*
MSUD	*in der ersten Lebenswoche unspezifische Symptome wie bei Sepsis mit Trinkschwäche, Erbrechen, Schläfrigkeit bis hin zum Koma*
Mukoviszidose	*eine der häufigsten angeborenen Stoffwechselkrankheiten*
Multiple chemical sensitifity (MCS)	*Vielfache Chemikalienunverträglichkeit*
Multiple Sklerose	*eine chronisch-entzündliche Entmarkungserkrankung des zentralen Nervensystems*
Myelin	*eine Biomembran, welche die Axone der meisten Nervenzellen spiralförmig umgibt und elektrisch isoliert*
NEM	*Nichtedelmetall*
Noradrenalin	*ein Hormon, regt das Herz-Kreislauf-System an*

Fachbegriff	Erläuterung
Norepinephrin	*ist eine andere Bezeichnung für Noradrenalin*
Obstipation	*eine erschwerte und zu seltene Darmentleerung (weniger als dreimal wöchentlich)*
Ödem	*eine Schwellung des Gewebes aufgrund einer Einlagerung von Flüssigkeit aus dem Gefäßsystem*
Offenwinkelglaukom	*eine Augenerkrankung*
Ökotoxiologie	*auch Umwelttoxikologie genannt, eine fächerübergreifende Wissenschaft, die sich mit den Auswirkungen von Stoffen auf die belebte Umwelt befasst*
Opium / -Derivate	*ein Rausch- und Betäubungsmittel und seine chemisch verwandten Substanzen*
Osteomalazie	*eine schmerzhafte Knochenerweichung bei Erwachsenen*
Osteoporose	*eine häufige Alterserkrankung des Knochens, die diesen für Brüche (Frakturen) anfälliger macht*
Oxidation	*die Vereinigung von Elementen und chemischen Verbindungen mit dem Element Sauerstoff*
Ozon	*ein aus drei Sauerstoffatomen bestehendes Molekül*
Paradontose	*eine chronische Entzündung des Zahnhalteapparates (in der Regel handelt es sich bei dem umgangssprachlich verwendeten Begriff um eine Parodontitis)*
Pellagra	*eine Erkrankung, die durch Mangel an Nicotinsäure, einem Vitamin aus dem B-Komplex, ausgelöst wird*
Peptid	*ein kleines Protein,das aus einer Verknüpfung mehrerer Aminosäuren entstanden ist*
Phenylketonurie	*eine der häufigsten angeborenen Stoffwechselstörungen*
Phosphatase	*eine Gruppe von Enzymen*
Phytotherapie	*Pflanzenheilkunde*
Pigmentierung	*Hautfarbe (auch Teint)*
Plazenta	*Mutterkuchen oder Fruchtkuchen*
Plazenta	*auch „Mutterkuchen" oder „Fruchtkuchen"*
Polycytämie	*die Blutbildung im Knochenmark betreffende Erkrankung*
Prämenstruelles Syndrom (PMS)	*in jedem Monatszyklus auftretende, äußerst komplexe Beschwerden bei Frauen*
Prävention	*vorbeugende Maßnahmen, um ein unerwünschtes Ereignis oder eine unerwünschte Entwicklung zu vermeiden*
Pseudomonas	*eine Gattung stäbchenförmiger, mit polaren Geißeln sich aktiv bewegender Bakterien*
Psorias borica	*chronische Borvergiftung, schuppenflechtartige Hautveränderungen*
Quaddel	*punktartige bis knopf- oder plateauähnliche Erhebungen der menschlichen Haut*
Rekonvaleszenz	*Genesung*
Reproduktion	*Vorgang, bei dem etwas vervielfältigt wird*
Resistenz	*die Widerstandsfähigkeit eines Lebewesens gegen schädliche Einflüsse der Umwelt*
Resorption	*die Stoffaufnahme in biologischen Systemen*
Rhagaden	*meist narbenlos abheilender spaltförmiger Einriss in die Haut infolge Überdehnung bei herabgesetzter Elastizität*
Rheuma	*Beschwerden am Stütz- und Bewegungsapparat mit fließenden, reißenden und ziehenden Schmerzen*
Rhinitis	*akute oder chronische Entzündung der Nasenschleimhaut*

Fachbegriff	Erläuterung
RNS / RNA	*einsträngige Nukleinsäure, die als unmittelbare, komplementäre „Abschrift" eines DNA -Abschnitts zusammen mit den Ribosomen für die Proteinsynthese verantwortlich ist*
Rotaviren	*Erreger einer Diarrhoe*
Schizophrenie	*eine schwere psychische Erkrankung, die durch Störungen des Denkens, der Wahrnehmung und der Affektivität gekennzeichnet ist*
Sepsis	*Blutvergiftung*
Seratonin	*eine Komponente des Serums, die den Tonus (Spannung) der Blutgefäße reguliert; wirkt außerdem auf die Magen-Darm-Tätigkeit und die Signalübertragung im Zentralnervensystem.*
Silymarin	*Mariendistel*
Soor	*Candida-Infektion der Schleimhäute*
spektroskopisch	*Methoden, das Energiespektrum einer Probe zu untersuchen*
Staphylococcus aureus	*ein kugelförmiges Bakterium, das häufig in Traubenform angeordnet ist (Haufenkokken). Staphylokokken sind unbeweglich und bilden keine Sporen*
Stomatitis	*Mundfäule, eine durch das Herpes-Virus „Herpes simplex Typ 1" (HSV-1) ausgelöste Erkrankung der Mundschleimhaut und des Zahnfleischs*
Streptokokken	*Bakterien*
Struvit	*ein selten vorkommendes Mineral*
Suizid	*Selbsttötung, Selbstmord oder Freitod*
Symbiose	*die Vergesellschaftung von Individuen unterschiedlicher Arten, die für beide Partner vorteilhaft ist.*
T- Lymphozyten / T-Zellen	*eine Gruppe von weißen Blutzellen, die der Immunabwehr dient*
Taurin	*eine organische Säure*
Thrombopenie	*eine Verminderung der Zahl der Blutplättchen*
Thrombose	*eine Gefäßerkrankung, bei der sich ein Blutgerinnsel (Thrombus) in einem Gefäß bildet*
TNF-a	*ein multifunktionaler Signalstoff (Zytokin) des Immunsystems, welcher an lokalen und systemischen Entzündungen beteiligt ist*
Toxin	*ein Gift*
Trauma	*Begriff in der Psychologie, der eine starke psychische Erschütterung aufgrund eines überfordernden Erlebnisses bezeichnett*
Tremor	*Muskelzittern*
Trigenimusneuralgie	*eine Form des Gesichtsschmerzes (es handelt sich um einen äußerst schmerzhaften Reizungszustand des 5. Hirnnerven, des Nervus trigeminus)*
Triglyzeride	*gehören in die Gruppe der Nahrungsfette*
Tumor	*Geschwulst, Schwellung*
Tyramin	*entsteht bei der Zersetzung von Eiweißen und ist häufig natürlicher Begleitstoff von Nahrungsmitteln*
Vitiligo	*auch Weißfleckenkrankheit sowie Scheckhaut genannt, ist eine chronische, nicht ansteckende Hauterkrankung*
ZNS	*zentrales Nervensystem*
Zytokin IL-1	*ein körpereigener Botenstoffe der Zellen des Immunsystems*